# 写给全家的护眼书

主　编　林浩添

副主编　陈睛晶

编　者（按姓氏笔画排序）

| | | | | | | | |
|---|---|---|---|---|---|---|---|
| 丁 琳 | 丁小燕 | 万鹏霞 | 马 伟 | 王 垚 | 王 珣 | 王 雁 | 王 婷 |
| 王晓玲 | 王钰靓 | 王婧荟 | 王琦玮 | 王攀峰 | 毛 真 | 毛柯力 | 孔炳华 |
| 左成果 | 冯伟渤 | 冯媛媛 | 巩亚军 | 毕少炜 | 朱晓凤 | 刘力学 | 刘臻臻 |
| 许发宝 | 孙立梅 | 牟晏莹 | 苏文如 | 李 伟 | 李 阳 | 李 静 | 李冬梅 |
| 李扬杵 | 李睿扬 | 杨扬帆 | 杨华胜 | 杨晓南 | 邴宥慈 | 连章凯 | 肖 冰 |
| 肖 宇 | 吴文灿 | 吴雨璇 | 吴彦燕 | 吴晓航 | 邱 璇 | 余克明 | 余洪华 |
| 余新平 | 邹昊翰 | 辛 月 | 汪瑞昕 | 宋渴馨 | 迟 玮 | 张钊填 | 张明雪 |
| 张罗丽 | 张欣星 | 张夏茵 | 陆 烁 | 陈 卉 | 陈 佩 | 陈 婉 | 陈 鑫 |
| 陈子东 | 陈文贵 | 陈伟蓉 | 陈昭桦 | 陈晓兰 | 陈睛晶 | 邵 蕾 | 林小铭 |
| 林卓玲 | 林昱聪 | 林浩添 | 林羡钗 | 迪力努尔·吐逊江 | | 周行涛 | 项道满 |
| 项毅帆 | 赵 婧 | 赵 静 | 胡 音 | 胡小周 | 胡建民 | 秦霆锋 | 袁 梦 |
| 顾建军 | 晏丕松 | 徐安迪 | 徐超群 | 徐毓蔚 | 高新博 | 陶天玉 | 黄兆豪 |
| 黄海香 | 崔婷欣 | 梁 丹 | 梁轩伟 | 梁盈盈 | 梁凌毅 | 曾 贞 | 谢 怡 |
| 谢佩辰 | 赖一凡 | 雷 蕾 | 颜 华 | 冀建平 | 戴 烨 | 魏文斌 | |

编写秘书（按姓氏笔画排序）

牟晏莹　连章凯　项毅帆　秦霆锋

绘　图（按姓氏笔画排序）

王诗虹　张 钰

人民卫生出版社

·北 京·

**图书在版编目（CIP）数据**

写给全家的护眼书 / 林浩添主编. -- 北京 ： 人民
卫生出版社，2024. 12. -- ISBN 978-7-117-37314-2

Ⅰ. R77

中国国家版本馆 CIP 数据核字第 2024KE1596 号

| | | |
|---|---|---|
| **人卫智网** | **www.ipmph.com** | 医学教育、学术、考试、健康， |
| | | 购书智慧智能综合服务平台 |
| **人卫官网** | **www.pmph.com** | 人卫官方资讯发布平台 |

写给全家的护眼书

Xiegei Quanjia de Huyan Shu

**主　　编**：林浩添
**出版发行**：人民卫生出版社（中继线 010-59780011）
**地　　址**：北京市朝阳区潘家园南里 19 号
**邮　　编**：100021
**E‑mail**：pmph @ pmph.com
**购书热线**：010-59787592　010-59787584　010-65264830
**印　　刷**：鸿博睿特（天津）印刷科技有限公司
**经　　销**：新华书店
**开　　本**：710×1000　1/16　**印张**：27
**字　　数**：387 千字
**版　　次**：2024 年 12 月第 1 版
**印　　次**：2025 年 1 月第 1 次印刷
**标准书号**：ISBN 978-7-117-37314-2
**定　　价**：99.00 元

# 序一

眼睛是心灵的窗户，人类依靠视觉系统获得外界 90% 的信息。眼健康是国民健康的重要组成部分，直接关系到每一个人的生活质量。林浩添教授主编的《写给全家的护眼书》，对接国家眼健康战略，将眼健康知识以人民群众喜闻乐见的形式进行传播和推广，具有独特的科普价值，是一本难得的佳作。

《"十四五"全国眼健康规划（2021—2025 年）》明确指出，我们需要特别关注儿童青少年和老年人两个重点人群。《写给全家的护眼书》充分响应规划，针对两个重点人群设计了相应内容。对于儿童青少年，书中以生动有趣的方式引导他们了解眼健康知识；对于老年人，则详细解析了常见眼病的防治方法。《写给全家的护眼书》涵盖了全年龄段、全生命周期的眼健康知识，提高了公众对眼健康知识的知晓度，促进全民眼健康。

《写给全家的护眼书》是一本高质量的眼健康科普读物，汇聚了林浩添教授和众多眼科专家的智慧和心血，是他们多年专业实践和经验积累的结晶。书中以图文并茂、通俗易懂的方式传递了眼科专业知识和最新研究成果，为视力障碍患者群体提供了极大便利，使他们能够感受到阅读的亲近与温暖，为广大读者和眼科同行带来了耳目一新的感受。

　　全民科普是一项持久且需要坚持的事业，期望《写给全家的护眼书》为广大读者普及眼科科普知识，持续提高公众对眼健康和眼部疾病预防治疗的认识水平，提升眼健康素养，使眼健康得到全社会更广泛的关心和支持，为建设健康中国贡献新的力量。

中国工程院院士

上海交通大学副校长

上海交通大学医学院院长

2024 年 11 月

# 序二

在数字化浪潮席卷全球的今天，屏幕无处不在，人们的眼健康面临着前所未有的挑战。从孩童到长者，长时间凝视屏幕导致的眼部问题层出不穷，成为影响大众健康的隐形"杀手"。开展眼健康科普，很有必要，也非常迫切。

中山大学中山眼科中心林浩添教授主编的《写给全家的护眼书》，是一本融入了时代特色、针对家庭眼健康的科普读物。该书采用图文结合的形式，直观地展示了从胎儿到老年全生命周期中可能遇到的眼健康问题，让复杂难懂的医学知识变得生动易懂，能够帮助读者识别和纠正眼健康的常见误区，提升自我保健能力。

智能科技在改善生活质量的同时，也应该在提升国民健康素养方面发挥重要作用。令人印象深刻的是，《写给全家的护眼书》融入了眼科前沿科技智能技术成果，展现了科技在促进国民健康素养提升方面的巨大潜力，使这本书成为一本既具有科技含量，又贴近大众生活的科普读物，相信它能为我们的眼健康提供帮助。

广州市科学技术协会始终致力于繁荣科普创作，会同广州市合力科普基金会开展科普著作出版扶持项目，该书是入选项目之一，希望未来能涌现出更多的优秀科普创作人才和优质科普内容，造福人民群众。

中国科学院院士

广州实验室副主任

广州市科学技术协会主席

2024 年 11 月

# 序三

　　我的童年记忆中，家乡的山峦环抱着村落，稻田与茶园交织，阡陌间流淌着清澈的小溪。除了乡村的炊烟与山岚，记忆中还有一位摸索着赶牛的盲人邻居，他总是用竹杖敲击着田埂，一步步摸索前行。他那孤独无助的背影深深触动了我。从那时起，我便萌生了学医、帮助像他一样的人重见光明的愿望。后来，这份动力促使我走上医学道路，并在眼科研究领域持续探索。

　　在多年求学和研究生涯中，我发现眼健康知识的普及是防盲治盲工作中极为关键的一环，预防眼病、保护视力不仅是个人问题，更是每个家庭、每个社区需要共同关注的健康课题。

　　在这样的背景下，林浩添教授主编的《写给全家的护眼书》应运而生，令人欣慰。这本书以"全家人、全生命周期"为核心视角，采用通俗易懂的语言和图文并茂的形式，将眼健康知识融入日常生活。从儿童视力筛查、青少年近视防控，到成人的用眼护理及老年人的眼病预防，书中内容不仅科学系统，而且贴近家庭实际，特别是那些常被忽视却又至关重要的知识，如自身免疫性眼病、视神经疾病、眼部肿瘤等。

　　特别值得一提的是，这本书引入了"人声朗读"部分，为视障人士及部分方言使用者提供便利。这种贴心的设计不仅丰富了科普传播的形式，也体现了温暖的人文关怀和文化融合。同时，本书以家庭为单位，鼓励家人共同学习和实践护眼知识，让每位家庭成员都能找到适合自己的护眼指南。这种独特的方式，不仅促进了知识的传播，而且推动了眼健康观念的代际传承。

在长期的致盲性眼病防治实践中，我深刻体会到普及眼健康知识的重要性。《写给全家的护眼书》的出版，不仅契合了我国"十四五"全国眼健康规划的实践需求，也是提升全民眼健康素养的重要一步。感谢林浩添教授及所有编者的辛勤付出，他们用专业和热忱，为每一个关注眼健康的家庭点亮了明亮的未来。我诚挚推荐这本书，希望它能走进千家万户，为更多人带来实用的眼健康知识，也呼吁社会各界共同关注眼健康，让每个人都能享有清晰、美好的"视"界。

中国科学院院士
电子科技大学医学院院长
四川省人民医院院长

2024 年 11 月

# 前言

眼睛是人类最重要的感觉器官，超过 90% 的外界信息是通过眼睛获取的。然而，在现代科技飞速发展的时代，眼健康正面临着日益严峻的挑战。当前，人民群众的眼健康主要受到两方面的困扰：一是由于生活质量显著提高，一些"现代病"，如糖尿病等代谢相关性眼病发病率陡增，因高频使用电子产品而出现的眼部相关健康问题也呈频发态势；二是眼部"长寿病"的绝对数和相对数呈现"双增长"态势，如白内障、青光眼患者人数分别高达 1.35 亿和 2 100 万，50 岁以上人群中老年性黄斑病变的患病比例也高达 15.5%。值得欣慰的是，科普宣传可有效预防致盲性眼病，帮助我们筑起眼健康的坚固防线。

自 2021 年 7 月初步诞生编写构想，经过近三年的不懈努力，这本《写给全家的护眼书》终于得以问世。起初，我们仅希望将"EYE科普"平台中的精选内容结集成册，然而，在深入了解国家"全生命周期健康管理"的指导思想后，我们决定将其打造为一本覆盖全生命周期的眼健康科普图书。在创作过程中，我们先是主动邀请了数所高水平眼科医院知名专家参与，随着时间的推移，吸引了越来越多医生主动参与，其中不乏充满活力和创新思维的"90后""00

后"新生代力量，最终汇聚成为超过百位的眼科精英编写团队，聚光成塔，共同为本书的创作贡献智慧和力量。这样的编写团队构成不仅确保了本书内容的专业性和权威性，更赋予了它鲜明的时代特色，同时使图书的语言风格更加贴近大众、内容更具实用性和前瞻性。

我深知将专业知识转化为大众易懂的科普内容是一项巨大挑战，历经三年的精心打磨，进行了上百次的深入讨论和数轮针对文字和插图的优化，借鉴了国内外优秀科普作品的经验，我们最终决定采用拟人化的形象来阐述抽象的医学概念，将复杂的文字内容简化为直观易懂的插图，确保读者在轻松愉悦的阅读过程中能够真正受益。

本书涵盖了丰富的护眼方法和建议，以及全面的眼病防治知识，无论处于哪个年龄段的读者，都能通过阅读本书提升自己的眼健康素养。此外，我们还利用 AI 技术针对图书内容制作了音频，并引入了方言朗读，为读者提供了全新的阅读体验，以此来满足不同群体和不同文化背景读者的需求，让更多人能够深入了解眼健康知识。

随着科技的发展，越来越多的新技术应用于眼健康检测，使很多眼部问题可以足不出户，在家完成初步检测和判断，给大众的生活带来了极大便利，大家可以多加关注由权威医疗机构研发的检测新技术，享受科技进步为我们的眼健康带来的获益。

我坚信，这本覆盖全生命周期的眼健康科普图书必将成为一本宝贵的眼健康指南，帮助大家更好地守护全家人的眼健康。

我要向所有参与本书编写的专家、学者以及编写秘书、插画创作者致以崇高的敬意。他们倾注了大量的心血和精力，经过无数次的打磨和修改，确保了书中内容的丰富性、全面性和准确性。

我深知，在科普的道路上，仍有许多需要改进和提高的地方。因此，希望这本书能够成为一颗种子，激发更多同道对健康科普事业的热情和投入，共同创作出更多、更优秀的作品，为提升国民眼健康水平贡献一份力量。

2024 年 11 月

# 目录

## 第一篇　眼睛的 "-1" 时代

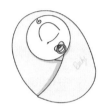

## 第二篇　从 "0" 开始说爱眼

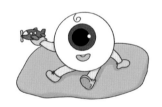

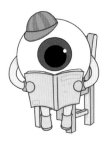

# 第三篇　儿童眼健康之 3 岁早护眼

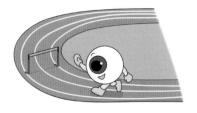

第四篇　12 关——青少年优视力守卫战

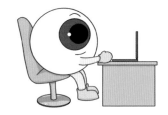

第五篇

# 成人护眼
## 20 问

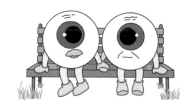

第六篇　**50 岁护眼亦未迟**

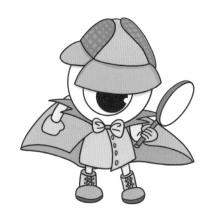

# 第一篇

# 眼睛的

# "-1" 时代

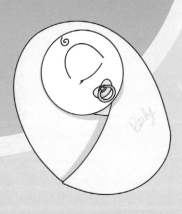

# 1 眼睛的诞生

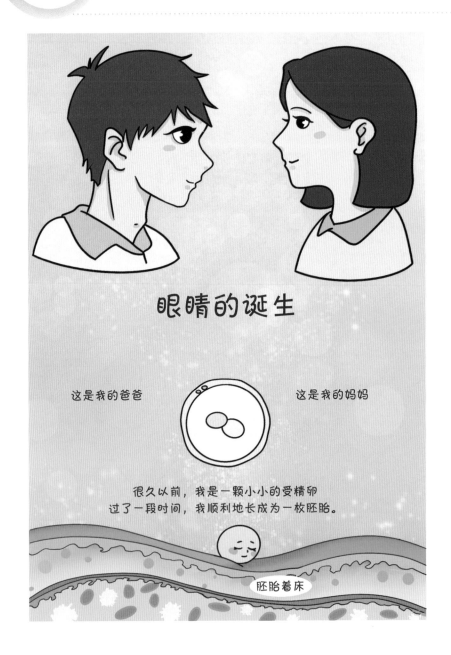

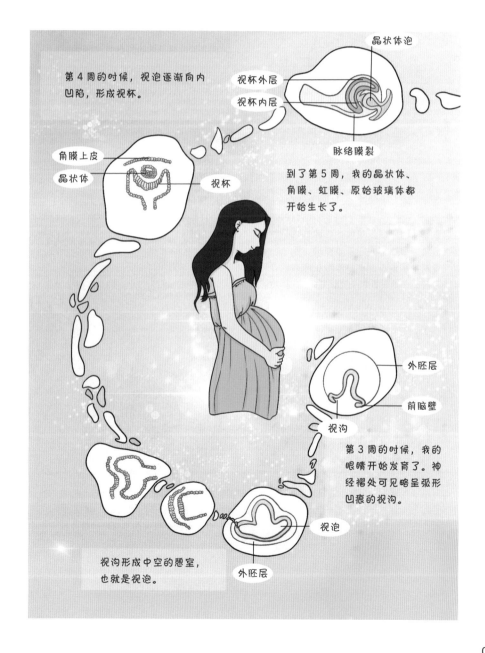

第 4 周的时候，视泡逐渐向内凹陷，形成视杯。

晶状体泡

视杯外层

视杯内层

脉络膜裂

角膜上皮

晶状体

视杯

到了第 5 周，我的晶状体、角膜、虹膜、原始玻璃体都开始生长了。

外胚层

前脑壁

视沟

第 3 周的时候，我的眼睛开始发育了。神经褶处可见略呈弧形凹痕的视沟。

视泡

外胚层

视沟形成中空的憩室，也就是视泡。

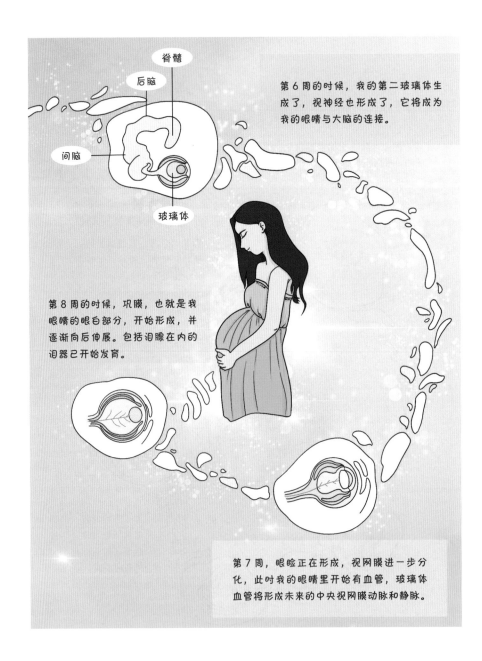

第 6 周的时候，我的第二玻璃体生成了，视神经也形成了，它将成为我的眼睛与大脑的连接。

第 8 周的时候，巩膜，也就是我眼睛的眼白部分，开始形成，并逐渐向后伸展。包括泪腺在内的泪器已开始发育。

第 7 周，眼睑正在形成，视网膜进一步分化，此时我的眼睛里开始有血管，玻璃体血管将形成未来的中央视网膜动脉和静脉。

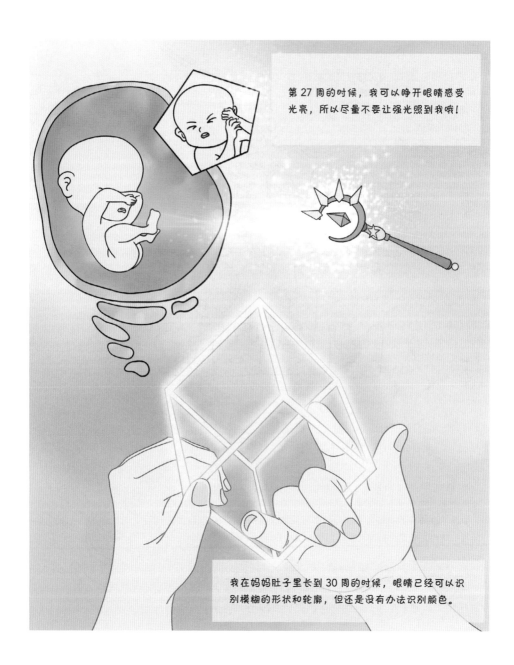

第 27 周的时候，我可以睁开眼睛感受光亮，所以尽量不要让强光照到我哦！

我在妈妈肚子里长到 30 周的时候，眼睛已经可以识别模糊的形状和轮廓，但还是没有办法识别颜色。

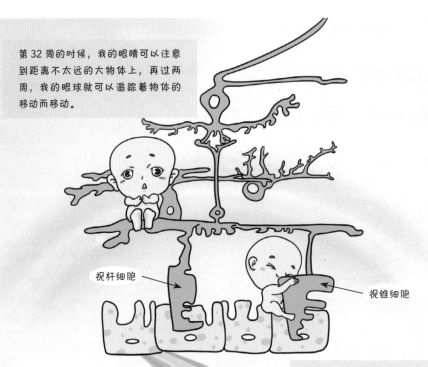

第 32 周的时候，我的眼睛可以注意到距离不太远的大物体上，再过两周，我的眼球就可以追踪着物体的移动而移动。

视杆细胞

视锥细胞

同时，视锥细胞开始生长，我可以看到这个世界的第一种颜色——红色。

第 36 周的时候，我来到了这个世界。这个时候，眼睛虽然在生理上能够看到东西，但因为我的大脑还不具有处理这些视觉信息的能力，所以在一段时间内，眼睛能看到的东西仍然相当模糊。

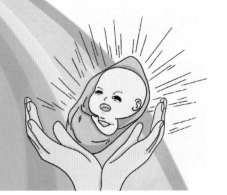

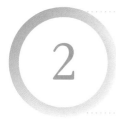

# 准妈妈如何做
# 有利于胎儿眼睛发育

胚胎发育时，眼睛诞生的每一步都遵循着特定规律，同时还会受到家庭成员生活方式的影响。准妈妈怎样做才能有利于胎儿眼睛的发育呢？

## 保证健康均衡的饮食

"保证健康均衡的饮食"是一个老生常谈的话题，大家都知道均衡饮食的重要性，然而回顾最近一周的饮食，您是否每天都能摄入水果、蔬菜、肉类、蛋类、谷物、奶制品和坚果呢？

孕期均衡健康的饮食对胎儿的发育非常重要，准妈妈可以参考中国营养学会推荐的"孕期妇女平衡膳食宝塔"调整饮食结构。

在孕早期，如果准妈妈食欲不佳、孕吐严重，不必过分担心，此阶段胎儿生长相对缓慢，对能量和各种营养素的需求没有明显增加，准妈妈可以少食多餐，选择自己喜欢吃并且容易

含有丰富的膳食纤维

提供维生素

提供人体必要的脂肪

补充身体需要的矿物质

提供蛋白质

提供优质蛋白、钙等营养成分

碳水化合物是人体能量的来源

蔬菜
肉类
小果
蛋类
坚果
奶制品
谷物
牛奶

健康均衡的饮食

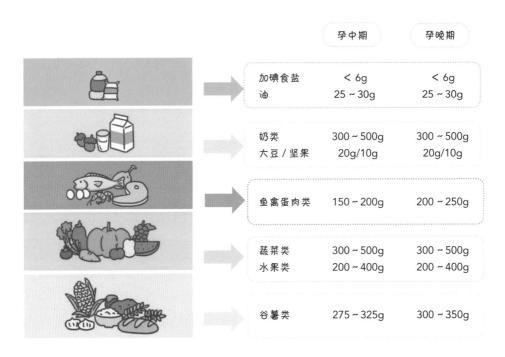

| | 孕中期 | 孕晚期 |
|---|---|---|
| 加碘食盐 | < 6g | < 6g |
| 油 | 25 ~ 30g | 25 ~ 30g |
| 奶类 | 300 ~ 500g | 300 ~ 500g |
| 大豆 / 坚果 | 20g/10g | 20g/10g |
| 鱼禽蛋肉类 | 150 ~ 200g | 200 ~ 250g |
| 蔬菜类 | 300 ~ 500g | 300 ~ 500g |
| 水果类 | 200 ~ 400g | 200 ~ 400g |
| 谷薯类 | 275 ~ 325g | 300 ~ 350g |

消化的食物。除了保证健康均衡的饮食，以下问题也需要准妈妈特别注意。

注意糖的摄入　如果孕期患上妊娠糖尿病，出现代谢异常，可能增加婴儿眼睛出现高度屈光不正的风险，所以准妈妈应该在医生的指导下积极控制血糖。

合理摄入维生素 A　维生素 A 主要存在于动物肝脏、蛋黄等食物中，深绿色或红黄色蔬菜和水果（如胡萝卜、西蓝花）中的胡萝卜素经消化亦可转变为维生素 A。缺乏维生素 A，婴儿可出现小角膜、角膜瘢痕等先天异常。但孕期过多摄入维生素 A，可能导致婴儿出生缺陷。因此准妈妈可以通过饮食适当补充维生素，必要时在医生的指导下服用维生素补充剂。

适当补充 DHA　DHA 即二十二碳六烯酸，是一种 ω-3 脂肪酸，是视网膜和大脑皮质重要组成成分之一。孕期补充 DHA，有利于婴儿视力发育，促进视觉系统发育成熟。

适当补充铁元素　准妈妈对铁元素的需要量增加，若摄取不足或吸收不良，不仅准妈妈可能出现缺铁性贫血，婴儿发生早产的风险亦会增加，同时可能导致视网膜病变。因此准妈妈平时可以通过均衡饮食以提高铁的摄入和吸收（红色肉类、动物肝脏等食物中的含铁血红素更容易被人体吸收）。若经医生诊断为缺铁性贫血，应及时纠正，并在医生的指导下进行治疗。

## 保持卫生，避免孕期感染

准妈妈应避免前往空气不流通、人多、杂乱的场所，必要时可戴口罩、勤洗手，做好个人卫生和防护。如果准妈妈在孕期感染病毒或其他病原体，可能影响婴儿眼睛的发育。如在怀孕 2 ~ 3 个月感染了风疹病毒，婴儿可能患先天性白内障、先天性青光眼等眼病。备孕期间，应做好详细的孕前检查，如果体内已存在风疹病毒、巨细胞病毒感染，应暂停备孕，先到正规医院治疗；如果在孕期检查中发现病毒或其他病原体感染，不要着急，可以到正规医院进行详细检查以判断婴儿是否受到影响，医生会结合准妈妈的具体情况考虑是否能够继续妊娠。

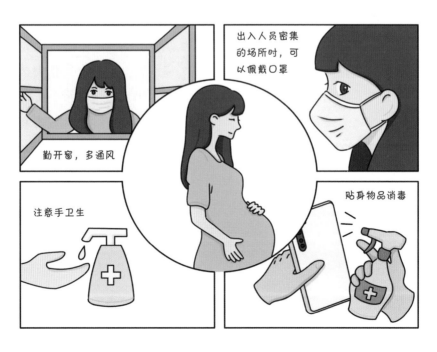

## 适当进行户外运动

准妈妈适当运动，不仅有助于提高抵抗力，还有利于保持心情愉悦和自然分娩。健康的准妈妈每天应进行不少于 30 分钟的中等强度运动，如快走、游泳、跳舞、孕妇瑜伽，还

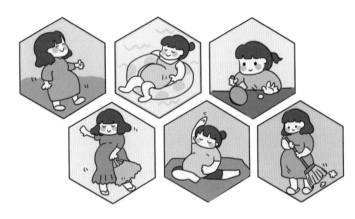

原则上只要是孕前经常进行的、熟悉的非剧烈运动，孕期仍可以继续进行，但要注意控制运动量。

可以承担部分家务劳动。一些研究发现，阳光可能有助于未出生婴儿的视力发育，准妈妈平时可以适当晒太阳。

## 避免滥用药物

准妈妈如果确实需要使用药物，应遵医嘱用药。自行服用任何药物或接触化学毒物，都有可能影响胎儿眼睛的发育，出现眼部畸形，如滥用阿片类药物、苯二氮䓬类药物（如吗啡、地西泮），易导致胎儿视力和眼球运动发育异常。如果准妈妈孕前有焦虑、抑郁、失眠等心理健康问题或者其他身体疾病，家人，尤其是准爸爸，应付出更多时间，耐心陪伴准妈妈，及时给予她安慰和理解，并注意保管好家中的常备药物。

## 避免吸烟和饮酒

研究表明，准妈妈孕期吸烟，可能增加胎儿在未来发生斜视的风险。同时，准妈妈也要尽量避免吸入二手烟。酒精会对发育中的胎儿产生不利

影响，故准妈妈应该尽量避免饮用酒精和含酒精的饮品。胎儿不能像成年人那样快速代谢体内的酒精，酒精在胎儿体内浓度高，容易发生酒精中毒，也会造成视神经萎缩、视神经发育不全、视网膜血管异常、内斜视、睑裂狭小等眼部疾病。

想不到吧，家庭成员，尤其是准妈妈的生活方式处处可能影响胎儿的眼睛发育，为了宝宝的健康成长，希望各位家庭成员都能养成健康的生活方式。

◎ 延伸阅读

[1] 应小燕,陈沿东,乐海燕,等.孕妇营养状况与胎儿发育迟缓及新生儿视力发育障碍的关系 [J].中华妇产科杂志,2001,36(09):517-519.

[2] 龙雪娇,陈垂婉,孙娜,等.母亲缺铁性贫血与早产儿或低体重儿发生 ROP 的相关分析[J].国际眼科杂志,2022,22(05):853-857.

 点识成睛

问：俗话说"以形补形"，孕期吃葡萄真的可以让婴儿拥有一对大眼睛吗？

答：不能。孩子眼睛的大小与遗传密切相关。有研究发现，父母双方中有一人的眼睛是大眼睛，孩子遗传大眼睛的概率超过 50%。葡萄中的营养成分虽然对人体有利，但吃葡萄并不能让婴儿拥有一对大眼睛。此外，葡萄含糖量较高，喜欢吃葡萄的准妈妈应该注意食用量，以免造成孕期血糖升高。

（项道满）

# 有哪些常见
# 遗传性眼病

俗语说"龙生龙，凤生凤，老鼠的儿子会打洞"，那是不是父母亲属所患的眼病也会遗传给婴儿呢？

## 遗传物质是人类的"生命之书"

遗传物质是所有生物的生命基础，是我们的"生命之书"——一本记录着人体结构及其运行方式的"说明书"。人体每个细胞中都有 30 亿个碱基对（基因组），浓缩成 23 对染色体，细胞中约 1% 的碱基组成了大约 2 万个成对的蛋白质编码基因（此外，还有 13 个蛋白质编码区域位于细胞核外的线粒体）。

基因组所包含的信息，事无巨细地影响着我们的方方面面，单眼皮还是双眼皮、高个子还是矮个子、直发还是卷发、酒量大小以及是否会对某种物质过敏等。

人类繁衍的历史就是这本"生命之书"不断复制的过程，基因组受到遗传（完全正确地复制、粘贴）和变异（复制、粘贴时出现错误）的驱动，进化成为现在的人类。当"变异"让人类更好地适应环境变化时，被认为是有益的；当"变异"导致人类身体残缺、功能受损，甚至死亡时，则被认为是有害的。

由于基因组"有害的变异"损害某个或某些基因功能而直接导致的疾病就是遗传性疾病。遗传性疾病是由于遗传物质发生不良改变而导致的疾病，可能传递给下一代，导致家族中出现多个个体患病的情况。

## 遗传性疾病的分类

"我们家没人得这种病，为什么我的孩子会得遗传性疾病？""如果我们家族有遗传性疾病，我的孩子一定会得吗？"很多家长会有这样的疑问。

人的 23 对染色体，一半来自父亲，一半来自母亲，而线粒体则全部来自母亲。根据基因功能方式的不同，遗传性疾病的遗传方式主要包括常染色体显性遗传（autosomal dominant inheritance，AD）、常染色体隐性遗传（autosomal recessive inheritance，AR）、性连锁隐性遗传（X-linked recessive inheritance，XRL），此外还有由母亲传给下一代的线粒体遗传。在确定遗传方式的基础上，后代患病的风险可以被计算出来。

常染色体显性遗传　父母一方是患者并携带一个问题基因，每个孩子都会有 50% 的概率获得这个问题基因，从而患病。如果父母一方家族中每一代都出现该病患者，且男性、女性都会发病，则有可能是常染色体显性遗传基因致病。

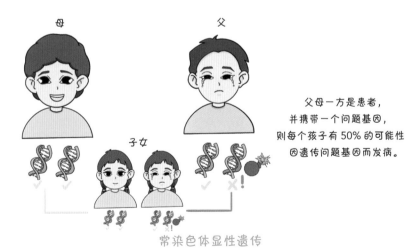

父母一方是患者，并携带一个问题基因，则每个孩子有 50% 的可能性因遗传问题基因而发病。

常染色体显性遗传

常染色体隐性遗传　父母双方都携带一个问题基因和一个正常基因，但自己没有症状（无症状携带者），每个孩子都会有 25% 的概率分别从父亲和母亲处获得问题基因而发病。如果父母双方家族中没有人患病，但孩子发病，则有可能是常染色体隐性遗传基因致病。

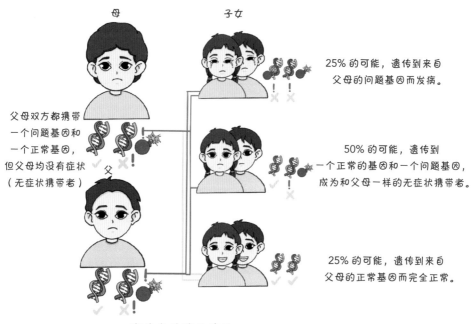

常染色体隐性遗传

性连锁隐性遗传　问题基因位于 X 染色体。女性携带者的女儿不发病，儿子有 50% 的发病概率；男性患者的儿子正常，女儿是无症状携带者。如果家族中的患者几乎均为男性，则有可能是性连锁隐性遗传。

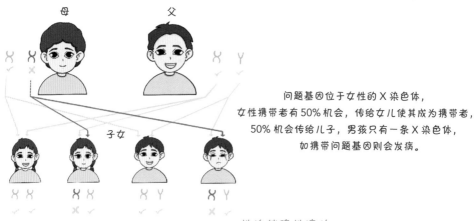

性连锁隐性遗传

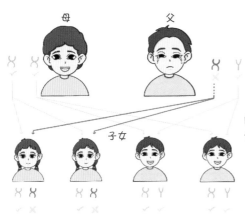

发病的男性，生育儿子只会传递Y染色体，问题染色体不会传递给儿子，故能够生育正常男孩，但100%会将问题基因传递给女儿，使女儿成为无症状携带者。

**线粒体遗传** 受精卵中的线粒体绝大多数来自母亲的卵母细胞，当问题基因位于线粒体时，女性携带者通常不发病，但会将线粒体缺陷传递给所有后代，儿子的发病概率是女儿的 4～6 倍。男性患者的后代几乎不会再出现该病患者或者成为无症状携带者。

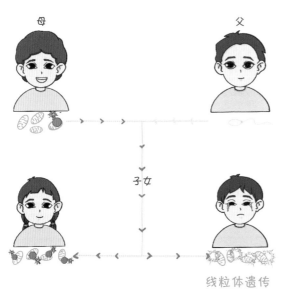

当问题基因位于线粒体，女性携带者不发病，但会将线粒体缺陷传给所有后代。男孩、女孩都会携带线粒体基因缺陷，但男性发病的可能性远大于女性，而男性患者的后代几乎不会再出现该病患者或者成为无症状携带者。

线粒体遗传

## 常见的遗传性眼病

视觉是人类重要的感觉，视觉异常对人们的学习、工作和生活影响很大。据统计，2019年中国有近5 000万中重度视力障碍患者，其中20%由致盲性遗传性眼病引起，25岁以下的盲人患者中遗传性眼病致盲占2/3，遗传性眼病是儿童和中青年人群不可逆双眼盲的最主要原因。遗传性眼病不仅常见，而且种类繁多，超过1 200种遗传性疾病会累及眼部，约占已知遗传性疾病的1/4。遗传性眼病视力受损的情况可以从几乎正常到盲。还有一些非遗传性眼病，如普通近视，也会受到遗传因素不同程度的影响。以下将按照发病年龄从小到大介绍常见的遗传性眼病。

**Leber 先天性黑矇（Leber congenital amaurosis）** 发病率为2/100 000～3/100 000，出生后可发现异常，早期症状包括指眼征、眼球凹陷和眼球震颤；视力损害严重，仅有针对个别致病基因（*RPE65*）的治疗药物，但价格昂贵。目前发现的该病致病基因有20多个，遗传方式有常染色体显性遗传和常染色体隐性遗传，有近一半的患者能检测出致病突变。

**原发性先天性青光眼（primary congenital glaucoma）** 发病率为1/30 000～1/10 000。患病幼儿在1岁前就出现了眼压问题，早期症状包括"靶环征"、巩膜发蓝、眼球震颤、斜视和白内障。通过早期手术治疗，89%的患者可以避免失明。最主要的致病基因是*CYP1B1*，遗传方式为常染色体隐性遗传，突变检出率为15%。

**先天性白内障（congenital cataract）** 发病率为5/10 000～15/10 000，婴幼儿发病，早期症状包括白瞳征、视力低下（不追光追物、容易磕碰）等，可继发青光眼、视网膜脱离。手术治疗的方式和时机对于视力预后有决定性影响。目前致病基因有115个，遗传方式有常染色体显性遗传、常染色体隐性遗传以及性连锁隐性遗传，突变检出率为40%。

**视网膜母细胞瘤（retinoblastoma）** 发病率为1/20 000～1/15 000，90%的患儿于5岁前发病，早期症状包括白瞳征、斜视、眼球突出，是最常见的儿童眼内恶性肿瘤，如未获得有效治疗，不仅会致盲，而且会因肿瘤转移而危及生命。主要致病基因

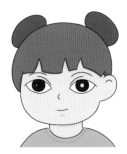

白瞳征是视网膜母细胞瘤
最常见的首发症状

是 *RB1*，遗传方式是常染色体显性遗传，突变检出率为 40%。

视网膜色素变性（retinitis pigmentosa） 发病率为 1/3 500，儿童和青年期发病，早期症状有夜盲症、周边视野缩小而中心视力保持、管状视野，视力损害逐渐发展，从轻微视功能损伤发展为失明，无有效治疗措施。目前致病基因约有 80 个，遗传方式有常染色体显性遗传、常染色体隐性遗传以及性连锁隐性遗传，突变检出率为 60% ~ 70%。

## 遗传性眼病的监测与治疗

遗传性眼病种类繁多，早期明确诊断有一定难度。虽然大多数遗传性眼病目前尚无有效治疗方法，但有效的基因诊断可以为患者预后和优生优育提供重要信息。了解以下信息，有助于患者及家属及时进行基因检测和遗传咨询。

目前遗传性眼病的突变检出率在 50% 左右，不同的病种检出率有所不同。由于检测技术的局限、对疾病认知的局限等原因，部分患者无法检测到突变基因。进行基因检测前，需要完成与疾病相关的临床检查并将检查结果交给相关分析人员，眼部与全身器官外观和功能的改变对于基因检测结果的分析具有重要意义。

除了患者，未发病的家族成员（尤其是父母）的遗传信息，对于患者致病基因的确定至关重要。遗传性眼病可能仅在眼部发病，也可能是某种全身综合征的早期眼部表现，病程复杂，因此需要不同学科医学专家共同分析和诊断。

### ◎ 延伸阅读

亚历克斯·V·莱文,马里奥·扎诺利,杰尼娜·E·卡帕索.威尔斯眼遗传学手册[M].王敏,吴继红,译.上海:复旦大学出版社,2022.

（王攀峰）

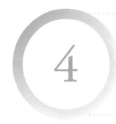

# 如何预防
# 先天性白内障

对于白内障，很多朋友或许并不陌生，大家常认为白内障是老年人的"专属眼病"。虽然绝大多数白内障患者是老年人，但是并不只有老年人才会出现白内障，刚出生的婴儿也有可能患白内障，也就是先天性白内障。婴儿的白内障可以预防吗？是的，甚至从妈妈孕早期开始就可以为此做出努力。

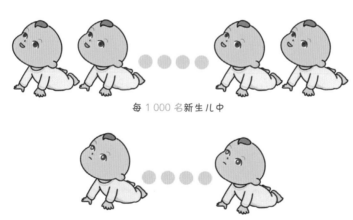

每 1 000 名新生儿中

约有 5 名先天性白内障患儿

## 什么是先天性白内障

眼球中有一个部位被称为"晶状体"，是一个双凸面透明组织，富有弹性，当晶状体由透明变混浊时，就会发生白内障。晶状体的功能类似照相机的镜头，镜头如果变花、变白，就无法拍摄出清晰的照片，晶状体变混浊则会影响视力。

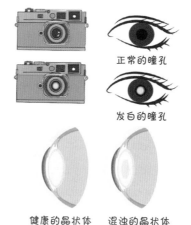

人类晶状体的功能类似照相机的镜头，晶状体出现混浊，就像相机镜头花了

正常的瞳孔

发白的瞳孔

如果出现白内障，瞳孔中间就会看起来 "有点儿白"

健康的晶状体　　混浊的晶状体

如果婴儿刚出生就患有先天性白内障，外界的光线无法进入眼内，婴儿所见的一切就都是模糊不清的，视力发育会受到阻碍。但患有先天性白内障的婴儿经过及时、规范且个性化的治疗（保守治疗或手术治疗），并结合科学、积极的视觉康复训练，一般可恢复到正常视力。若没有及时进行有效治疗，则会带来终身视力损伤，10% ~ 38% 的婴儿会出现失明。

## 先天性白内障的高危因素

先天性白内障是一种由遗传和环境等因素引起的儿童致盲性眼病。笔者的研究团队在近 4 000 名患儿中发现他们的遗传和家庭状况具有以下特点。

具有先天性白内障家族史　研究表明，8.5% ~ 25% 的先天性白内障具有遗传性。若家族中有先天性白内障患者，夫妻双方在备孕阶段就应该去正规医院进行遗传咨询，准妈妈在孕期可做超声、羊水穿刺等检查以明确胎儿的遗传风险。

感染　引起先天性白内障的另一重要原因是环境因素。在准妈妈孕期的前 3 个月，胎儿晶状体最外层的 "防护罩"——囊膜，尚未发育完全。此时若准妈妈受到病毒感染（如风疹病毒、水痘 - 带状疱疹病毒、单纯疱疹病毒和流感病毒），病毒穿过胎盘，侵犯胎儿的晶状体，影响其发育和代谢，导致晶状体混浊，即可引发先天性白内障。所以准妈妈应该避免接触疑似病毒感染的患者，维持自身正常的免疫力，预防感冒和其他感染的发生。

孕期饮食不均衡　孕期营养不良可能导致胎儿晶状体发育不良，引发先天性白内障。所以准妈妈在孕期应注意均衡饮食并适当补充叶酸、钙及其他微量元素，多吃富含维生素的食物（如水果、蔬菜）。

服用某些药物或接触放射线　孕期若服用某些药物（大剂量四环素、激素、水杨酸制剂、抗凝剂等）或受到放射线照射，亦可导致婴儿先天性白内障。准妈妈平时要避免接触放射线，如到医院接受必要的检查，一定要提前告知医生自己已经怀孕的情况。若准妈妈在孕期因生病需要服用药物，务必严格按照医嘱用药，不可随意换药或更改药物的服用次数和剂量。

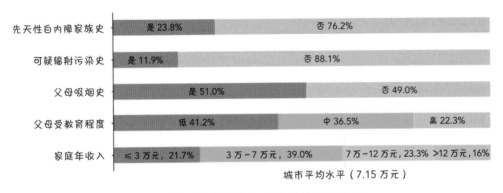

先天性白内障患儿遗传及家庭状况

来源：Lancet 子刊 EBioMedicine
A practical model for the identification of congenital cataracts using machine learning

为了预防先天性白内障，准妈妈应该特别关注以上高危因素。部分先天性白内障的发生难以确定原因，特别是没有家族史却出现新的基因突变的单发病例。如果婴儿出现如图所示情况，请家长及时带婴儿到正规医院就诊。

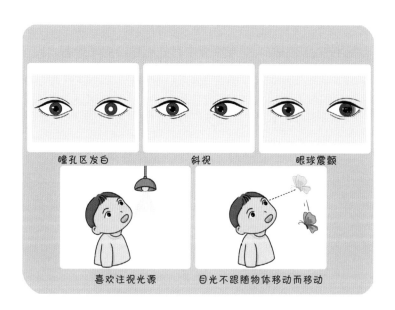

瞳孔区发白　　　　斜视　　　　眼球震颤

喜欢注视光源　　　目光不跟随物体移动而移动

预防先天性白内障，要从孕早期开始！愿每个降临到这个美好世界的小婴儿都有一双清澈的双眼！

◎ 延伸阅读

[1] 刘奕志, 陈伟蓉. 小儿晶状体病学 [M]. 北京：人民卫生出版社, 2020.

[2] 陈伟蓉, 陈卉, 林浩添. 先天性白内障治疗现状及展望 [J]. 中华眼视光学与视觉科学杂志, 2018, 20(1): 7.

 点识成睛

问：老年人的白内障和先天性白内障一样吗？会不会遗传？

答：不一样。老年性白内障也叫年龄相关性白内障，是随着年龄增加导致晶状体老化、混浊而出现的白内障，与先天性白内障不是同一种疾病，不具有遗传性。每个人只要足够长寿，迟早都会发生年龄相关性白内障。如果家族中有先天性白内障患者，则可能遗传给下一代，建议到正规医院做进一步咨询或检查。

（陈伟蓉　陈晴晶　秦霆锋）

# 第二篇

# 从 "0" 开始
## 说爱眼

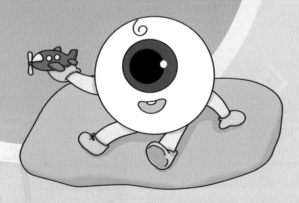

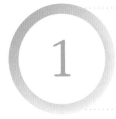

# 1 小宝宝为什么经常闭着眼睛

十月怀胎，一朝分娩，全家人经历千辛万苦迎来新生命后，肯定都想成为孩子睁眼看到的第一个人。有些家长可能发现婴儿一直紧闭双眼，无论怎么互动都不睁开眼睛。这是为什么呢？是婴儿眼睛出了什么问题吗？

家长要知道，婴儿并不是一出生就会睁开眼睛的，睁眼与否和以下因素有关。

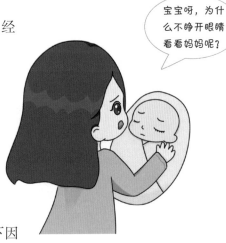

宝宝呀，为什么不睁开眼睛看看妈妈呢？

## ▍羊水的影响

婴儿出生前一直都浸泡在羊水中，且体内水的代谢不稳定，很容易造成眼睑水肿，这就增加了婴儿睁开眼睛的难度，导致婴儿不容易睁开眼睛。另外，在妈妈肚子里的时候，胎儿

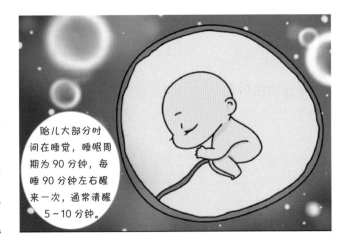

胎儿大部分时间在睡觉，睡眠周期为 90 分钟，每睡 90 分钟左右醒来一次，通常清醒5~10 分钟。

的排泄物都会被排在羊水中，所以羊水中一些质地黏稠的物质可能黏住其眼睛，不利于出生后睁眼。

## 出生后未适应周围环境

婴儿出生前在妈妈肚子里，周围一直都是漆黑一片，出生后婴儿眼睛对外界光线的刺激比较敏感。

若出生后周围光线很强，婴儿会紧闭双眼避免光线刺激，需要一定时间适应新环境后才会睁开眼睛。

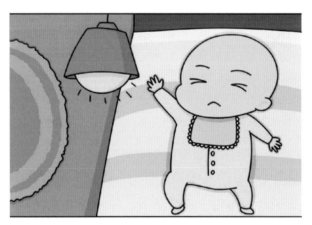

宝宝的卧室尽量选择柔和的灯光，睡觉的时候尽量不要开灯。

## 婴儿睡眠时间长

婴儿出生后身体的部分器官还处于发育阶段，需要充足的睡眠才能使身体快速成长。特别是在出生后的第 1 周，平均每天所需睡眠时间为 16 ～ 20 小时。婴儿睡觉时闭着眼睛，即使偶尔醒来睁一下眼睛，很快又入睡了，所以大家看到的是婴儿长时间闭着眼睛。

## 眼部肌肉未发育完善

婴儿出生后大部分时间双眼紧闭，有时还会一睁一闭，这与婴儿眼部肌肉弱、运动和协调功能尚未发育完全有关。对于早产儿，眼部器官发育所需要的时间更长，其睁不开眼睛的时间也会相应延长。

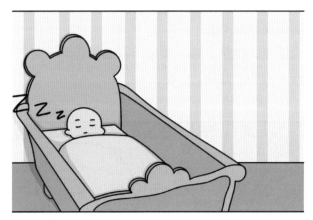

眼睑开合都得靠眼部肌肉默契合作，宝宝提上睑肌还未完全发育，不能长久地保持睁眼状态，所以眨眨眼，又闭上啦。

既然婴儿刚出生后睁不开眼是正常的，那是不是顺其自然就好了？这种理解不完全正确，因为在一般情况下，婴儿在出生后 24 小时内就应该睁眼了，有些婴儿睁眼会晚一些，一般在出生后 1 周左右睁眼。

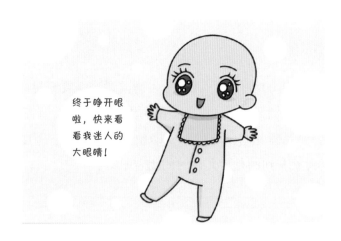

终于睁开眼啦，快来看看我迷人的大眼睛！

婴儿出生后超过 1 周未睁开眼睛，或频繁出现揉眼、哭闹、流泪以及眼部有分泌物的情况，则需要尽快到医院就诊，检查是否存在新生儿泪囊炎、结膜炎、先天性上睑下垂、先天性眼球发育异常等病理性原因。

如果看到新生儿出生后睁不开眼睛，家长不需要过分焦虑，多给他一点儿时间，细心观察，发现异常及时就医，新生儿睁眼指日可待！

## ◎ 延伸阅读

[1] 邵肖梅, 叶鸿瑁, 丘小汕. 实用新生儿学. [M]. 5 版. 北京：人民卫生出版社, 2018.

[2] 胡亚美. 诸福棠实用儿科学. [M]. 7 版. 北京：人民卫生出版社, 2002.

 点识成睛

问：刚出生的新生儿睁不开眼睛，是不是因为眼皮被东西黏住了？

答：不一定，首先观察新生儿眼周有无分泌物，若有灰白色分泌物，则可能是羊水中的胎脂黏住了眼睛，可用温水轻轻拭去；若出现脓性分泌物，则需要尽快去医院就诊，排查是否存在细菌感染。若未观察到分泌物，则婴儿睁不开眼可能有以下原因：出生后未适应周围光亮环境、处于睡眠状态以及眼部肌肉未发育完善等。

（陈晴晶　秦霆锋）

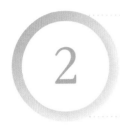

# 2 宝宝的视功能是如何发育的

新生儿眼球发育还不完善，眼球长度较短，大约为 16.66mm，视力只能达到光感水平，这时候他们的眼睛不能很好地注视目标，眼球可能不自主地运动，这些都是正常现象。

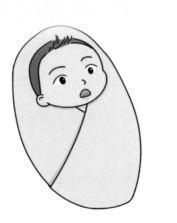

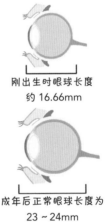

刚出生时眼球长度
约 16.66mm

成年后正常眼球长度为
23 ~ 24mm

随着宝宝逐渐长大，其视觉功能也逐步发育，到 3 个月时，他们的视力大约为 0.1，已经可以注视物体并能追随缓慢移动的物体。这时候婴儿对颜色很敏感，喜欢看明亮、鲜艳的颜色，尤其是红色的物体。到 6 个月时，婴儿的眼球已经具备一定的调节和集合能力了，可以远近变换注视目标。1 岁时幼儿的视力可以达到 0.2，能够追随下落的物体，寻找掉下的玩具，并能辨别物体的大小、形状及移动速度，具有一定的立体感觉。3 岁时幼儿的视力大约可以达到 0.5，六七岁时可达成人的视力水平。

| 年龄 | 视力 | 眼球平均长度 /mm |
|------|------|------------------|
| 新生儿 | 光感 | 16.66 |
| 3 个月 | 0.1 | 18.41 |
| 1 岁 | 0.2 | 20.74 |
| 2 岁 | 0.4 | 21.71 |
| 3 岁 | 0.5 | 21.84 |

## 出生后眼睛的变化

出生后，婴儿每一个器官都会随着生长发育而逐渐变化，眼睛也一样。刚出生时，婴儿的眼睛一般处于远视状态，多为生理性远视。随着生长发育，眼球逐渐变大，远视度数也会逐渐降低而慢慢趋于正视。新生儿的眼球长度平均为 16.66mm，1 岁时幼儿的平均眼球长度为 20.74mm，3 岁时幼儿的眼球长度约为 21.84mm。如果在某个年龄段，眼球长度过长或者过短，有可能是一种病理性表现，如眼球长度过长，有可能是近视；眼球长度过短，则可能是远视。另外，在生长发育过程中，宝宝眼睛的参数，如角膜大小、角膜屈光力、晶状体屈光力都会发生变化，这些变化和眼球的生长一起构成了眼睛屈光度数的发育。

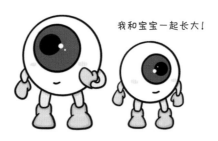

我和宝宝一起长大！

随着生长发育，宝宝双眼瞳孔间的距离（瞳距）也在逐渐变宽。0～1岁男宝宝双眼之间的距离大约为 43.21mm，女宝宝双眼之间的距离大约为

42.24mm；2～3 岁男宝宝双眼之间的距离大约为 47.84mm，女宝宝双眼之间的距离大约为 46.37mm。所以说，宝宝会越长越漂亮哦！

| 年龄 | 男孩的瞳距 /mm | 女孩的瞳距 /mm |
|---|---|---|
| 0～1 岁 | 43.21 | 42.24 |
| 1～2 岁 | 45.79 | 44.67 |
| 2～3 岁 | 47.84 | 46.37 |

## 视觉发育容易被阻断

宝宝从出生到视觉系统成熟要经过一个相当长的发育过程。这段时期内视觉环境可以显著影响视觉系统的结构与功能，因此这一时期被称为"视觉发育敏感期"。在视觉发育敏感期，宝宝的视觉系统还很脆弱，不良的视觉刺激容易影响其视觉功能的正常发育，从而导致视力和立体视觉发育异常。

0～3 岁是视觉系统发育最快、对环境变化最敏感的时期，因此家长要特别重视这个阶段宝宝的视力保健。日常照护中要留意宝宝是否有不明原因的视力下降、斜视或明显的远视、近视等。

0～3 岁的婴幼儿要多在户外活动，接受丰富的视觉刺激，可以在上午和黄昏的自然光照下玩耍，接受充足的阳光照射（注意不要让婴幼儿长时间直视太阳），这样有助于促进婴幼儿视功能的正常发育。

◎ 延伸阅读

[1] 瞿佳, 王陇德. 让宝宝眼睛亮起来 [M]. 北京 : 金盾出版社, 2012.

[2] 国家卫生健康委办公厅, 国家卫生健康委办公厅关于印发 0～6 岁儿童眼保健及视力检查服务规范（试行）的通知 [EB/OL]. (2021-06-17)[2024.11.30]. https://www.gov.cn/zhengce/zhengceku/2021-06-24/content_5620637.htm.

[3] 吴含春, 付玲玲. 儿童视觉发育的研究进展 [J]. 中国实用眼科杂志, 2012, 30(1): 12-15.

**点识成睛**

问: 在五彩斑斓的世界中,宝宝最先看到的是哪种颜色?

答: 是红色。在孕 34 周时,胎儿的眼睛已经有足够的视锥细胞能够接受光线刺激,识别颜色。外界光线通过妈妈的腹部照射到腹壁和子宫上,展现出的是红色,这种红光会刺激胎儿的视网膜继续发育。所以说宝宝最先看到的颜色是红色。

(余新平)

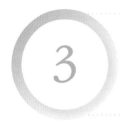

# 如何评估宝宝的视功能

0~3岁的婴幼儿正处于视功能发育的关键阶段。若宝宝在这一阶段患有致盲性眼病，将会导致不可逆的视觉损伤。因此，早发现、早干预对于视力保护和恢复十分重要。据不完全统计，全球目前有超过2 000万婴幼儿存在不同程度的视功能发育障碍，其中很大一部分病例是由于忽视或漏诊，从而导致不可逆转的永久性视力损伤，造成终生视力低下甚至盲症，给社会和家庭带来沉重负担。因此，早期婴幼儿视功能评估十分重要。

由于3岁以下婴幼儿还不会指认方向，相较于一般的"E"字视力检查表，以下的视力表则更适用于他们。

## Teller 视敏卡

卡片有一系列具有一定宽度的黑白条纹图案，通过观察婴幼儿注视条纹的情况，可以判断其视力，适用于3岁以下没有表达能力的婴幼儿。

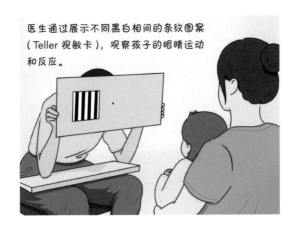

医生通过展示不同黑白相间的条纹图案（Teller 视敏卡），观察孩子的眼睛运动和反应。

## 儿童图形视力表

通过卡通图形进行视力检查，适用于语言表达能力好但不能指认"E"字视力检查表的幼儿。

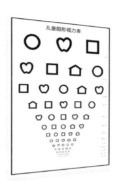

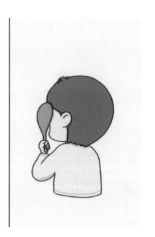

3岁以上的孩子可以使用儿童图形视力表。

此外，还可以采用光照反应、瞬目反射、红球试验、视物行为观察、红光反射、屈光检查以及视觉电生理检查（如视觉诱发电位）等对婴幼儿进行视功能检查。但以上这些检查都要依赖专业的仪器设备，由经验丰富的医生完成。有没有办法在家就能完成针对婴幼儿的简单的视功能评估呢？笔者发现，如果婴幼儿出现图中这些异常行为，可能表示视功能受损。

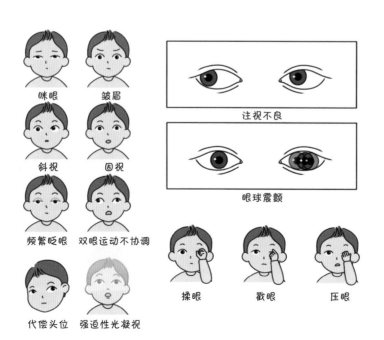

随着人工智能技术的进步和智能设备的普及，最新发表在权威医学期刊 *Nature Medicine* 上的研究显示，现在已经可以通过手机软件来客观筛查婴幼儿的视功能是否受损，有了这项技术，家长可以更早地发现孩子潜在的视力问题，从而能够及时采取干预措施。

◎ 延伸阅读

[1] KLINER M, FELL G, PILLING R. et al. Visual impairment in children[J]. Eye, 2011, 25: 1097.

[2] BLAIKIE AJ, DUTTON GN. How to assess eyes and vision in infants and preschool children[J]. BMJ, 2015, 350: 1716.

[3] 吴丽波，姚晶磊，成娟娟，等. 儿童图形视力表与 Teller 视敏锐度卡在婴幼儿视力检测中应用分析 [J]. 中国实用眼科杂志, 2014, 32(11): 1378-1381.

[4] LONGE, LIU Z, XIANG Y, et al. Discrimination of the behavioural dynamics of visually impaired infants via deep learning [J]. Nature Biomedical Engineering, 2019, 3(11): 860-869.

[5] CHEN W, LI R, YU Q, et al. Early detection of visual impairment in young children using a smartphone-based deep learning system[J]. Nature Medicine, 2023, 29(2): 493-503.

 点识成睛

问： 儿童图形视力表和"E"字视力检查表有什么区别？

答： 三四岁的幼儿由于空间感知能力不足，无法分清左右，注意力不易集中，故难以配合进行"E"字视力检查表检查，但是该阶段的幼儿已经具备了辨别平面图形的能力，所以儿童图形视力表能够在该阶段儿童的视力筛查中发挥重要作用。

儿童图形视力表和"E"字视力检查表最大的区别在于，前者需要幼儿辨认图形，而后者需要幼儿辨认方向。现在普遍认为，年龄在 4 周岁以下的儿童应首选儿童图形视力表进行检查。

（李睿扬　陈文贲　徐安迪）

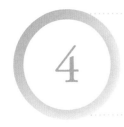

# 注意这些细节，可以促进宝宝视觉发育

拥有一双明亮的眼睛，才能感受世界的五彩斑斓。从出生到 3 岁是宝宝视觉发育的关键期，家长应该格外关注 0～3 岁婴幼儿的视觉发育。在不同成长时期如果家长能够注意一些细节，则可以促进宝宝的视觉发育，为宝宝探索世界打下良好基础。

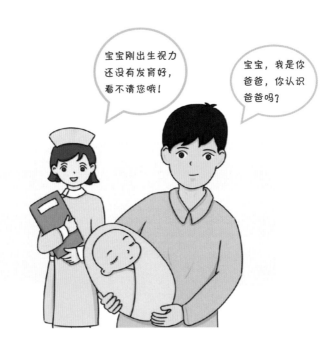

## 刚出生

对于刚刚出生的新生儿来说，周围的一切都很新鲜。这时新生儿的视力很差，只能模模糊糊地看见眼前 20～30cm 处的物体，就连爸爸妈妈的脸也只能看出一个轮廓,而看不清细节。

这时主要以适宜的光线来刺激婴儿的视觉发育。在婴儿清醒的时候,爸爸妈妈应该拉开窗帘或打开房间里的灯,以利于婴儿视功能发育。由于这时婴儿的眼部还没有发育完善,光线应以柔和、不刺眼为宜,过强的光线刺激可能导致视网膜损害。

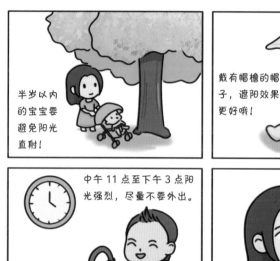
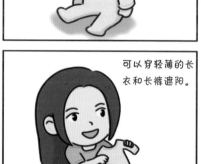

半岁以内的宝宝要避免阳光直射!

戴有帽檐的帽子,遮阳效果更好哦!

中午 11 点至下午 3 点阳光强烈,尽量不要外出。

可以穿轻薄的长衣和长裤遮阳。

## 2 月龄前

婴儿的视力虽然正在逐步提高,但仍然只对出现在自己眼前的物体比较感兴趣,尤其是对比度较高的物体或颜色。这时爸爸妈妈可以用红色的物体吸引婴儿的注意力,让婴儿的眼睛跟随物体向不同方向运动,锻炼双眼的跟随能力和协调能力。家长还可以适当对婴儿做一些表情,如微笑甚至做鬼脸,并轻声呼唤婴儿的名字,这样做不仅可以促进婴儿的视觉发育,还可以增进彼此间的情感。

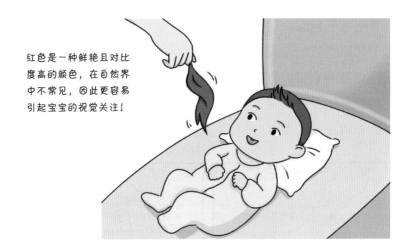

红色是一种鲜艳且对比度高的颜色，在自然界中不常见，因此更容易引起宝宝的视觉关注！

## 5 月龄

婴儿逐渐形成立体视觉，色觉也有了较好的发展。这时爸爸妈妈需要以形状更多样、颜色更丰富且大小不一的物品来刺激婴儿的视觉发育。可以用一些色彩鲜艳的玩具在婴儿眼前左右摆动，这样做有利于他们双眼协调性的发育。在这个阶段，也可以尝试给婴儿一些需要眼 - 手协调的玩具，让婴儿边抓边看。

## 8 月龄

婴儿已经可以爬行了，这时尤其要注意婴儿眼 - 手协调能力的培养，要让婴儿多在地板上爬行和玩耍。对于婴儿，独立行动和被家长抱着活动所带来的感受是完全不同的。当婴儿自主爬行时，他会发现所能看到的物体会随着自己的运动发生变化，这样更有利于婴儿确定与外界环境的关系。同时，自主爬行还能促进大脑皮质感觉神经通路的发育，这是空间知觉能力发展的基础，对婴儿立体视觉的建立具有促进作用。在自主爬行的基础上，还可以引导婴儿做一些简单的小游戏。

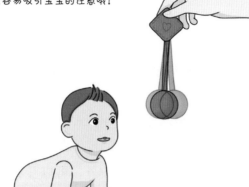

一个红色的小球，且带有铃铛，
更容易吸引宝宝的注意哦！

　　追球游戏　将颜色鲜艳的球放在婴儿眼前，然后逐渐将球向不同方向移动，让婴儿跟着球向不同方向爬行。家长可以将此游戏中的球替换为不同大小和形状的玩具。

　　拍手游戏　家长一边与婴儿说话，一边和婴儿对手掌，这样做也可以很好地锻炼婴儿的眼 - 手协调能力。

## 1 岁以后

　　随着幼儿学会走路，应当给予幼儿更多探索外部世界的机会，这时的幼儿已经能够辨别简单的几何图案，因此可以和他们玩一些图形配对游戏。可以用彩纸裁剪出不同形状的几何纸片，或者用白纸裁剪并用彩笔涂

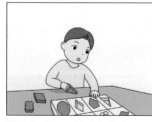

配对游戏可以帮助宝宝认识和区分不同的图案、形状、颜色和图像，促进他们的认知发育

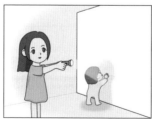

捉影子游戏是一种视觉和观察类游戏，可以培养宝宝的视觉敏锐度、专注力

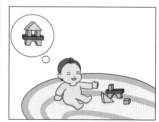

搭建积木可以增强儿童的空间认知能力，帮助理解物体的位置和相对关系

上不同的颜色。家长可以指导幼儿将形状相同、大小不同的纸片匹配成组，也可以让幼儿将颜色相同、形状不同的纸片匹配成组。

此外，积木也是很好的选择，积木不仅有鲜艳的颜色，还有各种各样的形状。这些玩具不仅可以促进幼儿认知、提高精细运动能力，还能激发幼儿的创新能力。

除了室内运动，可以带幼儿到户外探索更大的世界，大自然是人类永远的朋友。户外运动不仅能延缓近视的发生发展，还能帮助幼儿结识更多的同龄朋友，有利于其身心发育。在户外，可以开展一些利于眼 - 手协调能力发展的游戏，如丢沙包游戏：给幼儿一个沙包，让其在远处将沙包丢进指定的圈内或垫子上，该游戏能够帮助幼儿更好地锻炼并提升立体视觉功能。

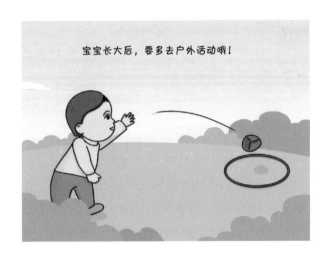

对于 0 ~ 3 岁婴幼儿的视觉发育，首先要以合理的刺激作为基础，不同阶段需要不同类型的刺激；其次要在安全环境下适度运动，逐步拓宽空间视觉环境；最后要注意眼 - 手协调能力的锻炼，为后续更高层次的学习能力发展打下良好基础。

◎ 延伸阅读

[1] 蔡浩然.视觉发育敏感期机理研究的新进展 [J].中国斜视与小儿眼科杂志 , 1994(03):
    134-136.

[2] 花静 , 吴擢春 , 古桂雄 , 等 . 儿童运动协调能力成套评估工具的应用性研究 [J]. 中华流
    行病学杂志 , 2012(10): 1010-1015.

 点识成睛

问: 3 岁前可以使用电子产品吗?

答: 尽量少用。0 ～ 3 岁是视力发育的敏感时期，3 岁以下的婴幼儿应
    尽量避免单独使用电子产品。建议家长带孩子到户外运动以防控
    近视。在室内，则可以通过读绘本、讲故事的方式减轻婴幼儿的
    用眼负担。无法避免使用电子产品时，应尽量减少使用时间。

（余新平）

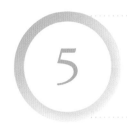

# 5 眼健康检查
## ——宝宝眼睛的第一道防线

婴儿出生后，医生都会给婴儿做一系列健康评估，但是对于眼睛的健康状况评估存在一定局限。部分眼病发生于出生后，症状不明显，所以婴儿出生后家长应当持续关注婴儿的眼部健康。

## 家庭检查

如果家中有婴儿，可以采用以下方法对其眼睛进行初步检查。

眼外观检查 观察比较左、右眼眼皮有无缺损和上眼皮下垂、眼部有无大量分泌物以及持续流泪、双眼球大小是否对称、眼球中央是否发白。6 月龄及更大的婴儿，家长可以观察其有无眼球颤动，是否可以固视。孩子 18 个月龄时，家长应增加观察其眼皮有无红肿或肿物，眼皮有无内、外翻，是否有倒睫。

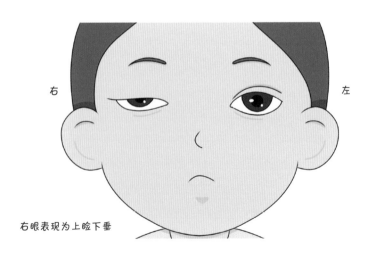

右眼表现为上睑下垂

光照反应检查　可以评估婴儿是否有光感，操作方法非常简单。首先，家长准备一个小手电筒，然后将手电筒快速移动至婴儿眼前，照亮瞳孔区，重复多次，双眼分别进行。当光照到婴儿的眼睛时，婴儿马上会闭起眼睛，这是正常现象，表明婴儿对光照有明显反应。

瞬目反射　婴儿3个月大的时候，家长可以检查婴儿的瞬目反射。瞬目反射是用来评估婴儿近距离视物的能力。家长可以将手指突然在婴儿眼前快速移动，但不要碰到其眼睑和睫毛，如果婴儿立刻出现反射性、防御性眨眼动作，则为正常。

红球试验　评估婴儿眼睛的追随能力及注视能力。在婴儿眼前20～33cm处，缓慢移动直径5cm左右的红色小球，重复2～3次。婴儿表现出短暂寻找或追随注视红球则为正常。

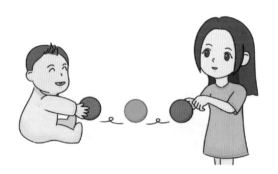

可以和宝宝玩球，玩球过程中宝宝用眼睛跟踪球的运动，并用手抓取，这有助于培养他们的手-眼协调能力。

视物行为观察　家长要了解婴儿日常视物时是否存在异常行为表现，如3月龄时不与家人对视、对外界反应差；6月龄时看东西有明显歪头或近距离视物、畏光、眯眼及经常揉眼等，则可能提示存在眼部异常。

## 医院检查

在上幼儿园之前，建议家长带幼儿到医院做一次全面的眼健康检查。

红光反射检查　主要评估瞳孔区视轴上是否存在混浊或占位性病变。一般采用直接检眼镜，在半暗室内完成。在幼儿清醒状态下，用光斑同时照射双眼，观察幼儿双眼瞳孔区的红色反光。正常应为双眼对称一致的明亮红色反光。若双眼反光亮度不一致、红光反射消失、暗淡或出现黑斑，则为异常。

　　**眼位检查**　筛查幼儿是否存在斜视。将手电筒放至在幼儿眼睛正前方33cm处，吸引幼儿注视光源，检查双眼角膜反光点是否在瞳孔中央。用遮眼板分别遮盖幼儿的左、右眼，观察另一只眼的眼球有无水平或上下移动。正常幼儿双眼注视光源时，瞳孔中心各有一反光点，分别遮盖左、右眼时，另一只眼没有明显的眼球移动。

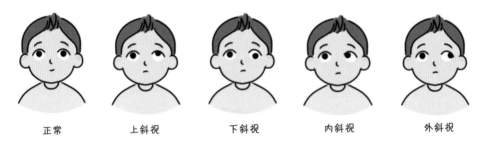

| 正常 | 上斜视 | 下斜视 | 内斜视 | 外斜视 |

　　**屈光筛查**　应该在幼儿24月龄和36月龄时进行屈光筛查，了解孩子的眼球屈光状态，监测远视储备，尽早发现远视、近视、散光、屈光参差、远视储备不足和弱视等情况。

　　**眼底筛查**　建议幼儿，特别是早产儿，进

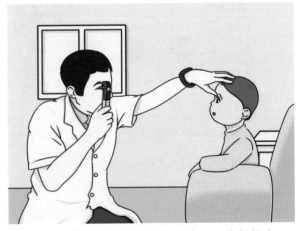

对于儿童采用的客观验光方法——检影验光

行眼底筛查，以及时发现和治疗可能存在的视网膜病变。眼底筛查是一种检查玻璃体、视网膜、脉络膜、视神经疾病的方法，可以及时发现容易被忽略的眼底疾病。该项检查需要在县级或以上医院进行，随着我国眼科诊疗水平的快速发展，该项检查会变得越来越普及。

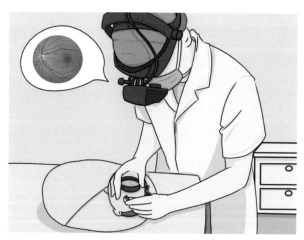

医生使用间接眼底镜对早产儿眼底视网膜进行筛查

　　以上眼部检查，可以更好地早期筛查婴幼儿眼睛的发育情况，尽可能早期发现眼部异常，为婴幼儿的健康成长保驾护航！

◎ **延伸阅读**

焦永红, 林赛柔. 婴幼儿视力检查在临床诊疗中的重要性 [J]. 中华眼科杂志, 2021, 57(5): 396-400.

## 点识成睛

问：所有婴儿都有必要到大医院进行眼科检查吗？

答：不一定。婴儿出生后可以根据《保健手册》的要求定期到社区医院进行儿保检查。社区医院会评估婴儿的发育状况，并粗略进行眼部屈光检查。若检查无异常，则家长可以放心，继续在生活中多加观察；若检查结果提示异常，家长可以带孩子到综合医院或专科医院进行进一步检查，全面了解婴儿的眼部发育状况。

（丁小燕　张钊填）

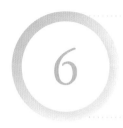

# 6 宝宝的常见眼睛问题 及应对策略

宝宝总爱眨眼、经常揉眼睛、眼睛里有很多眼屎……如果宝宝出现这些情况，是不是提示眼睛有问题？

宝宝频繁眨眼、揉眼的原因往往是眼睛不舒服，包括眼痒、异物感、刺痛等。宝宝表达能力比较弱，很少主动、清晰地告诉家长自己眼睛不舒服，需要家长细心观察、耐心沟通。

家长可以观察宝宝近期有没有眼屎增多的情况。如果有，眼屎的颜色是什么样的、眼屎是否黏稠，同时要问问宝宝有没有眼痒、眼痛等情况。

## 结膜炎

结膜是覆盖在眼睑内侧和眼球前面的一层黏膜组织。婴幼儿常见的结膜炎有感染性结膜炎和过敏性结膜炎。

**感染性结膜炎**　一般通过接触传播。例如，在幼儿园里，小朋友 A 发生了感染性结膜炎，觉得眼睛痒，用手揉了眼睛之后和小朋友 B 握了握手，小朋友 B 没有洗手就揉了自己的眼睛。就这样，小朋友 A 结膜上的病原体通过接触传播的方式传染给了小朋友 B。

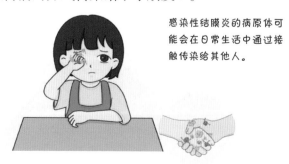

感染性结膜炎的病原体可能会在日常生活中通过接触传染给其他人。

感染性结膜炎常发生在小朋友抵抗力下降时（如感冒、发热后），或是接触了病原体之后（去过有病原体的游泳池、幼儿园或其他地方）。婴幼儿患感染性结膜炎时除了要到医院就诊、使用眼药水治疗外，还需要注意手卫生，做到勤洗手。擦脸时可以使用一次性棉柔巾或勤换洗毛巾。不要用手揉眼、不与其他人共用毛巾。

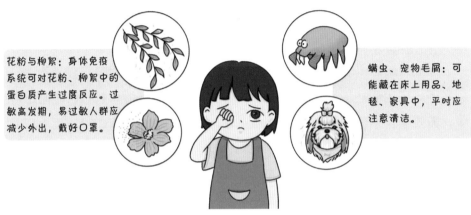

花粉与柳絮：身体免疫系统可对花粉、柳絮中的蛋白质产生过度反应。过敏高发期，易过敏人群应减少外出，戴好口罩。

螨虫、宠物毛屑：可能藏在床上用品、地毯、家具中，平时应注意清洁。

引起过敏性结膜炎的常见过敏原

过敏性结膜炎　过敏性结膜炎也是引起婴幼儿频繁眨眼、揉眼的常见原因。生活中常见的过敏原包括尘螨、宠物毛屑以及花粉和柳絮。细心的家长可能发现孩子每次进入某种环境时就会开始眨眼、揉眼、眼红，甚至伴有打喷嚏、流鼻涕。

如果发生上述情况，请尽快让孩子脱离该环境，用干净的毛巾将眼周擦洗干净，不要让孩子揉眼，等待一段时间症状会自行缓解。如果症状没有缓解，可以到医院检查，在医生的指导下使用有抗过敏功效的眼药水缓解症状。部分婴幼儿的过敏原通过日常观察无法明确，可以在医院进行皮肤点刺试验或过敏原检查以明确病因，日常生活中注意避免接触过敏原，从而减少发病。

## 倒睫

引起婴幼儿频繁揉眼、眨眼的另一个重要原因是倒睫。倒睫是睫毛位置异常引起的一种眼病。正常的睫毛是向前、向眼球外生长的。然而，部分婴幼儿眼睑没有发育完全，睫毛向后、向眼球内生长，接触到角膜和结膜，引起眼部不适。

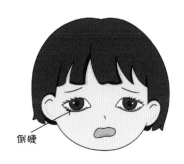

倒睫

大多数婴幼儿睫毛很软，即使接触到角膜和结膜，也不会引起角膜和结膜损伤，因此不需要特殊处理，可以观察等待，在婴幼儿长大后查看睫毛的生长方向是否变为正常。少数婴幼儿睫毛又粗又长，触及角膜时像一把小刷子，眨眼时刷蹭角膜，引起角膜上皮受损，增加角膜炎的风险。对于这种情况，需要及时使用预防感染及促进角膜上皮愈合的药物，必要时应进行手术治疗。

此外，部分婴幼儿频繁眨眼、揉眼，甚至眼红、眼痛的原因是睑腺炎（即所谓"麦粒肿"）或是睑板腺囊肿（即所谓"霰粒肿"）。

婴幼儿不能清晰地描述自己眼睛不舒服的部位及具体感受，即使带孩子到医院，可能也会因为孩子年龄小，不能很好地配合检查。因此，家长需要细心观察婴幼儿的用眼习惯和生活环境，为医生提供尽量全面的信息，帮助医生明确诊断，让孩子更快地恢复健康。

### ◎ 延伸阅读

SANCHEZ-HERNANDEZ MC, MONTERO J, RONDON C, et al. Consensus document on allergic conjunctivitis (DECA). [J] Investig Allergol Clin Immunol, 2015, 25(2): 94-106.

**点识成睛**

问： 婴幼儿频繁眨眼是看不清吗？

答： 婴幼儿频繁眨眼不一定是看不清。常见原因可能有过敏性结膜炎、屈光不正、眼睛干涩等。过敏可伴有眼红、眼痒、流泪、揉眼等症状；屈光不正可能是近视、远视或散光，表现为看东西不清楚，看东西太久可能导致眼睛干涩，可让婴幼儿闭眼休息，缓解不适。除眼部问题外，抽动症也可能表现为频繁眨眼，建议到相关科室进行详细检查。

（王琦玮）

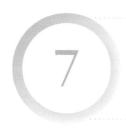

# 7 严重影响宝宝眼健康的疾病

## 先天性白内障

先天性白内障可发生于单眼或双眼，婴幼儿通常没有眼睛红、痛、流泪等症状。病情比较严重的，家长在观察婴幼儿眼睛时可能发现瞳孔中央发白、眼球震颤，或者婴幼儿眼睛不会追着玩具看、不能准确抓取玩具，甚至有些婴幼儿会出现斜视。

部分先天性白内障的婴幼儿症状不明显，有些是在幼儿园或小学入学体检时发现的，往往错过了最佳治疗时机，所以新生儿眼部筛查非常重要。尤其是家族中有亲人患有先天性白内障，或母亲在怀孕过程中曾患严重疾病或滥用药物的，更应该重视新生儿眼部筛查，及早发现先天性白内障，以免错过最佳治疗时机。

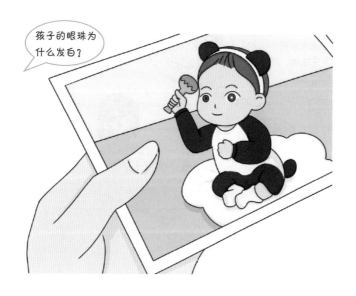

孩子的眼珠为什么发白？

## 视网膜母细胞瘤

除先天性白内障，还有一些眼部疾病可以导致瞳孔中央发白，这些疾病中最严重的就是视网膜母细胞瘤。视网膜母细胞瘤是一种恶性肿瘤，常见于 3 岁以下婴幼儿，可单眼或双眼发病，是婴幼儿最常见的眼内恶性肿瘤。该病发病初期因患儿年龄小，不易被察觉。当肿瘤增大到一定程度时，瞳孔区可出现黄白光反射，这时才被家长发现。目前对视网膜母细胞瘤尚无有效的预防措施，对于有视网膜母细胞瘤家族史的家庭，婴儿出生后必须及早到医院进行眼部筛查，有助于发现这一疾病。

## 先天性青光眼

先天性青光眼常双眼发病，多发生于出生后 24 个月内，是一种严重危害婴幼儿视力的先天性眼病，严重者可导致失明。患先天性青光眼的婴幼儿多有大大的"黑眼珠"，家长可能还会因为婴儿有一双水汪汪的"大眼睛"而高兴，殊不知这可能是先天性青光眼造成的眼球扩大的表现。所

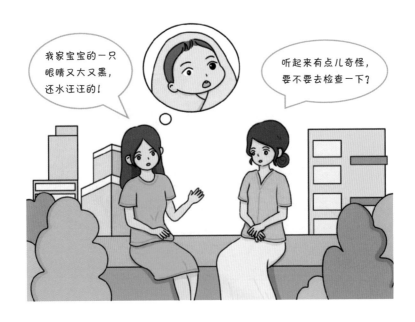

以当发现婴儿的"黑眼珠"特别大时，家长要特别注意。先天性青光眼患儿怕光、流泪，如果婴幼儿出现这些症状，家长应及时带其到医院检查，有青光眼家族史的婴儿也应在出生后及时进行眼部筛查。

## 上睑下垂

有些婴儿出生后，家长便发现其"上眼皮耷拉下来"，看起来像睁不开眼睛，医学上把这种情况称为"上睑下垂"，这种情况比较容易被家长发现。有些婴儿下垂的"上眼皮"会遮挡瞳孔，引起仰头、扬眉等动作，时间一长可能造成额头皱纹的出现。造成上睑下垂的病因比较复杂，眼部肌肉或神经发育不良都可能成为病因，一旦发现婴儿上睑下垂，家长应该及时带宝宝到医院进行检查和治疗。

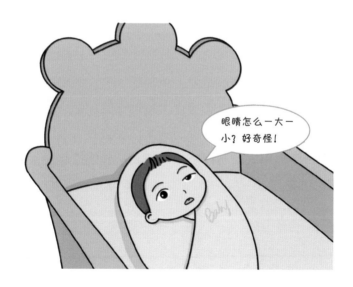

## 早产儿视网膜病变

视网膜是眼睛的光线接收器，它将接收到的信号传入大脑，让人能看清外界事物。早产或出生体重低于正常的婴儿，视网膜发育还不成熟，出生后可能发生病变，如果治疗不及时，严重者可造成眼球萎缩、失明。早产儿出生时，位于眼底视网膜的血管还没有发育成熟。然而，早产儿往往需要吸氧，高浓度氧可能造成眼底血管停止发育。停止供氧会造成视网膜相对缺氧，而缺氧又会刺激血管异常增生，可引起眼底出血，最终导致视网膜病变的发生。

## 斜视

6岁之前是孩子视力发育的关键期。在孩子视力发育的过程中，斜视是常见但容易被忽略的眼部疾病。如果婴幼儿有以下表现，要高度怀疑斜视：一是在阳光下喜欢闭着一只眼睛看东西；二是当一只眼睛注视某一目标时，另一只眼睛没有注视该目标，而是偏向一侧；三是喜欢歪着头看东西。当婴幼儿有以上行为表现时，家长应及时带其到正规医院进行检查。

## 近视

长时间近距离用眼已被证实与青少年近视的发生、发展有密切关系。当今电子产品被广泛应用，其多彩的画面往往会吸引宝宝的注意，导致宝宝容易长时间近距离用眼。所以防控近视要从娃娃抓起，帮助宝宝从小养成良好的用眼习惯。

## 眼外伤

眼外伤是婴幼儿视力损伤的一个重要原因。婴幼儿眼外伤常发生于家中、体育活动中或机动车事故中。对于6岁以下的儿童，家中的剪刀、铅笔或其他锐器是致伤的主要因素；6岁以上的儿童，以玩具、石头和球类运动造成的外伤居多。眼外伤通常会造成严重的眼睛和视力损伤。少数眼外伤没有明显症状，尤其是在一只眼受伤的情况下，即使受伤眼视力完全丧失，仍可用正常眼视物，不影响日常活动，婴幼儿无法准确表达受伤眼的情况，家长也难以察觉，从而延误病情的诊断和治疗。

当宝宝眼睛受伤时，家长应该如何及时处理　如果有异物插入眼睛，原则上不应将其强行拉出，应立即送往医院救治，切勿用脏手或毛巾等物品揩眼，以免引起感染。途中尽量安抚宝宝情绪，路上减少颠簸以避免眼睛内容物流出。

当宝宝的眼睛不小心被一些酸性、碱性液体溅入时，应立即就近用大量清水彻底冲洗，要持续冲洗至少30分钟，冲洗后再送往医院做进一步处理。

儿童眼病具有不易发现的特点，但如果没有及时诊断和治疗，可能严重影响婴幼儿的视力。所以家长应给予孩子充分关注，一方面需要加强对婴幼儿的安全监护；另一方面，如果发现婴幼儿有上述眼部异常情况，应及时就医。

## ◎ 延伸阅读

[1] 余敏斌. 先天性青光眼的防治 [C]// 中华预防医学会第 5 届全国儿童视觉发育及保健学术会议论文集. 2013: 7-20.

[2] 王亮, 张自峰, 陶梦璋, 等. 中国大陆地区 2008 至 2018 年早产儿视网膜病变发病变化趋势 [J]. 中华眼科杂志, 2021, 57(5): 379-385.

## 点识成睛

问：所有早产儿都会发生视网膜病变吗？

答：不是所有早产儿都会发生视网膜病变。我国每年新生儿约 2 000 万，其中早产儿占 7%～10%。在早产儿中，视网膜病变的发

生率为 15%～20%。如果婴儿出生体重＜2 000g，或出生胎龄

＜34 周，就存在发生早产儿视网膜病变的风险。早产儿和低体

重儿必须进行视网膜病变筛查，首次筛查时间为出生后 4～6 周。

（陈婉）

# 8 宝宝"欲哭无泪"
是怎么回事

　　婴儿刚出生后常常会哇哇大哭，细心的家长有时会发现，刚出生的婴儿往往"干打雷不下雨"，只会哭闹，但是几乎不流眼泪。这时妈妈会担心婴儿的眼睛是不是出了什么问题。为了解答这个疑惑，首先需要了解眼泪的种类。泪液分为基础泪液、反射性泪液和情绪性眼泪。

## 基础泪液

　　最主要的作用是保持眼球表面湿润。大部分足月儿出生时就已经有了完善的泪液分泌功能，部分低体重儿出生后数天才会逐渐达到正常的泪液分泌量。基础泪液可以通过内眼角引流到鼻腔，一般不会从眼睛里流出来。

## 反射性泪液

　　出现时间比基础泪液晚数天。当婴儿的眼睛受到外界刺激，如洗发露、风沙、灰尘等引起眼睛刺痛不舒服，就会反射性地分泌眼泪，如果产生的量比较多，就会一下子从眼部流出。

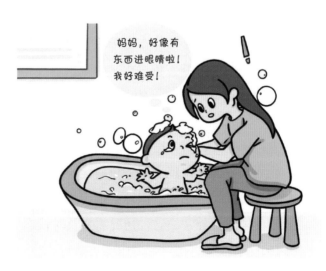

妈妈，好像有东西进眼睛啦！我好难受！

## 情绪性眼泪

　　是哭泣时流出的眼泪。通常在婴幼儿疼痛（如打针）或难过、委屈、愧疚时（因做错事被责骂）以及需要帮助时产生。科学研究显示，婴儿的大脑功能尚未发育完善，大部分孩子在出生后 4 ~ 6 周甚至更晚才会逐渐出现情绪性眼泪。因此，出生后不久的婴儿，虽然会由于饥饿或身体不适而哭闹，但无法产生相应的情绪性眼泪，才会出现"干打雷不下雨"的现象。

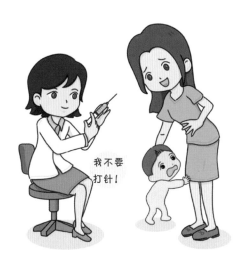

　　新生儿的眼泪分泌功能在逐渐完善中，作为家长只要观察到孩子角膜晶莹透亮、结膜不发红，可以正常睁眼、视物、抓取东西，就说明基础泪液分泌没有问题，无须过度担心。待婴儿长大一些，"欲哭无泪"的现象多数能够自然改善。

　　极少数新生儿，因为遗传、外伤、疾病等原因，可能存在真正的泪液缺乏，轻者表现为单眼或双眼哭泣时无眼泪，但视物功能和眼外观情况良好；严重者可能出现怕光、眼球表面干燥、眼白发红，甚至合并牙齿、耳朵等其他部位发育异常，这种情况需要及时就诊。

延伸阅读

[1] MURUBE J. Basal, reflex, and psycho-emotional tears [J]. Ocul Surf, 2009, 7(2): 60-66.

[2] BYLSMA LM, GRACANIN A, VINGERHOETS AJJM. The neurobiology of human crying
[J]. Clin Auton Res, 2019, 29(1): 63-73.

## 点识成睛

问： 为什么别的孩子哭，婴儿会跟着哭？

答： 生活中，我们会发现自家婴儿听到别家婴儿的哭声，也会跟着哭
起来。既往研究发现，小婴儿在听到其他同龄婴儿的哭声时，可
能跟着一起哭，但对于较大年龄孩子及大人的哭声没有太大的反
应，科学上将这一现象称为"同伴行为"。同龄婴儿的哭声，可
能给婴儿带来焦虑、紧张的感觉，因此他也会跟着哭。

（梁轩伟　赵静）

# 如何判断宝宝的"斗鸡眼"是真是假

宝宝一天天地长大，时常睁着圆溜溜的眼睛探索这个世界，一些细心的家长会发现，宝宝的"黑眼珠"有时候非常靠近鼻根，像是"斗鸡眼"。有些老人说宝宝眼睛有点儿"斗鸡眼"是正常的，那么宝宝的"斗鸡眼"到底是怎么回事？

## 假性内斜视

**外观上的"斗鸡眼"** 有些宝宝看起来有"斗鸡眼"，去医院医生又说没有斜视，这种情况被称为"假性内斜视"。亚洲人多为单眼皮、浅眼窝，鼻梁不够挺拔，而婴儿的五官更加不立体，可导致外观上的"斗鸡眼"。

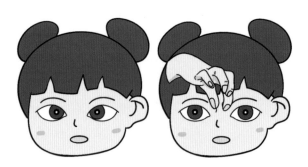

乍一看是"斗鸡眼"，用手指捏起鼻根的皮肤，
"斗鸡眼"就消失了！

内眦赘皮是引起假性斜视最常见的原因。"眦"指的是上下眼睑的接合处。内眦，即靠近鼻子的内眼角。内眦赘皮是位于内眼角的眼皮过多，

遮盖了一部分白眼珠，使得露出的眼白外侧多而内侧少，所以视觉上有眼球向内汇聚的错觉。可以通过捏住鼻根，露出眼白后观察黑眼珠位置来确认是否还有"斗鸡眼"的情况。此外，有些宝宝可能因小时候两眼眼距比较小或是角膜直径较大，导致出现外观上的"斗鸡眼"。角膜直径较大的情况需要及时就医，以排除先天性青光眼的可能性。

严格来说，内眦赘皮等眼皮异常引起的外观上的"斗鸡眼"属于眼整形科范畴，如果对视觉功能没有负面影响，幼年时无须治疗，成年后可以通过手术改善外观。

真假内斜视的家庭判断方法　正常情况下，我们的大脑可以控制两个眼球的肌肉，让我们看东西时双眼目光都集中在一个目标上。内斜视时表现为一只眼可以正位注视目标，而另一只眼向内偏斜。需要注意的是，偏斜眼所接收的光线并不会被大脑感知，大脑主动避免了双眼视物目标混淆的情况，这可能导致偏斜眼弱视。

家长在家里除了可以通过捏宝宝鼻梁排除内眦赘皮外，还有一个方法可以用于判断宝宝是否存在内斜视——角膜映光法。宝宝正常眼在注视手电筒光源（置于眼前 33cm 处，无须过亮）时，双眼瞳孔中心会出现两个反光点，但若发生内斜视，一只眼睛的反光点则会落在颞侧，也就是靠近耳朵的一侧。反光点向颞侧偏离的距离越大，提示内斜度数越大。

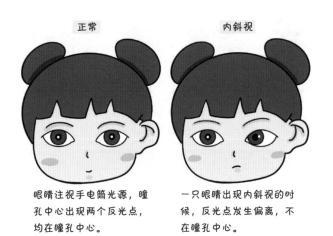

正常　　　　　　　内斜视

眼睛注视手电筒光源，瞳孔中心出现两个反光点，均在瞳孔中心。

一只眼睛出现内斜视的时候，反光点发生偏离，不在瞳孔中心。

## 婴幼儿型内斜视

先天性内斜视是儿童常见的眼科疾病，在人群中的发病率为 0.25% ~ 0.5%。先天性内斜视病因尚不明确，有早产或缺血 / 缺氧性脑病等围产期并发症婴儿的患病率更高。6 个月以内婴儿的内斜视被称为"婴幼儿型内斜视"，也叫"先天性内斜视"，一般发生在出生后 3 ~ 6 个月。由于婴儿出生后视觉系统才开始逐渐发育，3 月龄以前，双眼协调能力尚未成熟，所以 3 月龄以前的内斜视可以先观察。需要注意的是，偏斜的眼位不利于视觉系统发育，如果婴儿 3 月龄后仍然存在内斜视，需要及时就医。

年龄更大一些的儿童可能出现获得性内斜视，如 1 ~ 8 岁的儿童出现的与调节相关的内斜视，其在类别上与先天性内斜视有所不同。

家庭评估 1 岁左右的婴幼儿很难配合医生检查，因此家庭评估可以给医生提供重要信息。首先，家长需要观察婴幼儿是否可以交替注视，即"左斜右正"或"右斜左正"是否交替出现，以及哪只眼斜的频率更多一些。其次，家长需要观察婴幼儿眼球外转运动是否到位，正常眼向外转到最大时外眼角与虹膜外侧边缘相切，没有露白。家长可以拍照记录测试结果，就医时将结果反馈给医生。

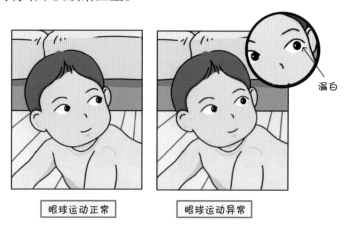

漏白

眼球运动正常　　　眼球运动异常

治疗方法 早期眼睛遮盖疗法可以使婴幼儿单眼斜视转化为交替斜视。家长可能疑惑为什么婴幼儿一只眼斜视变成了两只眼交替斜视，这是为了让婴幼儿的双眼轮流使用，避免一只眼长期偏斜而停止视觉发育。

婴幼儿内斜视的最佳手术时机为 18～24 个月。1 岁以内矫正内斜视，长大后能获得相对较好的双眼视功能，即获得一定程度的立体视觉；4 岁之后进行眼位矫正，治疗后极少形成双眼视觉的融合功能。此外，眼外肌局部注射肉毒毒素也是一种有效的治疗方式，但需要至少注射一次，同时也要注意上睑下垂等并发症的发生。婴幼儿内斜视合并其他多种类型的斜视，治疗相对复杂，多次手术的可能性较大。

总体来说，婴幼儿内斜视需要明确类型和原因，不能因为孩子还小就不重视，反而因为孩子正处于视觉发育的窗口期，更应积极就医，积极干预，否则可能影响孩子的视力发育。

### ◎ 延伸阅读

[1] KUMARAN SE, KHADKA J, BAKER R, et al. Patient-reported outcome measures in amblyopia and strabismus: a systematic review [J]. Clin Exp Optom, 2018, 101(4): 460-484.

[2] ELLIOTT S, SHAFIQ A. Interventions for infantile esotropia [J]. Cochrane Database Syst Rev, 2005(1): CD004917.

[3] ISSAHO DC, CARVALHO FRS, TABUSE MKU, et al. The use of botulinum toxin to treat infantile esotropia: a systematic review with meta-analysis [J]. Invest Ophthalmol Vis Sci, 2017, 58(12): 5468-5476.

 点识成睛

问：盯着眼前的东西看久了会"斗鸡眼"吗？

答：不一定，这与年龄和视功能的发育情况相关。成人伸出一只手指指向鼻尖，眼睛盯住指尖看。在手指逐渐向近处移动时，双眼有内聚的趋势，表现为我们平常所说的"斗鸡眼"，这是正常人看近处时的自然反应，看久了并不会变成"斗鸡眼"。但婴幼儿视功能发育尚未完全，如果长时间看近，可能引起调节失衡，变成"斗鸡眼"。

（汪瑞昕　余新平）

# 10  眼白颜色改变意味着什么

　　我们常说的"眼白"，在医学上指的是巩膜。正常情况下，人的巩膜应该是白色的。如果孩子巩膜的颜色发生改变，可能是在提示身体出现了一些问题。

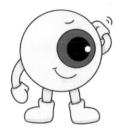

你为什么是蓝色的呀？

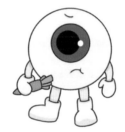

你的颜色也好奇怪哦！

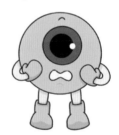

天呐，我怎么变得这么红！

## 巩膜变黄

　　最常见的原因是黄疸。巩膜中的弹性蛋白含量较高，对胆红素有较高的亲和力，因此当血清胆红素水平超过50μmol/L（3mg/dL）时，巩膜就会变黄。如果发现宝宝巩膜变黄，应当立刻带其到医院就诊，医生会通过检查了解胆红素等指标情况，以作出诊断并进行针对性治疗。

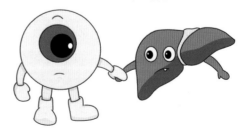

希望咱们快点儿好起来吧！
我要摆脱不健康的黄色！

## 巩膜变蓝

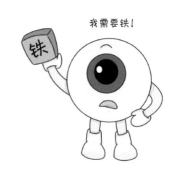

我需要铁！

铁

宝宝巩膜略微带有蓝色，可能是由于巩膜发育还不完善，当巩膜比较薄时，巩膜下黑色色素层的颜色就会显现出来，因此巩膜会有泛蓝的表现，这是正常的生理现象。但是当宝宝的巩膜持续呈现蓝色时，应该去医院进一步评估是否存在缺铁性贫血。

铁缺乏症是世界上最常见的营养缺乏症，患病率为 4.5%～18%，缺铁可进一步引起缺铁性贫血。研究表明，蓝色巩膜可作为缺铁性贫血的重要体征之一。应该到医院进行血常规检查，以确定是否存在缺铁性贫血或其他疾病，并及时进行治疗。

太田痣是一种真皮黑色素细胞错构瘤，少数情况下也会导致儿童巩膜变蓝。太田痣表现为单眼或双眼蓝棕色斑块，除了影响巩膜，还可能影响结膜、视网膜、角膜等。有时眼眶周围、脸颊、前额、太阳穴也会出现太田痣。遇到这种情况家长不必紧张，只要带孩子到医院就可以获得准确的诊断和治疗。

## 巩膜变红

在儿童中，巩膜变红是较为常见的眼部症状。细菌、病毒或过敏引起的结膜炎、异物入眼、眼睛受伤等情况都可能让巩膜变红。如果巩膜轻微变红，且没有其他明显症状，仅偶尔发痒，有少量眼屎和眼泪，家长可以

病毒大哥，你不要过来啊！

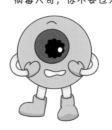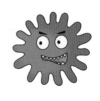

先观察，无须特殊处理。如果症状持续两天不消退或加重，家长要重视起来，及时带孩子去医院就诊，并进行相应处理。

以上是儿童出现巩膜变色的常见情况，家长应关注儿童巩膜颜色变化，这对于婴幼儿眼部疾病的预防和诊治是非常重要的。

◎ 延伸阅读

[1] 刘金花，张颖，彭广华 . 2 430 例儿童眼病临床特征分析 [J]. 实用医学杂志 , 2016, 32(6): 961-963.

[2] LOBBES H, DEHOS J, PEREIRA B, et al. Computed and subjective blue scleral color analysis as a diagnostic tool for iron deficiency: a pilot study [J]. J Clin Med, 2019, 8(11): 1876.

## 点识成睛

问： 民间偏方可以退 "眼白黄" 吗？

答： "眼白黄" 主要是黄疸引起的，在医生的指导下进行治疗就可以恢复。民间有许多 "退黄" 偏方，主要是口服中草药或用中草药泡水洗澡，这些民间偏方的科学性和可行性都值得商榷。如一些 "退黄" 的洗澡方子要求孩子天天洗澡，洗半个月就可以 "退黄"，然而在不用这些方子洗澡的情况下，半个月左右多数孩子也可以 "退黄"。如果我们相信这些偏方，而没有从根本上解决导致黄疸的病因，就很有可能延误治疗。

（张钊填）

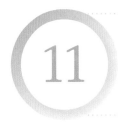

# 如何帮宝宝滴眼药水

对于成年人而言，滴眼药水是一件很容易的事；可是对于宝宝而言，滴眼药水"实在是太可怕了"。滴眼药水时，宝宝常常哭闹、抗拒。作为家长，应该怎么办呢?

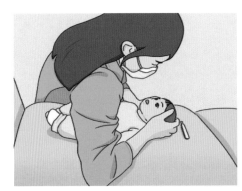

固定头部

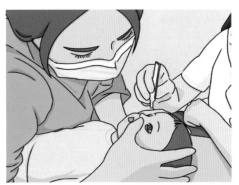

距离眼睛 2 ~ 3cm 的位置，翻开下眼睑，将 1 滴眼药水滴入下眼睑。

在为宝宝滴眼药水前，家长应清洁双手，一手轻拉宝宝的下眼睑，并稍微用力将其固定于宝宝的颧骨，引导宝宝眼睛向上看，充分暴露下眼睑粉色结膜囊；另一手持眼药水，在距离宝宝眼睛 2 ~ 3cm 的高度将 1 滴药液滴入下眼睑内，然后让宝宝轻轻闭上眼睛，家长帮助其擦去脸上多余的药水。

注意：家长在为宝宝滴眼药水时，药液不要对准宝宝的角膜，这样可以减轻宝宝的紧张和不适感。药水瓶口不可触碰任何部位，以免污染药液。如果需要联合使用两种眼药水，应至少间隔 5 分钟。如果条件允许，建议两个成年人配合为宝宝滴眼药水。

如果孩子不太配合，可以尝试以下小技巧。

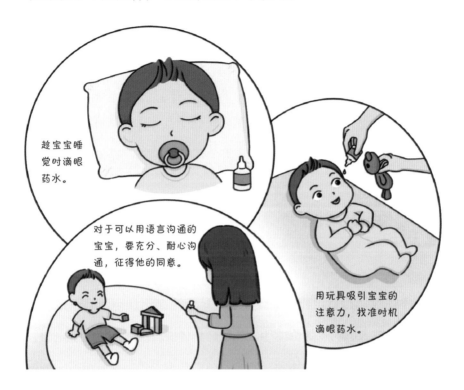

趁宝宝睡觉时滴眼药水。

对于可以用语言沟通的宝宝，要充分、耐心沟通，征得他的同意。

用玩具吸引宝宝的注意力，找准时机滴眼药水。

**选择合适的时机**　如在宝宝熟睡的时候（早上未醒时、午睡时、晚上入睡后），家长轻拉宝宝的下眼睑，快速滴入眼药水。

**与游戏互动结合**　对小月龄的婴儿，家长可以将滴眼药水融入游戏中，逗逗婴儿，调整他的情绪。家长可以将婴儿置于床上安全的位置，家长拿着可以发声或发亮的玩具逗婴儿。如果婴儿表现出开心或咿咿呀呀互动，则是一个好的开端。在游戏过程中家长可以捕捉婴儿眼睛睁大或相对安静时，快、稳、准地把眼药水滴入婴儿眼内。

**适当约束宝宝**　对于2～3岁比较抗拒滴眼药水的宝宝，家长需要适当约束，让宝宝躺在床上安全的位置，一名家长面对宝宝，用双手固定宝宝的头部两侧，身子轻压宝宝的身体及手臂；另一名家长拉下宝宝的下眼睑，将眼药水快速滴入其眼内并擦去多余药水或眼泪，滴完以后安抚宝宝，用行动和语言与宝宝共情。

与孩子充分沟通　对于 3 岁以上的儿童，家长可以与孩子沟通，告诉孩子滴眼药水的意义，询问孩子滴眼药水的感受，先肯定孩子的感受，说"看着眼药水要滴到眼睛上，确实有点儿害怕，也会有点儿凉凉的"。先共情，再鼓励，孩子只要有配合的举动，就立即表扬"你太勇敢了！"再给予孩子喜欢的实际奖励，如糖果、贴纸、看 15 分钟动画片。一开始可能有困难，孩子可能大哭大叫，但是无论孩子如何表现，家长都应该坚持共情和夸奖，直至孩子可以接受眼药水并顺利配合。

## 点识成睛

问：可以将大人的眼药水给孩子用吗？

答：不建议。儿童用药与成人用药可能存在剂量、用法等不同，因此，成人眼药水是否能用于儿童，具体要参考眼药水的说明书，并在医生的指导下用药。如果儿童对某种眼药水成分过敏，或眼药水说明书标有"小儿禁用""小儿慎用""在医生指导下用药"等描述，更不宜擅自使用。此外，大人使用后的眼药水，存在过期和开瓶后瓶口污染的风险，不可直接给儿童使用。总体来说，儿童出现眼部不适，应该及时看医生，在医生的指导下使用适合的眼药水。

（李静）

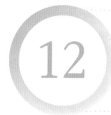

# 12 给小宝宝拍照可以用闪光灯吗

　　婴儿出生后，家长常常会使用手机、照相机拍摄婴儿的日常，或者带婴儿去影楼拍摄"百日照""周岁照"。家长或摄影师在拍照过程中可能因为光线不足而使用闪光灯来提高亮度，从而拍出更好看的照片。然而，考虑到新生儿的眼球发育尚未成熟，部分家长担心闪光灯太强，可能伤害婴儿的眼睛。

　　人类的眼睛受到过度的阳光和人造光照射，会导致不同眼睛结构的损伤。例如，蓝光照射会造成视网膜感光细胞损伤；紫外线照射会造成角膜和晶状体损伤。这些损伤大多是由高强度或长时间照射引起的，损伤的严重程度取决于照射强度、照射时长、光线波长以及暴露类型（周期性或慢性）。

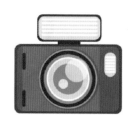

闪光灯闪烁瞬时的照度大约是
10 000lx。

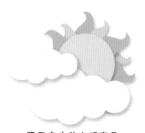

阴天户外的光照度是
3 000～10 000lx。

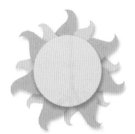

夏季晴天的光照度是
30 000～130 000lx。

注："lx"是光照度的计量单位，读作"勒克斯"。

　　在使用闪光灯之前，首先，需要确定手机或照相机闪光灯的强度。从照度的参数来看，闪光灯的光强度仅为夏季晴天室外自然光强度的1/13～1/3。因此，理论上闪光灯的强度是可接受的。

　　既然如此，为什么会有人说"给婴儿拍照用闪光灯不好"呢？因为市面上数码照相机多采用含有惰性气体的电子闪光灯,拍照时会发出紫外光和红外光;手机则多为白光 LED 闪光灯,而蓝光则是白光 LED 闪光灯发光过程中的必然产物。不管是紫外光还是蓝光,都会对眼健康产生负面影响,只不过单次闪光产生的有害光能量比较低,对眼睛的影响比较小。

如果长时间或者近距离频繁使用闪光灯拍照,则可能引起眼部不适并影响眼健康。瞳孔遇到强光时会自然收缩变小,减少光线进入眼内以避免视网膜受到强光损害。闪光灯一次闪烁的发光时间通常短于 1/200 秒,瞳孔有时来不及收缩,光线通过瞳孔进入眼内,会刺激眼底的视觉细胞,造成视网膜暂时性"漂白",出现"眼前发黑、雾茫茫一片"的感觉,这一短暂的生理反应通常一两分钟就能恢复。但当光照强度达到一定程度且持续 2 小时以上,则有可能对视网膜产生损害。

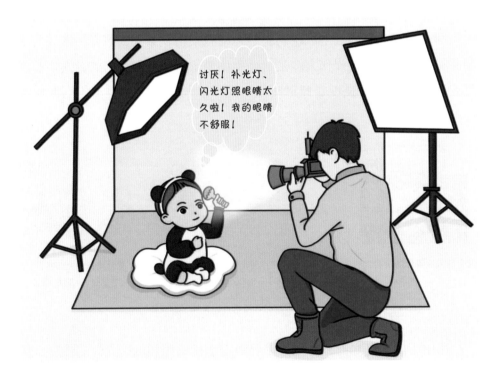

婴幼儿的各种组织都比较脆弱、敏感,因此在为他们拍照时尽量选择自然光,需要用到辅助光时,可以使用反光板,避免灯光直接照射到婴幼

儿眼睛上。如果使用闪光灯，需要控制使用时间、次数以及距离，闪光灯应距离婴儿眼睛 1 米以上。

◎ 延伸阅读

时有明, 李栋玉 . 手机白光 LED 闪光灯的光谱分析 [J]. 曲靖师范学院学报 , 2018; 37(6): 27-29.

 点识成睛

问：冬天洗澡时"浴霸"会照坏孩子的眼睛吗？

答：冬天天气比较冷，部分家庭常开着"浴霸"洗澡，避免受凉感冒。不同类型"浴霸"的发热原理不同，传统"浴霸"通过红外线发热，婴幼儿长时间注视"浴霸"可能对眼睛造成伤害；新型"浴霸"模拟太阳光原理发热，不会对婴幼儿的眼睛造成伤害。家长在选购"浴霸"时可以关注新型产品，避免红外线对婴幼儿眼睛的伤害。

（胡建民　曾贞）

# 如何打造有益宝宝视力的家居环境

婴儿出生后，睁着一双懵懂的大眼睛，对世上所有的一切都感到好奇，良好的家居环境可以促进婴幼儿的视力发育，助力婴幼儿眼健康。

## 营造安全舒适的活动空间

房间内家具选择必须以安全为前提，避免外部棱角过于尖锐的家具，以免划伤宝宝的眼睛。一些尖锐的物品，如剪刀、笔、花瓶，应该放在宝宝够不着的地方，避免意外伤害。

合适的地板　儿童房的地面最好使用天然木地板，避免使用石材地板以及地毯。石材地板比较滑，宝宝容易摔倒；地毯不经常清洗容易滋生各种细菌。

保持卫生清洁　保持房间整洁，特别注意床底卫生。有些宝宝喜欢在床底玩耍，如果床底卫生不过关，宝宝用弄脏的手去揉眼睛，容易导致结膜炎。

避免电子产品　电视、投影仪、平板电脑等电子产品不建议添置在儿童房，因其产生的蓝光辐射不利于宝宝的视网膜健康。

色调柔和　房间装修和布置应该选用柔和色调，可以小面积选用鲜艳的色彩，避免大面积使用荧光绿、亮黄色等高明度色彩。布局的颜色对比不仅有利于丰富视觉，还有利于活跃思维。

适当照明　儿童房的光照明暗要尽量接近自然光源，光线太强或者太暗都会影响宝宝的视力发育。应该以柔和、明亮的暖黄色灯光为主，此外，可以安装色彩丰富的壁灯或灯带。

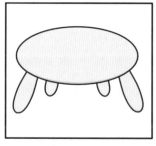

家具避免棱角

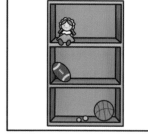

玩具陈列应距离婴儿床铺 1.5m 以上

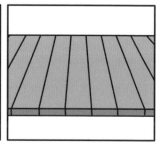

木质地板

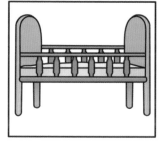

注意床底卫生

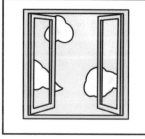

尽量接触自然光

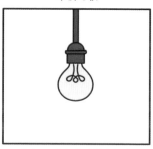

柔和、明亮的暖黄色灯光

## 科学合理摆放玩具

婴儿在出生后的 3 ~ 7 个月里，控制眼球活动的肌肉还没有发育完全，眼睛功能尚未完善，双眼共同协调能力较弱，所以小婴儿喜欢一直固定地注视四周的人和事物。在此阶段，要注意周围物品的摆放。

合适的距离　避免玩具摆放过近，建议放在距离婴儿床铺 1.5 米之外。玩具挂在近处，婴儿会长时间且近距离盯着玩具看，长此以往可能患上斜视。

合适的数量　同时摆几件玩具，且每件玩具之间还要有一定的间隔距离，以便婴儿可以交替观察玩具，促进眼球转动，防止出现"斗鸡眼"。

合适的外形和颜色　建议选择形状多样、颜色丰富的玩具，以增强婴儿的视觉敏感度和颜色辨认能力。

合适的光线　玩具或灯具的长时间闪烁可能造成婴儿屈光状态异常，引发近视或其他眼部问题，故应避免让婴儿长时间注视有闪烁灯光的玩具。

◎ 延伸阅读

[1] 邸悦, 周晓东, 王智, 等. 频闪光对眼球发育及屈光影响研究进展 [J]. 中国眼耳鼻喉科杂志, 2014, 14(1): 49-51.

[2] 关利颖. 基于儿童生理与心理的儿童房色彩设计研究 [J]. 美与时代（上旬刊）, 2021, (9): 75-76.

[3] 张大勇. 室内设计中灯光的明暗搭配 [J]. 北京印刷学院学报, 2021, 29(1): 71-74

[4] 罗秀梅, 李涛, 周晓东, 等. 不同波长单色光对眼球屈光发育影响的研究进展 [J]. 中华眼视光学与视觉科学杂志, 2015, 17(12): 766-768.

 点识成睛

问： 婴幼儿晚上睡觉可以开灯吗？

答： 婴幼儿睡觉时，尽量不要有任何灯光。婴幼儿长时间在灯光下睡觉，可能影响视力的正常发育。如果婴幼儿怕黑不让关灯，可以逐步将灯光调暗，最后做到让婴幼儿完全适应在黑暗环境中睡觉。

（胡建民　曾贞）

# 第三篇

# 儿童眼健康之
# 3 岁早护眼

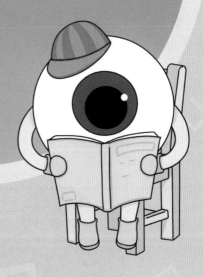

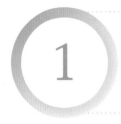

# 为什么孩子总爱揉眼睛

有些孩子总是习惯性地用手揉眼睛，尽管家长和老师不断地提醒他们不要这样做，但他们似乎还是无法改掉这个习惯。在幼儿园上活动课的时候，这些孩子往往喜欢躲在教室里，不愿意和其他小朋友一起参与户外活动。

这种情况有可能是由于倒睫引起的。倒睫是指睫毛向内生长，刺入眼睛。孩子频繁揉眼睛、对阳光感到不适，甚至害怕阳光，都有可能是睫毛长到眼睛里，刺激眼球表面引起的。这种情况不仅让孩子感到不适，还可能对眼睛造成进一步伤害。

睫毛为什么会长到眼睛里？其实，这是一类比较常见的眼部疾病。正常情况下，我们的睫毛指向眼球前方外侧，不会碰到眼球。当睫毛向后、向内生长，会与眼球接触并摩擦眼球，医学上称为"倒睫"。倒睫可以发生于儿童，也可以发生于老年人。

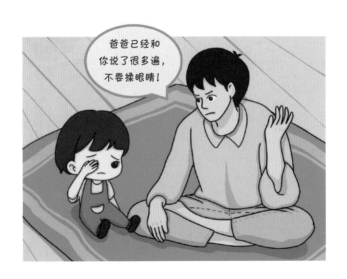

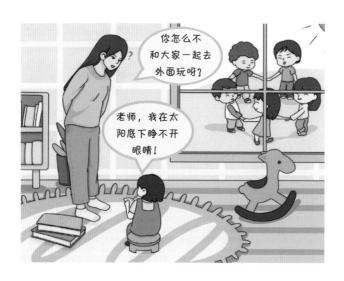

## 儿童倒睫的原因

首先，来了解一下正常的睫毛为什么能向外生长。简单来说，人的眼睑（俗称"眼皮"）有好几层结构，包括皮肤、肌肉以及肌肉下方的支架结构——睑板。睑板有一定的厚度和韧性，可以维持眼皮的形状。睫毛的毛囊包埋在肌肉里，就像树根在土壤中一样，可以保持一定的方向和角度。

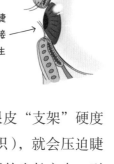

未正常生长的睫毛与眼球表面接触，眼睛会产生不适感。

当睑板先天发育不良时，睑板会很薄、很软，导致眼皮"支架"硬度不足。这时如果在睫毛根部有眼睑赘皮（眼睑的皮肤堆积），就会压迫睫毛倒向眼球生长。如果眼睑肌肉过度发育，也会影响毛囊的生长方向，引起倒睫。睑板发育不良、眼睑赘皮、眼睑肌肉过度发育，这三点是引起儿童倒睫的主要原因。眼睑赘皮在东亚人群中很常见，尤其在婴幼儿中发生率很高。随着年龄的增长，赘皮通常会逐渐减轻。据统计，日本 3 岁以下的儿童有 46% 存在眼睑赘皮，到 13 岁后这个比例只有 2%。

在儿童中，最常见的是下侧眼睑的倒睫，即下睑倒睫。由于赘皮压迫睫毛根部引起的下睑倒睫，通常会随着年龄的增长而逐渐减轻。

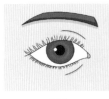
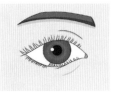
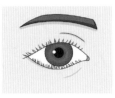

正常　　　　局部倒睫　　　　整排倒睫　　　眼睑赘皮引起的倒睫

## 儿童倒睫的主要症状

倒睫的症状与其严重程度相关。如果倒向眼球的睫毛数量较少，孩子往往没有不舒服的表现。但当很多睫毛都倒向眼球并反复摩擦眼球时，就会出现不同程度的刺激症状。

眼球从外观上可以分为角膜、虹膜（黑眼珠）和巩膜（白眼珠），其实在巩膜表面还有一层透明的膜，叫结膜。角膜非常敏感，当倒睫摩擦角膜时，会感觉眼里像进了沙子，很不舒服，这种感觉被称为"异物感"，这就是造成孩子总喜欢揉眼睛的原因。角膜上皮损伤时，会出现怕光、流泪的症状，在阳光下会更加不舒服。当倒睫摩擦结膜时，会引起结膜充血和眼分泌物增多，看上去会有眼红、眼屎增多的情况，严重时总有分泌物粘在睫毛上。

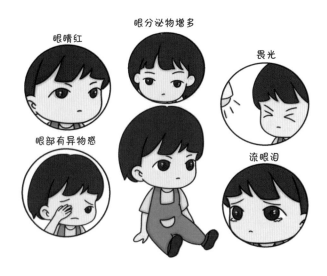

眼睛红　　眼分泌物增多　　畏光　　眼部有异物感　　流眼泪

儿童倒睫很大一部分是双眼同时发生的，双眼严重程度可能不同。所以，当家长发现孩子总是不自觉地揉眼睛，常有眼红、分泌物增多、怕光、流泪等情况，应及时带孩子咨询眼科医生，争取早期发现、早期治疗。长期的倒睫摩擦可能引起角膜感染（角膜炎），在角膜上留下不透明的痕迹（角膜薄翳、斑翳），长此以往可能影响视力，早期治疗可以尽量避免上述情况的发生。

## 儿童倒睫的治疗

儿童倒睫的治疗方案选择与倒睫的严重程度相关。总体来说，有三种方案，即随访观察、药物治疗和手术治疗。

随访观察　对于倒睫数量少、眼睛摩擦症状不明显、角膜没有明显损伤的儿童，不需要特殊治疗，每 3 ~ 6 个月定期复查即可。

药物治疗　滴眼药水、涂眼膏。药物治疗并不能将倒睫矫正到正常方向，其目的是通过使用保护角膜上皮的眼药水、眼膏缓解倒睫对眼球的摩擦，减少角膜损伤，该方法"治标不治本"。如前所述，赘皮压迫睫毛根部引起的下睑倒睫会随着年龄增长而逐渐减轻，所以对于 3 岁以下儿童的倒睫，如果情况不是非常严重，一般先采用药物治疗，3 岁以后如果倒睫仍然非常严重，则应考虑手术治疗。

手术治疗　是根治儿童倒睫的主要方法。当倒睫程度严重到引起角膜反复损伤，或者已经采用了药物治疗仍然无法缓解症状时，应考虑手术治疗。针对儿童倒睫的发生原因，手术时会切除适量的皮肤和发育过度的肌肉，同时通过特殊的缝线方法矫正睫毛的生长方向。

很多家长听到孩子因倒睫要做手术，还要全身麻醉，难免非常担心。其实，这项手术技术已经非常成熟，手术效果也很好，家长不必过分担心。

## ◎ 延伸阅读

[1] YAN Y, CHEN T, WEI W, et al. Epiblepharon in Chinese children: relationships with body mass index and surgical treatment [J]. Journal of AAPOS: the official publication of the American Association for Pediatric Ophthalmology and Strabismus, 2016, 20(2): 148-152.

[2] SUNDAR G, YOUNGE SM, TARA S, et al. Epiblepharon in east asian patients: the singapore experience [J]. Ophthalmology, 2010, 117(1): 184-189.

 **点识成睛**

问： 儿童双眼倒睫手术通常需要多长时间完成？

答： 手术时间不长，双眼下睑倒睫手术一般可以在 1 小时内完成。

问： 手术后多久可以拆线？可以使用不用拆的"美容线"吗？

答： 一般术后 7 天拆线。有不用拆的可吸收缝线，无法配合拆线的低龄患者可以选择这类缝线。

问： 倒睫手术后眼皮上会留下瘢痕吗？

答： 倒睫手术的伤口一般比较小，对外观影响不大。在拆线后早期，切口位置会有轻微痕迹，3 个月后痕迹基本消退。拆线后 1 周开始，可在伤口处使用瘢痕膏，连续使用 1 个月，有助于减轻瘢痕。

问： 做了手术倒睫还会复发吗？

答： 即使做了手术，倒睫也有复发的可能性，但在专业医院，手术后的复发率比较低。需要注意的是，儿童肥胖与倒睫复发有一定相关性，所以对于体重超重的小朋友，术后要注意控制体重。

问：儿童倒睫手术一定要全身麻醉吗？

答：15 岁以下儿童和青少年通常需要进行全身麻醉，否则难以安静配合手术。如今全身麻醉技术已经很成熟，且倒睫手术的全身麻醉时间不长，目前没有发现全身麻醉影响身体发育或者智力发育的证据。

问：倒睫手术后应该如何护理？

答：倒睫手术的伤口护理比较简单，主要是在拆线前保持伤口清洁；术后需要按时滴抗生素眼药水、涂眼膏。在饮食方面，手术后当天通常建议吃一些比较软的食物，拆线前避免吃辛辣刺激的食物。

问：儿童做完倒睫手术后多久能看东西？

答：倒睫手术当天眼睛需要包扎，第 2 天就可以拆开纱布正常看东西。一般手术后休息 2~3 天后可以上学。上学时需要注意眼部卫生，坚持使用眼药水、眼膏，同时避免碰撞到伤口。

问：倒睫手术后多久可以碰水、游泳、戴角膜塑形镜？

答：在拆线后 1~2 天可以正常洗脸。手术后 1 个月以上可以游泳、戴角膜塑形镜（即"OK 镜"）。

（毛真）

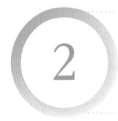

# 长"针眼"是看了不该看的东西吗

坊间有一种传言：如果看了不该看的东西，眼睛就会长"针眼"，出现又肿又痛的症状。事实真的如此吗？

## "针眼"是什么

"针眼"，又称麦粒肿，即睑腺炎，是长在眼睑边缘约麦粒大小的红肿，初起时红肿中间有一针眼大小的小脓点，故被称为"针眼"。"针眼"除了长在眼睑表面，还可以长在眼睑内面，分别被称为外睑腺炎和内睑腺炎。

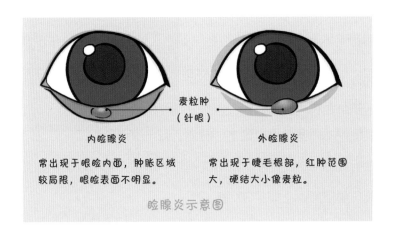

睑腺炎示意图

## 长"针眼"的原因

眼睑里有很多腺体，包括皮脂腺、睑缘腺、睑板腺等。正常情况下，这些腺体可以不断分泌水、油脂等润滑剂以润滑眼球表面，但是若出现下列情况，眼睑腺功能会出现异常，里面的润滑剂无法正常流出，积聚在睑腺里，同时细菌（主要是金黄色葡萄球菌）增殖、释放毒素，导致睑腺炎的发生。

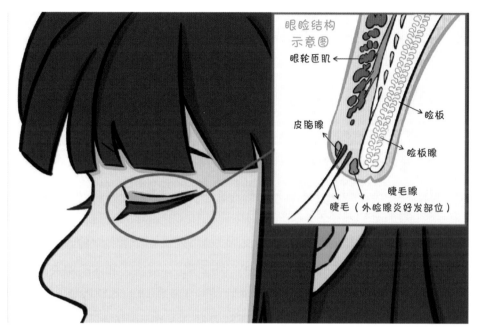

眼睑腺体示意图

导致眼睑功能异常的情况如下。

1. 眼部清洁不佳，长期戴角膜接触镜等。

2. 喜食辛辣、甜食、肉类而少食蔬菜。

3. 年龄增长、激素紊乱。

4. 睑缘炎。

由此可见，长"针眼"并非由于"看了不该看的东西"。

## "针眼"为什么更"偏爱"小朋友

相比起成年人，小朋友更容易长"针眼"，主要原因如下。

不良卫生习惯　小朋友喜欢探索世界，但同时未养成良好的个人卫生习惯，经常用不干净的手揉搓眼睛。

**免疫系统较弱** 小朋友的免疫系统尚未发育完善，容易感染病原菌。

**饮食结构** 小朋友的饮食结构不均衡，喜食甜食和肉类。

**眼部疾病** 小朋友可能患有某些眼部疾病，如屈光不正，看东西不清楚时喜欢眯眼、眨眼，引起眼轮匝肌频繁收缩，或是用手挤压眼睛，都会影响眼睑腺体功能。

## 睑腺炎的特点

**红** 患处发红。

**肿** 患侧眼睑明显肿胀，双眼眼睑不对称，后续患处可形成硬结。

**热** 眼部有灼热感。

**痛** 眨眼、触压时疼痛明显。

**急** 起病快，硬结破溃后消退快（约 2 周）。

有些人容易将睑腺炎与睑板腺囊肿两种疾病混淆。和睑腺炎相比，睑板腺囊肿病程缓慢（＞ 2 周）；局部有直径 3 ～ 10mm 的明显隆起，无触痛；肿物表面的皮肤基本正常，无发红、溃破、流脓等表现，治疗方式也与睑腺炎不同，二者需要进行鉴别。

## 睑腺炎的保守治疗方法

1. 用手轻轻触碰患处，还未形成硬结时以冷敷消肿、缓解疼痛为主。

2. 用手轻轻触碰患处，形成硬结未软化时，可以采用以下方法处理。①热毛巾敷眼，每日 3 ～ 4 次，每次 15 分钟；②抗生素滴眼液滴眼，每次 1 ～ 2 滴，每日 3 ～ 4 次，或在睡前将抗生素眼膏涂于结膜囊内（掀开眼睑在患处内面涂药）；③超短波理疗、服用清热解毒中药亦具有一定治疗效果。

3. 硬结软化后可见黄白色脓点，可自行破溃，此时可用棉签擦拭脓液并涂抗生素眼膏，1 ～ 2 天后脓肿会逐渐消退。

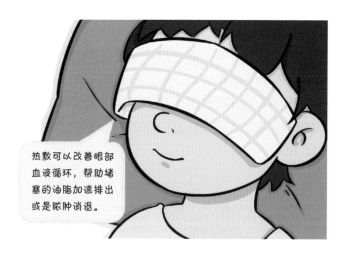

热敷可以改善眼部血液循环，帮助堵塞的油脂加速排出或是睑肿消退。

注意：切忌用手挤压脓肿。眼睑的静脉缺少静脉瓣（很多大静脉中防止血液逆流的结构），还连通着颅内血管，用手挤压脓肿可使炎症逆行扩散至眼眶深部组织甚至颅内，引起眼眶蜂窝织炎、败血症等，严重者会危及生命。

## 需要紧急就医的情况

1. 热敷，使用眼药水、眼膏后患处症状不消退，反而继续进展。
2. 眼睑睁开困难，眼球活动受限。
3. 眼眶周围、患处触之坚硬，压痛明显。
4. 伴有发热、寒战、头痛以及精神差等全身不适症状。

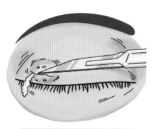

外睑腺炎切开排脓方法

外睑腺炎切口在皮肤面，与睑缘平行，可减少瘢痕形成。

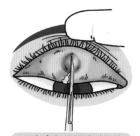

内睑腺炎切开排脓方法

内睑腺炎切口在结膜面，与睑缘垂直，避免损伤过多的睑板腺导管。

医院就医时切开排脓示意图
注：此为医疗操作，切勿自行模仿。

睑腺炎是儿童常见眼病，病程 1 ~ 2 周，在免疫力正常的人群中可自愈，不必特别担心。如果眼睑红肿等类似症状频繁出现，或长期不愈，应结合病史考虑引起类似症状的疾病，如其他类型的眼睑感染、外伤后眼眶气肿，同时应注意有无全身性疾病（如糖尿病）导致的免疫力下降，这时需要根据医生的建议进行进一步检查。

◎ 延伸阅读

[1] 葛坚，王宁利. 眼科学 [M]. 北京：人民卫生出版社，2017: 125-126.

[2] 安铭辉，孙则红，郎卫华. 500 例"麦粒肿"病因调查与防治 [J]. 中国社区医师，2006(21): 25.

[3] 冯雪莹. 视频终端综合征眼部损害的相关因素研究 [D]. 青岛：青岛大学，2018.

## 点识成睛

问：如何预防睑腺炎？

答：做到以下四点，可以有效预防睑腺炎。

1. 提醒孩子保持手卫生，注意眼部清洁，避免经常用手揉眼。

2. 均衡饮食，荤素搭配，保持良好的生活习惯。

3. 补充营养，增加户外活动时间，增强免疫力。

4. 孩子出现频繁眯眼、眨眼、揉眼等情况时，家长应及时带其前往医院检查。

（崔婷欣）

# 3 "眼屎"多是 "上火"吗

日常生活中，经常会发现眼睛有眼屎，有的黏稠，有的硬结，这时候长辈常说是"上火"了，这是真的吗?

## 现代医学的观点

现代医学没有"上火"这一说法。"眼屎"即眼分泌物，多由黏液、炎症细胞与坏死上皮组织等组成。出现眼分泌物是一种常见现象，每天早上睡醒都会有少量的眼分泌物。如果出现大量眼分泌物，就需要注意了，这很可能是由一些疾病引起的，要及时就诊，对因防治。引起眼分泌物增多的主要原因如下。

感染性结膜炎 当用不干净的手或者其他物品接触眼睛时，可能导致细菌或者病毒感染结膜，引起急性结膜炎，这类结膜炎容易传染给身边人。细菌感染一般伴随脓性眼分泌物，眼分泌物多呈黄色;病毒感染常伴随水样或者黏液样眼分泌物。

眼睛过敏 如果体质敏感，结膜受到尘螨、花粉、化妆品等过敏原的影响，可引起过敏性结膜炎，从而出现眼部瘙痒、眼分泌物增多症状。眼分泌物多呈丝状，反复发作。

泪囊炎 成人和新生儿都有可能发生鼻泪管堵塞，细菌在泪囊中繁殖，易引起泪囊炎症。泪囊的炎症分泌物从泪点排出，引发眼分泌物增多。

以上是眼分泌物增多的三大原因。如果分泌物较少且无其他眼部症状，可注意用眼卫生，早晚清洁，观察即可;若眼分泌物量多且较黏稠，存在眼红、睁眼困难等症状，或出现畏光、流泪，甚至疼痛、视力下降，则需要及时到医院就诊，根据眼部检查结果进行针对性治疗。

## 中医的观点

在中医理论中，眼分泌物被称为"目眵""眼眵"，属外障眼病的常见症状，多属热。《儒门事亲》中云："目不因火则不病"。《景岳全书》曰："眼眵多结者必因有火，盖凡有火之候，目必多液，液干而凝，所以为眵。"说明眼眵多与火热有关。火为阳邪，其性升腾上炎，最易上冲头目，引起眼疾。火又可分为"真火"和"假火"。所谓"真火"，就是实热，通常是由阳热之邪外侵，或者阳气过盛引起；"假火"，则是虚热的表现，为脏腑功能失调，阴虚不足，阳气偏亢引起。

眵多硬结为肺经实热，可出现咽痛口干、面红、目赤、眵多胶黏、烦躁、易怒、大便干结、小便黄、舌红、苔黄腻、脉弦等典型症状，多见于急性结膜炎。眵稀不结为肺经虚热，常见眼睛干涩不适、口燥咽干、手足心发热、失眠盗汗、舌体瘦小、舌红少苔或无苔、脉细数等表现。眵多黄稠似脓为热毒炽盛，常见于急性泪囊炎。

值得注意的是，实热和虚热在症状上会有一定重叠，需要专业的中医师根据眼眵的特征，结合全身以及眼睛局部的表现，参考舌象、脉象、病程进行辨证。

**点识成睛**

问：喝凉茶可以缓解"上火"的症状吗？

答：不一定。传统文化传承几千年，不少地区有喝凉茶的习惯。成分不同，凉茶的功效也不尽相同，如清热解毒、祛湿解暑、疏风散热、清肝明目、凉血利咽。若不管其成分和功效,盲目喝凉茶容易适得其反。比如,脾胃虚弱及阳虚的人饮用凉茶,容易使脾胃更加虚弱,阳虚加重。当身体不舒服时,应该根据中医辨证来选择相应功效的凉茶。

对于急性结膜炎,可选择的凉茶成分以连翘、菊花、蒲公英、赤芍、牡丹皮、桔梗、大黄等为主,起到疏风、清热、泻火的功效;对于眵稀不结的情况,可选择含有清补中药材的凉茶;对于急性泪囊炎,可选择的凉茶成分以黄芩、柴胡、黄连、菊花、蒲公英、赤芍、牡丹皮、桔梗、大黄、连翘、薄荷等为主,以清热泻火、凉血解毒。

需要特别指出的是,对于儿童以及有基础疾病的人群,饮用凉茶前应咨询专业医生。

（孔炳华　邱波）

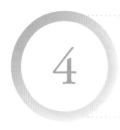

# 4 孩子得了"红眼病"应该怎么办

想必大家都听说过"红眼病",红红的眼睛,看起来像是布满了血丝,乍一看还有一些可怕。"红眼病"到底是什么病呢?

"红眼病"是一种急性传染性结膜炎,通常在感染后经过一段时间的潜伏

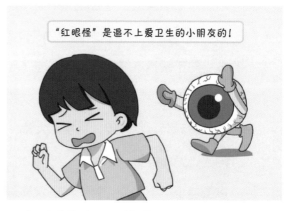

期才会发作,全年均可发生,以春夏季节多见。结膜炎可分为细菌性和病毒性两类,表现相似,但流行程度和危害性以病毒性结膜炎为重。眼睛发红是急性传染性结膜炎最常见的病症,故常称其为"红眼病"。

## 结膜炎的分类

结膜是眼睛表面透明且薄薄的一层黏膜,柔软、光滑、富有弹性。正常情况下,结膜具有一定的防御能力,但当防御能力减弱或外界致病因素增加时,便会引起结膜组织炎症,这种炎症统称为结膜炎。

如果眼睛发红,眼分泌物较多,起床后眼角黏黏的,多见单眼发病,多半是细菌性结膜炎,通常可能由于孩子手比较脏,又不小心用手揉了眼睛所致;如果眼睛发红,眼泪比较多,两只眼睛都有症状,可能伴有咳嗽、感冒等呼吸道感染症状,多半是病毒性结膜炎。

## 结膜炎的症状

患结膜炎后，结膜表层血管扩张引发结膜充血，即常见的"红眼"。睡醒时眼睛会有较多分泌物（眼角"眼屎"较多），出现流泪、灼烧感、眼睛发胀等症状。症状较重的儿童还可能出现高热、咽痛、淋巴结肿大、双眼分泌物过多而无法睁开等严重症状。

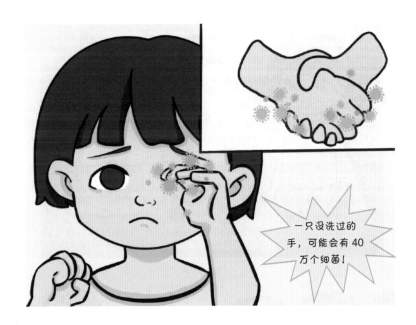

一只没洗过的手，可能会有 40 万个细菌！

与其他疾病引起的"红眼"不同，结膜炎的"红眼"是由于炎症侵袭结膜血管引起结膜充血导致的，所以会在眼角、上下眼皮内的结膜处发现结膜充血的症状。

不是所有的眼睛红都是"红眼病"！

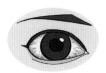

红眼病的眼睛红：越靠近黑眼珠的地方，充血越轻，红色越不明显。

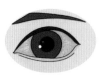

外伤、干眼、青光眼等原因也可能引起眼睛红，但不是红眼病。

## 结膜炎的传播

结膜炎是通过接触传播的眼病，最常见为"眼 - 手 - 眼"传播，如接触患者用过的毛巾、洗脸用具、水龙头、门把手以及公用玩具。因此，该病常在幼儿园、学校、医院以及工厂等处广泛传播。

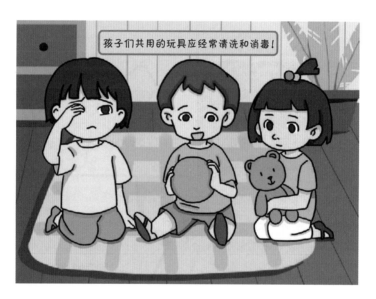

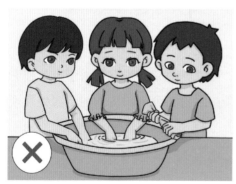

避免共用洗脸巾、脸盆

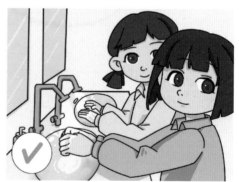

勤洗手，保持卫生

幼儿园是结膜炎传播的高风险区域，如果一个班中有一名小朋友患病，就会造成班级内的传播，甚至整个幼儿园内的传播。家长和老师要注意培养小朋友的卫生习惯，帮助他们树立科学的卫生观念，如厕前后洗手、饭前饭后洗手、游玩之后回到室内也要洗手，不与他人共用毛巾、脸盆等。良好的卫生习惯不仅可以预防"红眼病"，还可以预防其他疾病。

## 结膜炎的治疗

若孩子患上结膜炎，建议及时就医，以免延误病情。治疗结膜炎一般以局部治疗为主。

**冲洗结膜囊**　应用生理盐水或 2%～3% 的硼酸溶液清洗眼睛，把眼内分泌物冲出，减少异物对结膜的刺激。

**局部用药**　必要的情况下，可在医生的指导下根据病原菌或病毒种类用药。

注意：患结膜炎时眼内分泌物增多，遮盖患眼不利于分泌物排出，分泌物集结于结膜囊内，会加速细菌繁殖，使症状更加严重。

## 结膜炎的预防与预后

预防"红眼病"，需要做到以下几点。

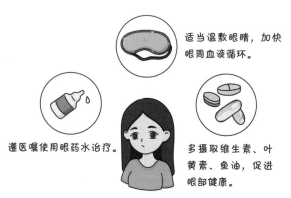

适当温敷眼睛，加快眼周血液循环。

遵医嘱使用眼药水治疗。

多摄取维生素、叶黄素、鱼油，促进眼部健康。

结膜炎的预防方法

**注意卫生**　勤洗手，避免随意揉搓眼睛，私人物品不与他人共用，并经常清洗、消毒。

**及时隔离** 如果发现孩子患了结膜炎，建议暂时不要去幼儿园，以免感染其他儿童。

**避免交叉感染** 为了保护另一只眼睛不被感染，患结膜炎的儿童需要使用专用的洗脸用具，使用过的毛巾、手帕和脸盆要及时煮沸消毒，晒干后再用。

**健康教育** 如果在幼儿园发现结膜炎患儿，需要对幼儿园的公共环境进行全面消毒，并加强对其他儿童的卫生教育，特别是手卫生教育。

得了结膜炎不必害怕，"红眼病"只是眼睛暂时生病，治疗得当不久后就可以恢复健康。结膜炎的预后需要根据患病时间、所患病种以及病变严重程度而定，如果得到及时治疗，一般不会引起视力损害。

◎ 延伸阅读

[1] ALFONSO SA, FAWLEY JD, ALEXA LX. Conjunctivitis[J]. Prim Care, 2015, 42(3): 325-345.

[2] AZARI AA, ARABI A. Conjunctivitis: A systematic review [J]. Ophthalmic Vis Res, 2020, 15(3): 372-395.

**点识成睛**

问：看了"红眼病"患者的眼睛，就会被传染吗？

答：不会。"红眼病"是由细菌或病毒感染所致，红眼病虽然具有传染性，但传染主要通过接触完成，如接触了"红眼病"患者使用过的毛巾、洗漱用品等，并不像人们说的那样，只要看上一眼就会被传染。

（陈卉）

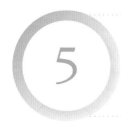

# 孩子一眼大一眼小是怎么回事

家长发现孩子有一只眼睛睁不大，怎么看两眼大小都不一样，这是什么问题？能治吗？

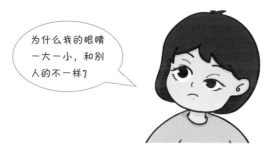

如果发现孩子有这种情况，家长务必立即带孩子去眼科就诊，由专业的眼科医生为孩子进行详细检查并明确诊断。一般出现这种情况，多数为先天性上睑下垂。

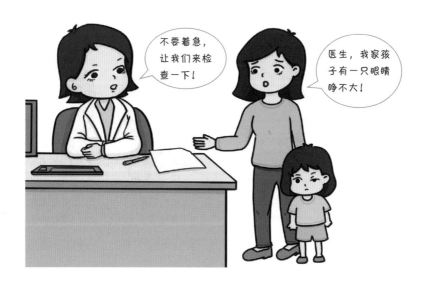

## 什么是上睑下垂

先天性上睑下垂多由于提拉上眼睑的肌肉（上睑提肌）发育不全，或因支配此肌肉的神经发育障碍导致。发病率约为 0.12%，仅有一侧眼睛发病的约占患者总数的 75%。家长要注意的是，孩子患有上睑下垂的同时也可能伴有其他眼部异常。

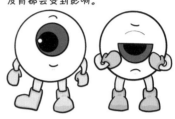

孩子如果有大小眼，他的心理与视觉发育都会受到影响。

家长可以通过观察上眼皮遮挡瞳孔的多少来粗略判断孩子上睑下垂的程度。让孩子双眼正视前方，不要抬头，也不要抬眉。正常上眼皮的位置应该在角膜上缘下 1～2mm，如果上眼皮遮盖黑眼珠较多，甚至遮住了瞳孔，即为上睑下垂。

## 上睑下垂怎么办

先天性上睑下垂暂无治疗药物，也不可能自愈，需要采用手术矫正。那么何时进行手术矫正合适呢？

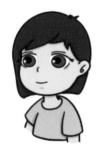

正常的眼睛

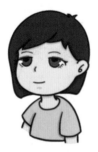

上眼睑未遮盖瞳孔

轻度上睑下垂

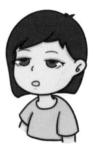

上眼睑遮盖一半的瞳孔

中度上睑下垂

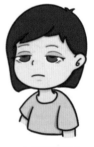

上眼睑遮盖大部分瞳孔

重度上睑下垂

如果孩子仅为轻度上睑下垂，并不用急于手术治疗，由于瞳孔区大部分未被遮挡，不太影响光线进入眼内落在视网膜上形成清晰的物像，故视力发育多不受影响。家长可定期（半年或一年）带孩子到医院做视力检查，如果视力发育始终正常，可以等待孩子青春期后进行局部麻醉手术。局部麻醉手术与全身麻醉手术相比，可控性较高，而且孩子长大后眼部肌肉功能会进一步提升，手术矫正可以达到更加稳定的效果。

如果孩子是中度及重度上睑下垂，除对外貌有影响外，部分孩子的视力发育也会受到影响。由于有一半或更多的瞳孔区域被眼皮遮挡，为了能看清，孩子可能有歪头、仰头等习惯，有些孩子小小年纪就形成了很深的抬头纹，严重者还会影响颈椎的生理曲度。由于孩子的瞳孔长期受到遮挡，光线不能正常进入眼内，眼底视网膜无法正常接受光线刺激，使得视力发育不良或停滞，从而形成弱视。

家长应持续关注孩子的视力发育情况，定期到医院做视力检查，通过检查能及早发现上睑下垂对孩子视力发育的影响。如果孩子视力发育水平明显低于同龄人，或者合并较大度数的散光、近视、远视，可提早手术。

## 如何治疗上睑下垂

到医院检查后，医生会根据孩子的检查结果，结合视力、身体及心理等因素全面评估手术时机。过早手术，孩子的肌肉发育不成熟，会影响手术效果；过晚手术，如已有弱视，则可能错过弱视训练的最佳时间，还有可能对孩子的心理发育产生不良影响。

随着生活水平的提高，家长越来越注重孩子的心理发育。中重度上睑下垂对孩子容貌有明显影响。孩子在 2～6 岁逐渐形成美丑

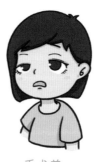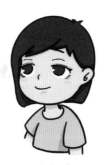

手术前　　　　　手术后

的概念，已经开始在意外界对自身缺陷的评价，部分孩子因此不愿意和他人交往，变得沉默寡言，出现自卑甚至自闭现象。因此家长如果发现孩子比较在意自己的外观，或者由于眼睛的问题受到其他小朋友的嘲笑，即便不存在视力发育障碍，也应在学龄前及时手术改善外貌，让孩子能够身心健康、快乐成长。

上睑下垂矫正术对孩子的视力发育、心理发育都具有积极意义，目前手术已经比较成熟，术后恢复时间相对较短，孩子的眼睛将变得大而有神。已经有弱视的孩子，术后可以尽早散瞳验光并进行弱视训练。

**点识成睛**

问：针对上睑下垂的眼贴有用吗？

答：在未手术前，可根据病情使用眼贴。对于轻度上睑下垂，眼皮未遮盖瞳孔中央，光线可正常进入眼内，不需要使用眼贴。对于中度及重度上睑下垂，眼皮已经遮盖到瞳孔中央，会导致光线不能正常进入眼内，增加弱视的发生风险，可以使用眼贴提拉上眼皮来缓解。需要注意的是，眼睛需要眨眼来保持湿润，长时间使用眼贴提拉上眼皮可能影响眨眼，出现眼干，甚至损伤角膜上皮。建议在医生的指导下使用眼贴。

（李冬梅）

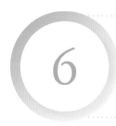

# 宠物身上的虫子会 "钻" 进眼睛里吗

如今，"吸猫大军""撸狗队伍"日益庞大，还有一些家庭会养小兔子、仓鼠和鹦鹉等宠物——这些宠物逐渐成为许多家庭的重要成员。这就需要我们更多地正确认识猫、狗等宠物可能带来的健康问题。从眼健康的角度来看，与猫、狗等宠物亲密接触时需要注意它们身上的寄生虫或细菌，这些都有可能导致眼部疾病，常见的有眼弓蛔虫病、眼弓形虫病和猫抓病。

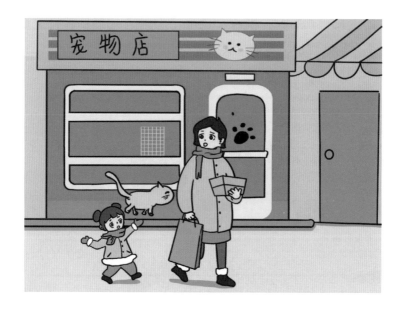

## 眼弓蛔虫病

弓蛔虫是一种寄生虫，主要寄生于猫、狗体内，家禽等其他动物体内也会存在。

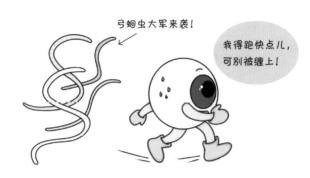

　　感染途径　人类感染弓蛔虫，并不是虫子直接进入眼睛，而是弓蛔虫的虫卵随着猫、狗的粪便排泄而出，这些卵随粪便来到湿热的土壤中，经过 2～4 周孵化成为具有感染性的虫卵。这时宠物去刨土，或者孩子玩沙子、土堆，就有可能沾上感染性虫卵。如果孩子没有洗手就吃东西，虫卵就可能和食物一起进入消化道。胃肠液会把虫卵外壳脱去，将幼虫暴露出来，一条幼虫长约 0.5mm，粗约 0.02mm。幼虫穿出肠壁移行至血管，随着血液在全身到处游走，可进入各个器官，包括眼睛。

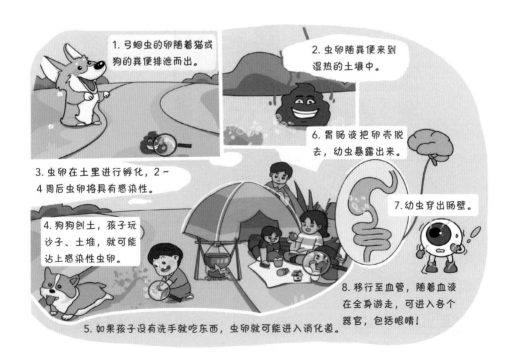

由于弓蛔虫幼虫微小，早期不会引起任何不适或视力下降，所以很难被发现。弓蛔虫幼虫在人体内无法长大，一段时间后会死亡，其所引起的眼部炎症称为眼弓蛔虫病。早期炎症轻微时对视力无任何影响；急性期出现眼红、眼前黑影飘动、视物变形等；中晚期出现斜视、畏光、黑眼珠中央发白（即"白瞳"）、视网膜脱离甚至失明。儿童被感染后通常在终末期才被家长发现，但此时孩子的视力已发生严重损害。

预防方法　中国有一句俗话，叫"病从口入"，弓蛔虫感染必须是虫卵从嘴巴进入身体，才有可能对健康造成影响。如果宠物服用了驱虫药，体内弓蛔虫的成虫被杀死，不再产卵，其粪便就不会携带弓蛔虫卵，人类感染弓蛔虫的概率会大大降低。只要注意宠物的卫生与健康，定期给宠物洗澡、驱虫；注意个人卫生，吃东西前洗手，不吃生食、不直接饮用生的井水、山泉水，就基本不会感染弓蛔虫。

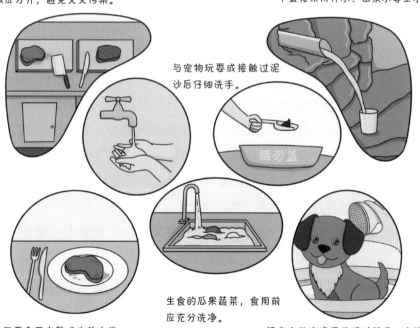

生、熟食的盛放容器、刀具、砧板应分开，避免交叉污染。

不直接饮用井水、山泉水等生水。

与宠物玩耍或接触过泥沙后仔细洗手。

尽量不要食用未熟或生的肉类。

生食的瓜果蔬菜，食用前应充分洗净。

限定宠物在家里的活动范围，定期为其驱虫、洗澡，及时清理宠物粪便。

预防眼弓蛔虫

## 眼弓形虫病

弓形虫又称弓形体，但它不是通常意义上的虫子，我们可以认为弓形虫是长在细胞里的"小坏蛋"。弓形虫主要寄生于猫科动物等恒温动物体内。

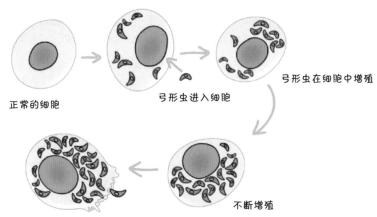

正常的细胞　　弓形虫进入细胞　　弓形虫在细胞中增殖

不断增殖

细胞裂解，弓形虫继续感染其他正常细胞

感染途径　　弓形虫有三种存在形式，即速殖子、缓殖子与子孢子。速殖子是弓形虫的活性形式，大约有 5μm 长，此时的弓形虫会在细胞里快速繁殖，然后把细胞撑破，破坏细胞，进而影响人体各脏器功能。

缓殖子是弓形虫的低活性形式，被包裹在组织中，处于休眠状态，但是当身体免疫力变差的时候，缓殖子可能被激活成为速殖子。

子孢子是弓形虫的"下一代"。只有在猫科动物体内才能形成，随着粪便被排泄到外界环境中进行传播。

弓形虫进入人体后，会随着血液循环进入眼睛，常聚集在血管、神经最丰富的眼底区域，严重损害眼健康，可能造成失明。孕妇在孕中期感染弓形虫会导致胎儿小眼球，孕后期感染弓形虫可导致胎儿眼底视网膜脉络膜炎，新生儿会出现眼球震颤（眼球水平或垂直方向不停摆动）、斜视、白瞳征、眼底视网膜脉络膜萎缩瘢痕，甚至失明。

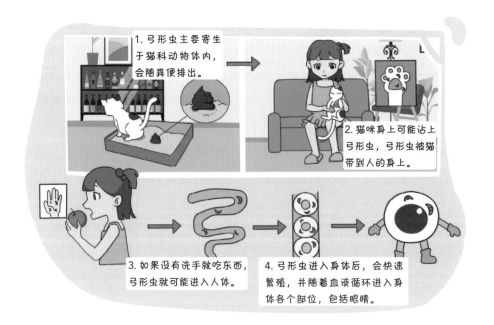

需要注意的是，弓形虫很难被彻底清除，眼弓形虫感染可以在 1 ~ 2 个月后自行好转，即弓形虫会被抑制，以缓殖子的形式存在于体内；但是一旦免疫力下降，弓形虫又会出来"作妖"。

预防方法　弓形虫虽然有一定的"杀伤力"，但并不是接触猫科动物或者其粪便就会被感染。80% 的弓形虫感染是先天感染，由母亲通过胎盘传染给孩子；后天感染只占 20%，包括接触含有速殖子的体液（血液、唾液等）、食用含有缓殖子的生肉、饮用被子孢子污染的水源。

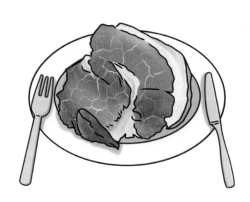

弓形虫主要通过口腔进入体内，因此只要注意个人卫生，就能避免感染弓形虫。同时，女性朋友如果有生育计划，可在备孕时做"优生五项"检查，检测是否有弓形虫和其他病原微生物感染；孕期注意做好产前筛查。即使在孕期发现弓形虫感染也不要慌张，可以通过药物治疗，降低垂直传播率。

弓形虫的预防措施如下：为家中猫、狗等宠物定期驱虫，限定其活动范围；购买经过卫生检疫部门检疫的正规途径出售的肉类食品；不食用生肉或未充分煮熟的肉类；不吃生蛋或饮用未消毒的牛奶；不与猫、狗等宠物直接同食一物；充分浸泡、冲洗用于生食的瓜果蔬菜；不直接饮用井水、山泉水等可能被污染的水源；弓形虫可能藏匿于猫的粪便中，清理猫砂后注意洗手；发现家中宠物生病，尤其是散养宠物，应带宠物及时就医。

## ▎猫抓病

猫抓病又称"猫抓热"，是与"猫抓"有关的疾病——猫抓伤人的皮肤后，其所携带的汉赛巴尔通体经由皮肤进入人体引起感染。不仅是猫科动物，犬科动物也会携带汉赛巴尔通体。

**感染途径**　被携带汉赛巴尔通体的猫、狗咬伤、抓伤皮肤；被携带巴尔通体的跳蚤、虱子叮咬。

猫抓病最常见于儿童，一般很少引起严重的健康问题。85%～90%患有猫抓病的儿童表现为皮肤症状，如出现水疱、红斑、丘疹。少数情况下会出现脓包，且向周围扩张。如果只是局部感染，通常可以自愈。

80%以上的猫抓病发生于免疫力低下群体以及2～14岁的儿童青少年。5%～10%的猫抓病患者会有眼红、异物感、眼睑水肿、流泪等表现，严重者可能出现眼底神经视网膜炎、葡萄膜炎、视网膜血管阻塞，甚至视网膜脱离，影响视力甚至致盲。因此，如果被猫抓1～2周后出现视力下降，需要注意猫抓病的可能性。

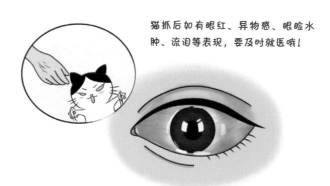

猫抓后如有眼红、异物感、眼睑水
肿、流泪等表现，要及时就医哦！

预防方法　汉赛巴尔通体可能通过蜱虫、虱子、跳蚤感染宠物，因此定期给家中宠物洗澡、驱虫非常重要；不要过分激惹宠物，避免被抓伤、咬伤，定期帮宠物剪指甲；被宠物抓、咬伤后，立即用肥皂和流动的水清洗伤口，并用碘伏消毒。

大多数汉赛巴尔通体感染来自 1 岁以下的幼猫和野猫，家养猫通常不太可能被感染。因此，家有宠物只要注意科学喂养、保证卫生，就不用过分担心猫抓病。

## ◎ 延伸阅读

[1] 孙立梅, 李松珊, 曹丽明, 等. 成人眼弓蛔虫病的临床特征分析 [J]. 中华眼底病杂志, 2020, 36(9): 6.

[2] XIE Y, SUN LM, CHEN YJ, et al. Ocular toxocariasis presenting as leukocoria [J]. The Lancet Infectious diseases, 2022, 22(3): 426.

 **点识成睛**

问：狗会不会感染眼弓蛔虫病？

答：不会。首先我们要了解弓蛔虫在狗体内的生活史。感染弓蛔虫病主要是由于接触了感染性虫卵。对于 3 月龄内的狗，吞食感染性虫卵后，虫卵会在狗的胃肠道内变为幼虫，幼虫经过肠壁、血液等到达狗的肝脏和肺部，最后从狗的肺再到口部，被狗吞入后发育为成虫，成虫不会再移行。对于 3 月龄以上的狗，幼虫的活性低或不发育，母犬怀孕最后 3 个月子宫中的幼虫活性增强，99%经胎盘，1% 经母乳传播给幼犬。最后同样经过肝、肺，在幼犬的小肠中发育成成虫。所以，幼虫在狗体只会经过肺、肝、肠道等器官，不会进入眼内，狗也就不会感染眼弓蛔虫病。

（丁小燕　孙立梅）

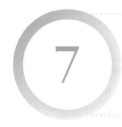

# 儿童视力检查只有
# "E"字表一种方式吗?

　　说到视力检查,大多数人的脑海中会立刻浮现出护士拿着小棍子,指着视力表上不同大小、不同方向"E"字的画面,难道视力检查只有这一种方式吗?

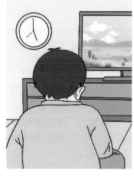

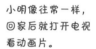

小明像往常一样,回家后就打开电视看动画片。

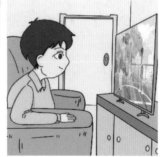

妈妈发现,他看电视的距离越来越近,担心小明近视,就带小明来到医院。

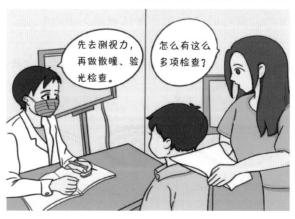

## 验光

对于 3 岁以上的孩子（认知能力发育正常或较好，能够配合），"E"字视力检查表是最常用的视力检查手段，分为远视力表和近视力表。该检查能够方便、快速、初步评估孩子的视力情况，便于及时发现异常。但是检查结果仅反映孩子视力的大致情况，通常受到灯光、周围环境以及儿童配合度等因素影响，可能与孩子的真实视力水平存在一定差距。那怎样才能准确了解孩子的视力情况呢?

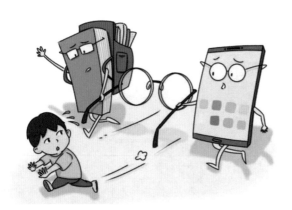

研究显示，目前儿童平均使用屏幕时间（不包括学校学习相关的电子设备使用时间）为每天 5 小时，青少年为每天 8 小时。长时间使用电子设备，眼睛的负担变得很重。

近年来，随着电子产品的普及和学业压力的增加，近视成为儿童视力下降的主要原因。但影响视力的除了近视，还有远视和散光，想要准确了解孩子的视力情况，需要散瞳验光，评估眼睛的屈光状态。

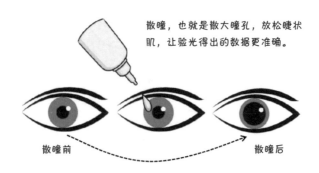

散瞳，也就是散大瞳孔，放松睫状肌，让验光得出的数据更准确。

散瞳前　　　　　　　　散瞳后

　　人的眼睛像台精密的照相机，儿童时期眼睛调节能力很强，自然瞳孔下验光得到的结果不够准确。所以在验光前常使用药物使睫状肌麻痹（即散瞳），放松孩子的眼部调节，从而客观、准确、可靠地获得验光结果。散瞳药一般分为慢速散瞳药（如阿托品）和快速散瞳药（如复方托吡卡胺）。4 岁以内首次验光或有内斜视的孩子验光一般采用阿托品散瞳；4～16 岁青少年验光一般采用复方托吡卡胺快速散瞳。另外，阿托品散瞳的作用时间可持续 2 周，复方托吡卡胺散瞳的作用时间可持续 4～5 小时，家长要注意帮助处于散瞳状态的孩子保护眼睛不被太阳光直射，在户外孩子可戴墨镜、戴遮阳帽或打伞。

　　验光主要包括三个阶段，即初始阶段、精确阶段和终结阶段。

　　初始阶段　这个阶段主要进行检影验光或电脑验光，又称客观验光。这是一种通过获取眼球反射的光信号来评估眼球屈光状态的方法，是验光重要的起始参考。通常会使用操作简易的电脑验光仪进行检查。对于不能配合或沟通困难的孩子，则会选择由验光师进行检影验光。

　　精确阶段　验光师在这个阶段主要使用综合验光仪进行检查，让孩子对验光的微小变化作出反应，强调孩子的主观感受。简单来说，就是为了让孩子既能看得清，又能看得舒服，所以又称为主观验光。

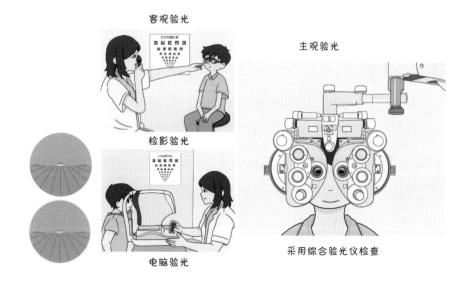

终结阶段　根据前两个阶段的结果，明确孩子的屈光状态，必要时可戴试镜架，获得最终的配镜处方。

需要注意的是，若儿童散瞳验光的检查结果与同年龄正常儿童的验光和视力结果不匹配，或配镜矫正后视力仍无法改善，需要进一步评估包括角膜、晶状体、玻璃体或视网膜在内的眼部情况，排除眼部病变。

## 排除眼部病变的检查

裂隙灯检查　是眼科常规检查之一，可以检查眼睑疾病，尤其对结膜、角膜、房水、虹膜与瞳孔、晶状体以及前部玻璃体的生理和病理性改变较为敏感。

角膜地形图检查　检查角膜形态、表面情况。以角膜前后表面的地形图判断角膜曲率、散光类型，可以提前发现是否有可能出现圆锥角膜。

B 超检查　主要检查玻璃体及视网膜、眼球后眶内组织、视神经等情况。明确晶状体的位置，评估眼外肌肉等。

眼科光学生物测量仪　测量眼球屈光成分、角膜曲率、前房深度和眼轴长度。

眼底照相检查　检查眼底后极部，包括视神经、眼底血管、黄斑区、玻璃体及视网膜等。

### ◎ 延伸阅读

[1] 杨智宽 . 临床视光学 [M]. 北京 : 科学出版社 , 2008.

[2] 樊泽民 , 刘立京 , 王海涛 . 扎实推进全国儿童青少年近视防控工作 [J]. 中国学校卫生 ,
　　2018, 039(011): 1605-1608.

## 点识成睛

问： 为什么滴了散瞳眼药水后会看不清东西？

答： 这是正常现象。因为散瞳眼药水麻痹了睫状肌，使眼睛暂时失去调节功能，像一台不能自动对焦的照相机，所以就看不清了。在散瞳后，瞳孔会放大，在强光下会感到不适，出现畏光。但是不用太担心，散瞳眼药水的药效消失后，视物模糊、畏光等症状就会逐渐消失。

（林卓玲　陈晴晶）

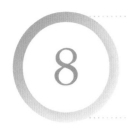

# 8

# 有远视储备
# 就不会近视吗

近来"远视储备"这个词在家长中越来越流行。有些家长会产生"孩子远视是正常的吗？""远视储备可以用来预测近视的风险吗？"等疑问。什么是远视储备、如何用远视储备预测未来近视风险，以及如何监测孩子的远视储备呢？

## 什么是远视储备

要理解远视储备，需要先理解儿童的屈光发育和近视的发展过程。刚出生的婴儿，眼轴较短，远处的光线经过角膜、晶状体等光学"镜头"，落在眼底后方成像，从而导致视远物清晰、视近物模糊，这种状态称为远视。

随着生长发育，儿童的眼轴逐渐增长，角膜和晶状体等"镜头"相应改变，眼睛的远视程度变小。理想的发育终点，是眼睛的适度增长最终与角膜等"镜头"匹配，远处的光线正好落在眼底视网膜上，达到没有远视（即正视）或轻度远视的状态，这就是通常所说的"正常"。

部分孩子由于用眼习惯不良等原因，眼轴增长过度，致使远处的光线落在眼底前，就形成了近视。

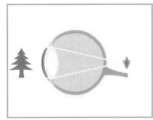

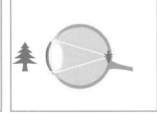
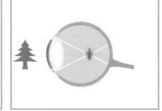

| 远视状态 | 正视状态 | 近视状态 |
|---|---|---|

简单而言，远视储备指的就是当前状态下儿童的眼睛离正视的"距离"。它不仅涉及眼球的整体屈光状态（如通常所说的"远视多少度"），也涉及包括眼轴（眼球长度）、角膜、晶状体等决定眼球屈光状态的各"组件"的具体参数。

## 远视储备可以预测未来近视风险吗

答案是肯定的。临床上，医生通过当前的远视储备和近期远视储备变化两方面信息评估孩子未来发生近视的风险。

评估当前远视储备，预测未来近视风险　通过当前远视储备预测未来近视风险，这类似于利用赛跑选手的位置预测谁先到达终点。选手离终点越近，则越有可能先到达终点；相似地，孩子的远视储备越小（即离近视越近），则越有可能发生近视。目前，研究者已针对各年龄段孩子制订了正常远视储备范围，通过评估当前远视储备可准确预测未来发生近视的风险。

评估远视储备变化，预测未来近视风险　通过评估近期远视储备变化预测未来近视风险，类似于通过观察赛跑选手的速度预测谁先到达终点。研究表明，孩子的远视储备在近视发生前的几年就开始出现明显下降；相反，不发生近视的孩子远视储备变化缓慢。通过发现孩子快速下降的远视储备，预警未来近视风险，可以帮助孩子尽早做好近视预防。

## 评估远视储备的推荐检查项目

一套全面的远视储备评估，不仅涉及眼球整体屈光状态，还涉及决定眼球屈光状态的各"组件"具体参数，主要包含两项检查，即散瞳验光和眼生物学参数测量。

散瞳验光和眼生物学参数测量

| 评估项目 | 散瞳验光 | 眼生物学参数测量 |
|---|---|---|
| 检查介绍 | 放松眼睛睫状肌后进行的验光检查,用于准确了解眼睛的远视、近视、散光状态 | 利用无创、非接触的测量方法,精准测量眼轴长度、角膜曲率等决定眼球整体屈光状态的生物学参数 |

## 定期评估,建立档案

学龄期是儿童近视的高发阶段。对于处在这一年龄段的孩子,建议定期评估远视储备、及早发现有近视发病风险的群体并针对性地加强近视预防。如有条件,建议家长每半年或一年为孩子安排一次散瞳验光和眼生物学参数测量,并将多次评估的结果整理成屈光档案用来帮助判断孩子的近视风险。

◎ 延伸阅读

[1] MUTTI DO, SINNOTT LT, LYNN MG, et al. Ocular component development during infancy and early childhood [J]. Optom Vis Sci, 2018, 95(11): 976-985.

[2] BREMOND GD, COPIN H, LAPILLONNE A, et al. Visual development in infants: physiological and pathological mechanisms [J]. Curr Opin Ophthalmol, 2011, 22: S1-S8.

[3] XIANG F, HE M, MORGAN IG. Annual changes in refractive errors and ocular components before and after the onset of myopia in Chinese children[J]. Ophthalmology, 2012, 119(7): 1478-1484.

(胡音)

# 儿童靠什么感知
# 三维世界

有些孩子会问"为什么人只长了一个鼻子，一张嘴巴，但却有一双眼睛呢？""如果像动画片里的大眼仔一样，只长一只眼睛行不行？"

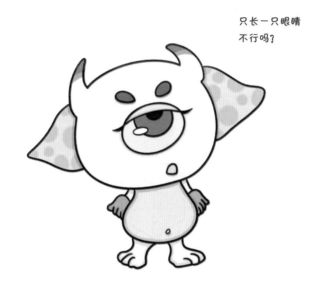

只长一只眼睛
不行吗？

答案是否定的。双眼同时工作，同一物体的影像落在双眼视网膜上，视觉信息经过大脑处理，个体将其感知为一个具有三维空间信息的单一物像，即形成立体视觉。

立体视觉功能十分重要，日常生活中的取物、走路和开车，复杂的如操作机器、医生进行手术和警察练习射击，都需要立体视觉帮助判断周遭环境中各个事物的方位、远近以及运动快慢。3D 电影也是利用一个屏幕同时播放左右眼画面，让左右眼分别看到不同的图像，使观影者形成立体视觉，从而产生身临其境的感受。

## 立体视觉的建立

人的双眼之间有 60～65mm 的间距，因此在观察立体目标时双眼视网膜所接收的图像存在些许差异。简单来说，右眼所见目标的右侧部分稍多，而左眼所见目标的左侧部分稍多。正因为双眼间存在这样的视差，所产生的神经冲动经大脑高级视觉中枢进一步加工处理，便产生对所见物体深浅、远近等的立体感知。

立体视觉是"双眼视觉"的第三级，也是最高级功能（前两级分别是同时视和融合视功能）。立体视觉并非与生俱来，婴儿出生后约 2 个月才开始形成立体视觉，3～4 月龄时立体视觉快速发展，5～6 月龄时已达到接近成人的水平。在视觉系统结构和功能发育的关键时期，一些异常的视觉经验会破坏双眼立体视觉的正常发育，而及时发现和避免异常的视觉经验可促进视觉功能的正常发展。因此在早期对儿童进行包括立体视觉在内的综合眼健康检查十分重要。

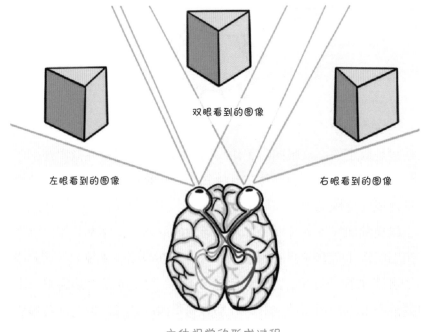

双眼看到的图像

左眼看到的图像　　　　　　　　右眼看到的图像

立体视觉的形成过程

## 立体视觉的破坏

什么情况下孩子立体视觉的形成可能受到干扰或破坏？首先，当双眼屈光状态相差过大，如一只眼高度近视或远视，导致双眼成像的大小相差太大；或者单眼患病，如先天性白内障，导致双眼成像的亮度或清晰度相差太大；或在斜视的情况下任何一眼的眼轴偏离正常，都可因为两眼成像差异过大、大脑无法融合，从而阻碍立体视觉甚至双眼视觉的形成。

正常的双眼视觉功能被破坏而又无法及时纠正，会进一步产生一系列异常视觉状态。儿童可能出现把同一个物体看成两个物体的复视现象，或两个不同的物体重叠在一起的混淆视现象；双眼视觉尚未完全形成的年幼儿童则会发生一侧眼的抑制现象，久而久之可能造成单眼视功能下降，即弱视。

## 立体视觉的检查

立体视觉十分重要，怎样才能初步自行判断立体视觉是不是正常呢？一个简单的检查就可以粗略判断双眼视觉的融像功能是否正常，家长可以将一个较小的视标（如笔尖或指尖）置于儿童双眼正前方约40cm处并逐渐向眼前移动，同时观察这一过程中儿童双眼盯着视标向内汇聚的能力。

更为专业、准确的综合立体视觉检查需要寻求视光科医生或眼科医生的帮助。医生可根据孩子的情况进行针对性检

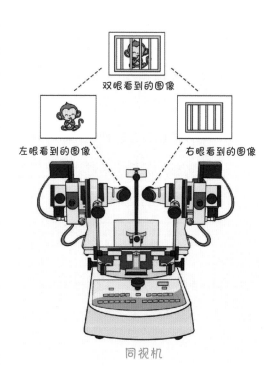

同视机

查，帮助判断孩子的立体视觉正常与否。

例如同视机检查可以用于定性评估包括同时视、融合视和立体视在内的双眼视觉功能，利用偏振光原理分离双眼图像的 Titmus 立体镜可以定量检测立体视功能，随机点立体图进一步提高了立体视检查的客观性。

希望家长与孩子都可以初步了解立体视觉的相关知识，明白立体视觉的重要性，并且在生活中感受到立体视觉带来的美丽"视"界。

◎ 延伸阅读

[1] NITYANANDA V, READ JCA. Stereopsis in animals: evolution, function and mechanisms [J]. Exp Biol, 2017, 220(14): 2502-2512.

[2] PONCE CR, BORN RT. Stereopsis [J]. Curr Biol, 2008, 18(18): 845-850.

 点识成睛

问：为什么成年人用一只眼睛也可以看到立体世界？

答：大部分成年人一直是用双眼看世界，积累了丰富的立体视觉经验，立体视的功能已经发育成熟。因此，即使遮住一只眼睛，也可以依据过去的视觉经验看到立体世界。然而，对于视觉功能发育敏感期的孩子来说，由于立体视的功能仍不完善，难以通过一只眼睛看到立体世界。

（周行涛　赵婧　王钰靓）

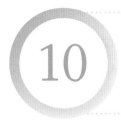

# 10 孩子斜视怎么办

## 孩子这样是斜视吗

孩子总是歪头看东西是斜视吗　歪着头或者斜着眼睛看东西不一定是斜视。斜视一般指两眼视轴不一致，不能同时注视目标，只能用单眼注视，而另一眼偏向目标另一侧。

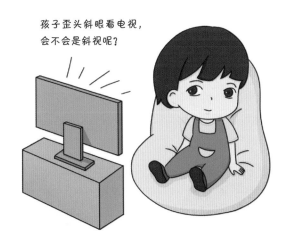

孩子歪头斜眼看电视，会不会是斜视呢？

儿童在生活中表现出来的歪头斜眼，大多数不是因为斜视，而是因为不良的用眼习惯以及散光等屈光不正。发生这种情况，家长可以提醒孩子纠正姿势。如果儿童歪头斜眼的情况仍然不改善，家长可以带孩子到医院做进一步检查。

孩子出现"斗鸡眼"或者"对眼"是斜视吗　有些家长会发现孩子双眼黑眼珠非常靠近，鼻梁侧的眼白很少，生活中常将其称为"斗鸡眼"或者"对眼"，但这不一定是斜视。孩子可能因为内眦赘皮而形成这种内斜视的外观，呈现出内斜视的假象，但其实孩子双眼位置正常，双眼角膜反光点位于瞳孔中央，并不是斜视。大多数孩子在长大后，随着鼻梁的发育，内眼角的皮肤被拉起，假性内斜视的外观将随之消失。

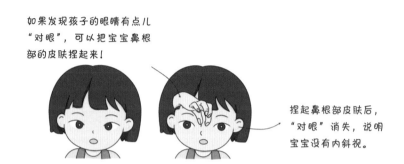

如果发现孩子的眼睛有点儿"对眼"，可以把宝宝鼻根部的皮肤捏起来！

捏起鼻根部皮肤后，"对眼"消失，说明宝宝没有内斜视。

## 判断孩子是否存在斜视的小技巧

上述两种情况，家长都很容易误认为孩子患上斜视。以下方法可以帮助家长在家初步判断孩子是否存在斜视。首先家长打开手电筒的灯光，再将光照射在孩子的鼻根部，让孩子注视灯光。

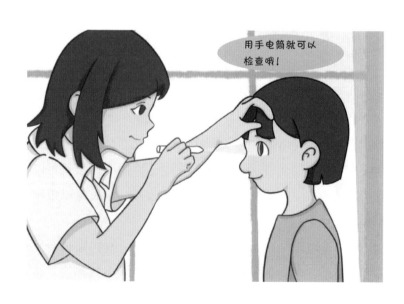

用手电筒就可以检查哦！

这时孩子双眼会出现反光点（即为角膜反光点）。如果双眼对称，角膜反光点都位于角膜（黑眼球）的正中央，就不存在斜视；如果双眼的角膜反光点不对称，意味着双眼看东西的方向不一致，可能存在斜视，需要带孩子到医院进行进一步检查和治疗。

## 孩子有时斜视，有时不斜，是怎么回事

家长有时会发现孩子大部分时间看上去没什么问题，但是有时会出现双眼不"聚焦"，一只眼睛不自觉地往外瞟的情况，尤其在孩子发呆、注意力不集中和疲劳的时候更为明显，或者孩子在阳光下喜欢眯眼看东西。这些情况出现时，说明孩子可能患上了间歇性外斜视。

间歇性外斜视是最常见的斜视类型，表现为时而正常，时而外斜。间歇性外斜视除了影响外观，还会由于斜视，双眼视物方向不一，造成物像在双眼视网膜的投影位置不一致，出现视物重影。大脑为了避免重影，就会抑制其中一眼的影像，从而影响孩子双眼视功能（如双眼同时视、融合视和立体视功能）发育。因此家长不能掉以轻心，早发现、早矫正，避免引起双眼视功能的进一步损害。

## 斜视都需要手术治疗吗

大部分斜视需要通过手术调整眼外肌的力量，使眼睛重新回到正常位置。但部分情况下，如儿童常见的调节性内斜视，多与中高度远视或者眼睛的调节集合功能异常有关，配戴合适的眼镜后，孩子的内斜视可以完全或者部分好转。戴镜半年后，斜视仍然没有完全消失，可考虑手术治疗。间歇性外斜视，在斜视度数不大、双眼视功能良好的情况下，可以定期监测孩子的斜视度数和双眼视功能变化。在斜视度数增大或者双眼视功能损害严重的情况下再考虑进行手术治疗。

## 斜视不及时矫正会有什么危害，什么时候是斜视的最佳手术时机

由于斜视造成儿童双眼注视方向不一致，无法同时视物，除了影响外观，还可能影响孩子的自信心和社交。更重要的是，斜视会影响双眼视觉功能的发育，导致孩子缺乏双眼同时视、融合视和立体视功能，限制很多需要精细操作和空间感的技能，如驾驶、显微操作、空间设计等。斜视眼还可能因为长期被抑制，导致视力发育受到影响，进而形成弱视。

斜视要及时发现和诊治，在戴镜无法改善并发现斜视已经影响双眼视觉功能的情况下，应该尽早进行手术治疗，恢复双眼正位，促进双眼视觉功能的形成。成年后再进行斜视手术治疗仅能改善外观，难以恢复双眼视觉功能。

## 斜视手术风险大吗，术后会复发吗

眼睛的灵活转动需要眼部肌肉的调节。斜视手术就是通过调整眼外肌在眼球上的附着点和眼外肌的肌力，使得双眼的位置重新达到平衡，恢复

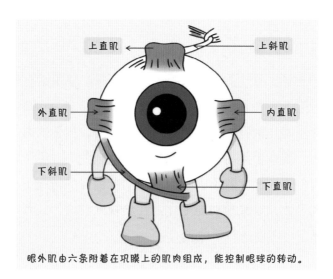

眼外肌由六条附着在巩膜上的肌肉组成，能控制眼球的转动。

正常。斜视手术通常在全身麻醉下进行，手术只作用于眼外肌，不涉及眼球内部，因此不会破坏眼球内结构，一般不会造成视力损伤。斜视手术切口小、手术时间短，半小时左右就能完成，是技术成熟且安全的常规手术。

斜视手术后会存在一定的复发率。斜视复发率与斜视的类型、斜视发生时间、手术时机、手术方案、术后随访等有关。目前，在有经验的医院进行斜视手术，一次成功率能达到 80% 以上。如果复发，还可以考虑再次进行手术矫正。

（邱璇）

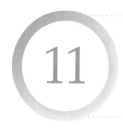

# 11 孩子弱视怎么办

经常会看到一些孩子戴着眼镜，其中一个镜片还被遮着。有些人会好奇为什么要用眼罩挡着？这会不会引起视功能损害？其实，眼罩遮眼是一种治疗小朋友"弱视"的常用方法，弱视只要早发现、早干预，大多数会收到较好的治疗效果。

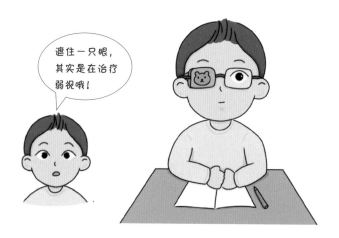

## 什么是弱视

弱视是视觉发育期间由于各种原因导致眼睛没有发育完全，眼睛变"懒"，常表现为孩子戴上眼镜也无法看清。《中国儿童弱视防治专家共识（2021年）》将其定义为"在视觉发育期，由于单眼斜视、未矫正的屈光参差、未矫正的高度屈光不正、形觉剥夺引起的单眼或双眼最佳矫正视力低于相应年龄的视力为弱视；或双眼视力相差2行及以上，视力较低眼为弱视。"关于弱视需要注意以下几点。

不同年龄的视力范围不同　不同年龄段儿童的正常视力范围是不同的。根据视力发育规律，3 ~ 5 岁儿童的正常视力为 0.5 及以上，6 岁及以上儿童则应达到 0.7。

不戴眼镜时看不清，不一定是弱视　弱视诊断中的"视力"是指最佳矫正视力，也就是戴上合适的眼镜后测得的视力。

排除器质性病变　弱视的诊断必须先排除器质性病变，如一些先天性眼底病变。

只有正规医院才有资质诊断弱视　当在视力康复中心、眼镜店等机构发现孩子"视力不好"时，家长一定不要慌张，应及时带孩子到医院就诊。

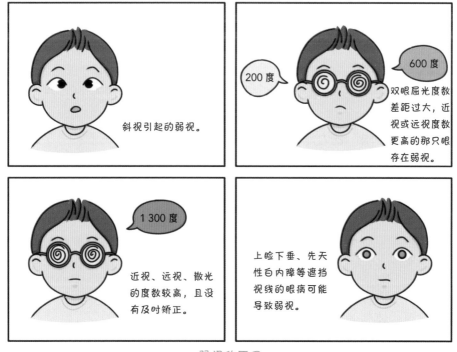

弱视的原因

## 弱视的治疗

尽早去除形觉剥夺因素　形觉剥夺性弱视是最严重的弱视类型，治疗困难、预后差，如先天性白内障应尽早行白内障摘除手术，重度上睑下垂、角膜混浊等也应尽早进行手术治疗。

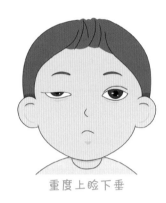

重度上睑下垂

将弱视眼"用"起来　以下方法都要遵医嘱，并定期复查调整方案。①根据验光度数精准配镜，可以保证孩子看到清晰的图像，有助于弱视眼视力提高；②遮盖疗法，用遮光布或半透明膜将"好眼"挡起来，用弱视眼进行精细活动，如练习穿珠子、拼图等；③压抑疗法，通过使用散瞳药等方式让"好眼"视力低于弱视眼视力，让弱视眼"用"起来。

新型治疗方法　弱视治疗是综合性治疗，除了传统的遮盖和配镜，还可借助新科技进行辅助训练，主要有弱视治疗仪和视知觉训练。

弱视治疗仪：弱视治疗仪是集多种视功能训练于一体的治疗仪器，通过刺激视觉发育最敏感的视网膜黄斑区，逐渐提高弱视眼的黄斑功能。常见的视功能训练有后像疗法、海丁格刷法 / 光刷训练、红色滤光片疗法。目前市面上的弱视治疗仪质量参差不齐，建议到正规医院就诊，明确是否存在弱视，评估弱视的严重程度，制订合适的治疗方案。

视知觉训练：分为单眼和双眼训练。单眼训练是利用软件对弱视眼重复进行视觉任务训练。双眼分视训练是以不同敏感度的视觉刺激分别刺激双眼，利用大脑的可塑性，让双眼达到新的平衡，从而促进弱视眼的视力提高和双眼视功能的重建。

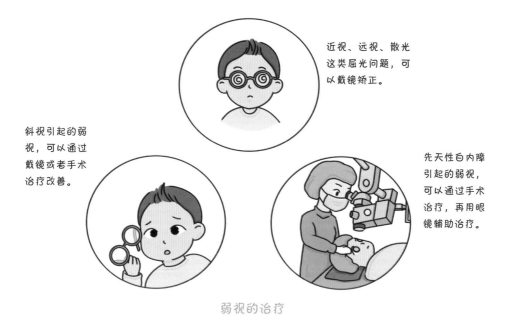

近视、远视、散光
这类屈光问题，可
以戴镜矫正。

斜视引起的弱
视，可以通过
戴镜或者手术
治疗改善。

先天性白内障
引起的弱视，
可以通过手术
治疗，再用眼
镜辅助治疗。

弱视的治疗

目前还出现了基于互联网的知觉训练，孩子可以在家利用电脑完成训练，这种方法趣味性较强，孩子的接受度高、疗效较好。

## 弱视的预后

家长最关心的问题无疑是弱视到底能不能治好。答案是有可能治好。弱视的预后主要与以下因素有关。

影响弱视预后的因素

| 影响因素 | 预后 |
| --- | --- |
| 年龄 | 年龄越小，疗效越好<br>· 关键期为 3 ~ 7 岁，这期间应注意纠正孩子歪头、眯眼等不良视物习惯，并定期到正规医院进行眼科检查<br>· 8 岁后孩子视觉发育趋于成熟，视力缺损将很难完全纠正<br>· 12 岁以上才发现孩子弱视也不要轻易放弃，经过积极治疗可获得一定改善 |

续表

| 影响<br>因素 | 预后 |
| --- | --- |
| 弱视<br>类型 | 不同类型弱视的预后好坏排序如下:形觉剥夺性弱视＞斜视性弱视、屈光参差性弱视＞屈光不正性弱视 |
| 注视<br>性质 | 中心注视者比周边注视者预后好 |

## ▍其他注意事项

**正确的光线刺激和用眼习惯** 生活中接触的光线会影响视觉发育,家长要尽量避免有害光线过多照射孩子的眼睛,如劣质 LED 屏、太阳镜。同时,监督孩子不要躺着、侧着或歪头看东西。不良的用眼习惯会导致双眼度数差距变大或者眼睛偏斜,从而引起弱视。

**注重心理影响** 由于眼睛的问题,弱视儿童可能成长在被嘲笑的环境里,如遮盖治疗期间被起外号"独眼龙"等,这对儿童的心理发育有明显影响,儿童容易产生自卑、自闭心理。因此家长在日常生活中需要给予孩子心理上的疏导,帮助孩子积极对待弱视,如可采取奖励等方式提高孩子的训练兴致。

**学习和生活的不便** 弱视会影响眼睛的调节、扫视、追踪、空间辨别、对比敏感度及手 – 眼协调等能力,可能影响孩子的学习成绩。生活中会由于看不清楚而容易摔跤、受伤,家长平时应给予孩子更多关心和陪护,并有意识训练孩子阅读、避障等能力。

### ◎ 延伸阅读

[1] 中华医学会眼科学分会斜视与小儿眼科学组,中国医师协会眼科医师分会斜视与小儿眼科学组. 中国儿童弱视防治专家共识 (2021 年) [J]. 中华眼科杂志, 2021, 57(5): 336-340.

[2] 中华医学会眼科学分会斜视与小儿眼科学组. 弱视诊断专家共识(2011 年)[J]. 中华眼科杂志, 2011, 47(8): 768-768.

点识成睛

问： 听说玩电脑游戏可以治疗弱视，是真的吗？

答： 有些弱视就是因为眼睛"太懒"导致的，适当玩电脑游戏反而可以加强弱视眼的使用。

问： 弱视训练需要持续多久，这种训练会加重近视吗？

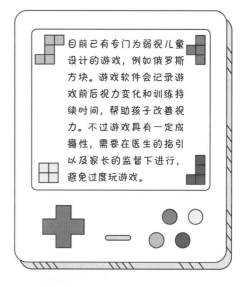

目前已有专门为弱视儿童设计的游戏，例如俄罗斯方块。游戏软件会记录游戏前后视力变化和训练持续时间，帮助孩子改善视力。不过游戏具有一定成瘾性，需要在医生的指引以及家长的监督下进行，避免过度玩游戏。

答： 弱视训练的疗程是根据随访情况不断调整的。一般弱视治疗后需要 3 年左右的随访观察，若复查时发现孩子的视功能很稳定，甚至提高，可逐渐减少弱视训练；若复查发现孩子视力下降，则需要在医生的指导重新开始弱视训练。

另外，有些家长担心小朋友经常对着电脑训练会加重近视。近视性弱视若长期进行训练确实会加快近视进展，但治疗弱视是"大利"，近视加深是"小弊"，且目前有研究表明，在传统训练的基础上予以视远训练或联合双眼视知觉训练可有效缩短治疗时间，并在控制近视加深方面起到一定的积极作用。

（毛柯力　陈晓兰　张欣星　林小铭）

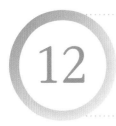

# 12 读写困难和视觉异常有关吗

我们身边会有一些不愿意看书、看不懂文章、写字困难，还经常写错别字的孩子。这些孩子往往学习成绩相对较差，很容易被打上"懒小孩""笨小孩"的标签。实际上，他们中的大部分并不是懒或者笨，80%以上儿童的学习困难是读写障碍造成的。

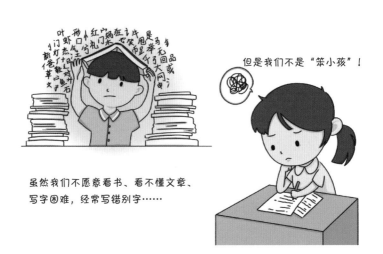

虽然我们不愿意看书、看不懂文章、写字困难，经常写错别字……

但是我们不是"笨小孩"！

## 什么是读写障碍

分类　读写障碍可分为阅读障碍和书写障碍，两者往往伴随发生。阅读障碍指在阅读文字时发生困难，难以理解文章的意义。书写障碍指儿童严重缺乏书面表达或书写字词的能力。学龄儿童读写障碍的发生率可以高达10%，不仅会直接影响孩子的语文成绩，数学、英语、科学等其他学科成绩也可能受到影响，还可能对其社交和心理健康产生不利影响。

判断标准　如果孩子有以下表现，需要警惕是否存在读写障碍：①无法辨认常用的汉字，识字量明显比同龄孩子低；②阅读时经常漏字、颠倒、串行，或错看成其他字；③阅读后难以理解文章内容，无法归纳主旨，难以回忆阅读内容；④在专注的情况下，读或写花费的时间是同龄孩子的两倍以上；⑤抄写时间长，需要看一笔写一笔，写作业极慢，字句顺序混乱；⑥容易写错字，如增减笔画、结构错误、位置颠倒、镜像书写以及书写为形近字或音近字等；⑦文字分布异常，如大量笔画堆叠在一起，无法沿着横线书写；⑧逃避书写，书面表达能力比口头表达能力差很多；⑨学习成绩差，缺乏自信心，有厌学情绪。

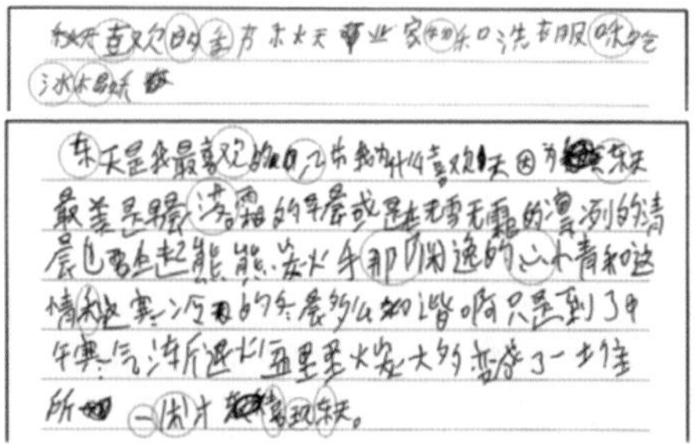

读写障碍儿童的作文，许多常用汉字书写出错

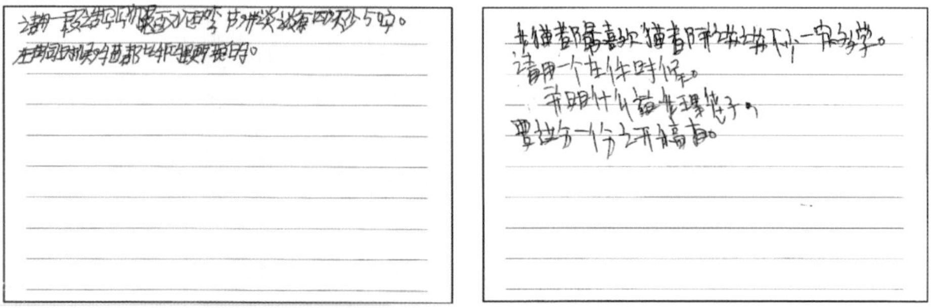

读写障碍儿童的作文，笔画或文字整体分布异常

## 及时找原因，精准评估

读写障碍的发生，可能与以下视觉异常有关。

眼部疾病　眼睛是获取书面信息的窗口，读写困难首先应该考虑是否受眼部疾病的影响，如遗传性眼病（如先天性白内障）、感染性眼病（如沙眼、急性细菌性结膜炎）、屈光不正（如斜视、近视、远视、散光）等。患有眼部疾病的孩子可能出现阅读速度慢、犯困、漏字、串行，书写时手眼配合能力差、遗漏笔画等情况。

视神经功能异常　眼睛捕捉到光学信号后，传输给大脑的视神经系统进行解读。视神经好比一条精细的流水线，将眼睛所看到的影像特征逐步整合起来，从点、线条到轮廓、形状，最终"看到"一个汉字和一篇文章，流水线上的任何一环出问题，都会导致儿童无法正确处理文字信息。另外，当我们看到文字时，大脑会自动回忆起如何用笔书写文字，所以视神经异常还会干扰书写。先天性白内障儿童在手术后常发生读写障碍，主要原因就是出生后长期视力低下，导致视神经功能发育不良。

眼球注视模式异常　一些没有明显眼部疾病或视神经功能异常的孩子，也可能出现读写障碍，这时可以借助眼动仪，精准地检查他们阅读中是否有眼球注视模式异常。眼动仪能够实时、准确地追踪瞳孔的注视情况，反映孩子的阅读过程和阅读困难的具体表现。

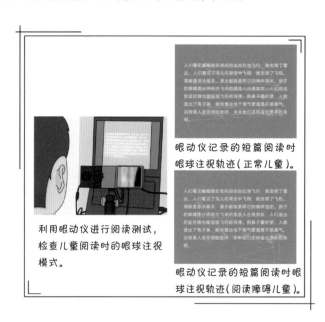

眼动仪记录的短篇阅读时眼球注视轨迹（正常儿童）。

利用眼动仪进行阅读测试，检查儿童阅读时的眼球注视模式。

眼动仪记录的短篇阅读时眼球注视轨迹（阅读障碍儿童）。

## 治疗和矫正

读写障碍能治好吗？当然能！在及时、精准明确病因的基础上，给予科学介入，就有很大希望缓解甚至消除孩子的读写障碍。随着读写障碍情况缓解，孩子的学习成绩可以显著提高，并有助于逻辑推理能力、专注力等相关能力的发展。家长可以参考以下方法帮助孩子在家完成读写障碍视觉矫正训练。

汉字结构注视训练　对于识字能力弱、书写时经常出现增减笔画、位置颠倒等情况的孩子，可以进行汉字结构注视训练。汉字是二维方块文字，各部分以横向和纵向组合。可以准备一组结构相同的汉字，如"边、延、越、爬、毡"以及"想、然、堡、咨、奖"，引导孩子区分汉字的组成及位置关系。建议将汉字用较大字号打印在田字格中，以便观察。

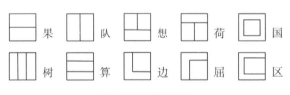

常见的汉字结构

语篇注视训练　如果孩子的语篇注视模式异常，可进行语篇注视训练。可以准备难度适中并且孩子感兴趣的语篇，先由家长带读，孩子逐句跟读，随后过渡为逐段跟读，最后由孩子自主朗读全文。在朗读过程中，孩子用手指同步指着相应的字，提升专注度，避免出现错字、漏字等情况。语篇注视训练的常见难点是分辨哪些字组成一个词或词组，可以事先给长串的句子画出词的界线，方便孩子在训练时及时辨认。

注视速度训练　阅读速度与视觉广度（眼睛接收信息的空间范围）、短

| 18 | 11 | 25 | 3 | 22 |
| 12 | 15 | 8 | 5 | 14 |
| 23 | 2 | 9 | 24 | 20 |
| 21 | 1 | 6 | 17 | 7 |
| 13 | 10 | 4 | 16 | 19 |

5 × 5 标准舒尔特方格

时记忆力、注意力等密切相关，这些能力可以通过舒尔特方格训练来提升。具体方法是在一张方形卡片上画上 5×5 个尺寸为 1cm×1cm 的方格（注意保证标准尺寸，尺寸过大会增加眼睛扫视距离，过小则达不到训练效果），将数字 1～25 乱序填入格中。训练时，让孩子按从小到大的顺序依次指出数字的位置，并朗读出声；也可以根据孩子的能力调整训练难度，制作 3×3、4×4、6×6、7×7 数量的方格。

手眼协调训练　一些孩子阅读能力正常，但字迹笨拙、书写缓慢，这可能是由于视觉与手部动作配合不协调所致，通过手–眼协调训练可有效改善。比如，带领孩子一起用铅笔在纸上走迷宫，描摹喜欢的图画或自主画线（横线、竖线、斜线、S 弯、封闭曲线等）。此外，还可以和孩子玩剪纸、绣花等手工游戏。值得注意的是，视觉阅读、手–眼协调都有一个发展过程，不应该超前要求孩子进行读写训练，违背科学发育规律，"拔苗助长"反而会增加孩子后期发生读写障碍的概率。

读写障碍矫正的可能性是比较大的，家长要尽早帮助孩子确诊，坚持训练，更需要给孩子多一些耐心和鼓励，陪孩子学会阅读和书写，找回自信。

◎ 延伸阅读

[1] 陆烁，丘国新. 汉语儿童语言障碍精准筛查 [M]. 北京：科学出版社，2022.

[2] 孟祥芝. 走出迷宫：认识发展性阅读障碍 [M]. 北京：北京大学出版社，2018.

[3] 萨莉·施威茨. 聪明的笨小孩：如何帮助孩子克服阅读障碍 [M] 刘丽，康翠萍，译. 北京：北京师范大学出版社，2019.

点识成睛

问：如何分辨孩子学习成绩差是不愿读书还是读写障碍？

答：首先，绝大部分孩子在主观上是愿意取得好的学习成绩的。如果孩子学习时间充足，但成绩不理想，要警惕读写障碍的可能性。在日常学习中，读写障碍的孩子往往会在读和写上花费过多时间，而不愿读书的孩子则往往不做读书和书写任务。当然，长期的读写障碍会导致孩子抗拒学习。所以家长要在孩子低年级时特别留意他的作业、试卷，多和孩子交流阅读感受，避免将成绩差一概归因于不愿读书。

问：如何区分多动症和读写障碍？

答：多动症，即注意缺陷多动障碍，也是学习障碍的常见原因。注意缺陷多动障碍的孩子因为无法保持注意力，从而表现出读写障碍。但是注意缺陷多动障碍孩子的注意力问题还会表现在与读写无关的领域，如社交、游戏。单纯读写障碍的孩子则不会在其他领域存在注意力问题。另外，注意缺陷多动障碍的孩子往往在学龄前就有很多表现，单纯读写障碍的孩子则在学龄前表现正常，上学后才慢慢表现出问题。

（陆烁　杨靖雯）

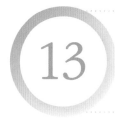
# 孩子常用电子产品会影响眼睛发育吗

有些家长为了能在照看孩子时省心一点儿，会拿手机、手持电脑等电子产品给孩子看动画片或让孩子玩游戏，孩子一玩手机就能安静下来，既不乱动，也不哭闹，家长自然轻松自在不少。

研究数据显示，96.6%的1岁儿童开始接触和使

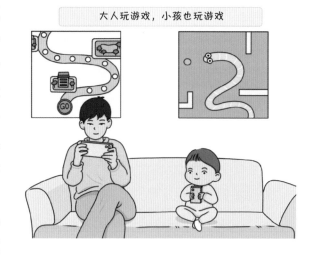

用智能手机，3岁儿童已经可以独立地使用智能手机进行多媒体互动。虽然电子产品的普及为锻炼孩子的学习能力和解决儿童教育不平等问题提供了机会，但是过早使用电子产品可能对孩子的眼健康、大脑发育、识字率等产生负面影响。

## 电子产品如何对儿童视力造成伤害

眼部伤害　如果儿童过多使用手机，容易导致眼睛疲劳，进而影响双眼聚焦功能，诱发近视以及斜视。有些儿童长时间、连续玩手机，由于眨眼频率减少，泪水蒸发过多，可能引起干眼。此外，过亮、过于鲜艳的电子屏幕对儿童视网膜有强刺激，可能导致色觉敏感度降低，甚至损伤儿童正在发育的视神经。

身体伤害　过度使用电子产品会使儿童睡眠质量下降，可能引起饮食失调，阻碍儿童身体（特别是大脑）发育；长期低头使用电子产品，对儿童发育中的颈椎影响也很大。

心理伤害　很多电子游戏场景逼真，而且可以填补现实生活中难以实现的愿望，有极强的吸引力，儿童可能不自觉地沉迷在游戏中，因心智不成熟而分不清虚拟世界和现实世界的差别，从而导致生活乐趣下降，最终产生厌学情绪，滋生孤独感、自卑感、焦虑和抑郁，更容易冲动、控制力差。

## 如何避免儿童过早接触电子产品

尽量减少孩子接触手机的机会　通过卸载手机中非必需的软件，减少孩子接触手机的欲望和机会。

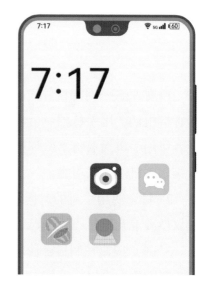

丰富孩子的日常生活　如果家长有时间，可以尽量丰富孩子的日常生活，在家时通过实物玩具或者做游戏等方式陪伴孩子；也可以带孩子到小区里或周围的公园开展户外活动，亲近大自然，让孩子和小伙伴一起玩耍。

增加户外体育锻炼　如果家长时间有限、经济条件尚可，可以让孩子参加各类他喜欢的兴趣班和艺术培训，尤其是在幼儿阶段，应该鼓励孩子多参加户外体育锻炼，增强体质的同时也能促进大脑发育。

选用有互动功能的产品　可以买一些有互动功能的产品，如智能音箱、点读笔、早教机，代替手机和电视来陪伴孩子。

## 如何减少孩子对电子产品的依赖

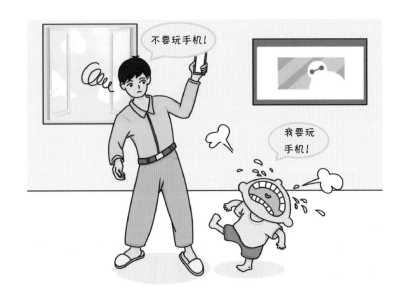

　　1. 如果孩子对手机等产品感兴趣，可以引导他初步了解其功能，学会接、打电话，用手机拍照，学会用手机获取知识或者讯息；还可以通过蓝牙音箱用手机播放听书软件里的故事，转移孩子对手机的注意力；避免孩子接触手机的娱乐功能。

　　2. 每天使用手机的时间累计不超过1小时，每次不宜超20分钟，不建议学龄前儿童使用手机娱乐。

　　3. 家长应当控制自己使用手机的时间，做好示范，尽量不要在孩子面前长时间使用手机，等孩子入睡后再使用手机等产品。

　　4. 若发现儿童有手机成瘾倾向，家长要尽量用平等的态度和商量的语气与孩子沟通，不要打压孩子，做到共情和正确引导。

　　5. 多用实物玩具或互动游戏陪伴孩子，避免孩子产生孤独感，鼓励孩子多与同龄人建立健康的人际交往。

　　6. 学龄期儿童如果想要使用手机，家长应当理解，适当满足孩子合理使用手机的需求，并设置青少年模式，适当监督孩子的使用情况，避免过多使用手机玩游戏。同时，孩子如因学习需要而使用手机，可以用电脑代替手机，降低近距离用眼对视功能的影响。

## 延伸阅读

[1] HARDELL L. Effects of mobile phones on children's and adolescents' health: a commentary [J]. Child Dev, 2018, 89: 137-140.

[2] LISSAK G. Adverse physiological and psychological effects of screen time on children and adolescents: Literature review and case study [J]. Environ Res, 2018(164): 149-157.

[3] KWON M, KIM DJ, CHO H, et al. The smartphone addiction scale: development and validation of a short version for adolescents [J]. PLoS One, 2013, 8(12): e83558.

[4] LU GL, DING YM, ZHANG YM, et al. The correlation between mobile phone addiction and coping style among Chinese adolescents: a meta-analysis [J]. Child Adolesc Psychiatry Ment Health, 2021, 15(1): 60.

## 点识成睛

问： 手机调整到"护眼模式"，是不是就可以放心使用了？

答： 手机的"护眼模式"一般是通过改变手机光线的颜色，让手机屏幕变"黄"，形成较柔和的黄光屏幕模式来护眼。该模式从一定程度上减少了屏幕发出的蓝光，可减轻长时间观看屏幕对眼睛造成的伤害。但是长时间使用手机仍容易导致视疲劳、干眼、屈光不正等眼科疾病，所以即使在"护眼模式"下，仍不建议孩子长时间使用手机。

（万鹏霞　杨晓南　宋渴馨）

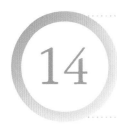

# 错误的读写习惯
# 会导致近视吗

孩子上小学后开始通过书本了解世界，阅读和写作逐渐成为学习过程中非常重要的一部分。正确的读写姿势，对于培养良好的读写习惯、保护眼睛有着重要意义。如果孩子握笔方式与看书、写作业的姿势不正确，则可能造成近视。

## 握笔方式

不正确的握笔方式与近视相关。研究显示，如果示指、拇指的握笔方式，无名指、小指的摆放位置或者笔上端的停靠位置不正确，都可能导致近视。

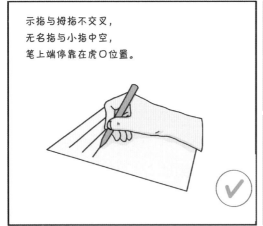

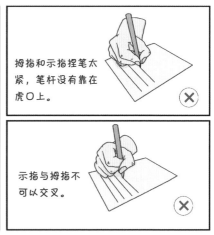

握笔方式不当，会在笔尖附近形成阴影，导致孩子低头或头部左倾。如果孩子习惯用示指、拇指不交叉的握笔姿势，那么在坐姿端正时，视线

就不会被手指遮挡，也无须低头或头部左倾，在这种姿势下，孩子的眼睛与书本能够保持适当距离。同时，书写时使笔杆靠近示指，能帮助孩子更好地用力，并且易于保持书写姿势。

正确的握笔姿势在各文献资料中仍存在矛盾与分歧，目前最广泛认可的是示指与拇指不交叉，无名指与小指中空，笔上端停靠在虎口位置，这种握笔姿势对近视防控最有利。

## 读写姿势

儿童时期人的骨骼尚未发育完全，如果长期读写姿势不正确，不仅会增加用眼负担、影响视力，还会影响脊柱发育，导致脊柱异常弯曲。因此，培养儿童良好的读写姿势是预防近视和脊柱异常弯曲的重要措施之一。

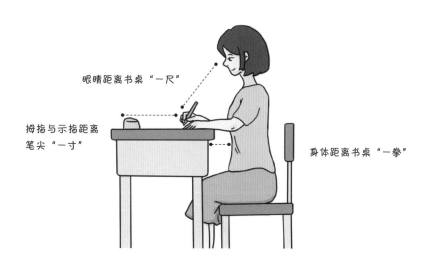

眼睛距离书桌"一尺"

拇指与示指距离笔尖"一寸"

身体距离书桌"一拳"

既往研究表明，能经常保持"一拳一尺"的孩子，视力异常的情况比较少；需要父母经常提醒、难以保持正确读写姿势的孩子，视力异常的情况比较多。这意味着当家长经常提醒孩子保持正确读写姿势的时候，孩子可能已经出现了视力问题。

## 好习惯要从小养成

握笔方式与读写姿势是一种复杂的视觉与触觉统合的精细动作，养成良好的握笔、读写习惯既需要生理结构的发育完善，也需要后天精细动作的不断练习。研究发现，在 4～6 周岁时，孩子的握笔方式、读写姿势就会发展至成熟阶段。因此，该年龄段儿童的教师和家长应采取多种方法随时提醒、监督和引导孩子，让其在早期就掌握并保持良好的握笔方式、读写姿势。良好的握笔方式、读写姿势不仅有利于孩子的视力发育，还有助于脊柱发育。

相信每一位家长都希望自己的孩子拥有明亮的双眼、挺拔的身姿和健康的身体，那么就需要与孩子共同努力，帮助孩子养成健康的读写习惯。

### ◎ 延伸阅读

[1] 马庆华 . 中小学生握笔姿势与近视相关性分析以及健康教育对策 [J]. 社区医学杂志 , 2016, 14(09): 49-50.

[2] 周子梅 , 戴锦晖 , 褚仁远 , 等 . 握笔姿势对学龄儿童近视病情影响的初步研究 [J]. 中国眼耳鼻喉科杂志 , 2005, 5(01): 38-39.

[3] 王希 , 郭力平 . 学龄前儿童握笔姿势的发展性研究 [J]. 心理科学 , 2009, 32(03): 579-583.

### 点识成睛

问：孩子用左手写字，会影响视力吗？

答：孩子用左手写字不会影响视力。左手写字，主要锻炼右脑；右手写字，主要锻炼左脑。无论用左手写字，还是用右手写字，只要保持规范的握笔方式和读写姿势，就可以降低近视的发生风险。

（项毅帆　陈昭桦）

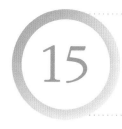

# 应该如何选择
# 合适的护眼灯

护眼灯对于平时需要长时间、近距离看书学习的孩子来说是必备的。市面上带有"护眼"字样的灯具数不胜数，它们真的都具有护眼的功能吗？如何辨别并挑选适合孩子的护眼灯呢？

## 灯具分类

在解决上述疑问之前，需要先了解市面上常用的灯具分类。

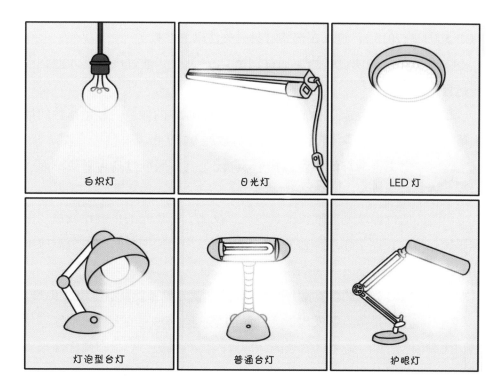

| | | |
|---|---|---|
| 白炽灯 | 日光灯 | LED 灯 |
| 灯泡型台灯 | 普通台灯 | 护眼灯 |

白炽灯 通过交流电加热灯丝后发光。光谱连续，最接近自然光，是非常理想的护眼光源，但是能耗较大，在节能环保的大背景下白炽灯被逐渐淘汰。

日光灯 也称为直接使用交流电荧光灯，其闪烁频率很高，人眼感知不到，但有证据显示长期使用传统日光灯会加重视疲劳。另外，高频的交流电会产生电磁辐射，可能不利于人体健康。

LED 灯 能耗低，调光性能好，存在蓝光问题。随着全光谱 LED 灯的发展，蓝光问题得到解决。LED 灯现在逐渐成为市场上主流的护眼灯具。

## 挑选护眼灯需要关注的参数

根据《儿童青少年学习用品近视防控卫生要求》（GB 40070—2021）、《读写作业台灯性能要求》（GB/T 9473-2017）以及《建筑照明设计标准》（GB 50034—2013），建议在选购灯具时关注以下参数。

CCC 认证 照明设备均应通过国家 CCC 认证，通过该认证才能在市场销售。

显色指数 指数越高的光越能显现出物品原本的颜色。显色指数的最大值为 100，选择灯具时其显色指数最好要在 95 以上。

照度 书桌上台灯的照度以接近 500lx 为宜，照度过高可导致桌面、书本、墙壁反射光增强，眼睛易疲劳。

色温 低色温就是通常说的暖色光，反之，冷色光的色温比较高。根据国家标准，长期工作或停留的房间或场所，使用照明灯具相关色温应不小于 3 300K，且不大于 5 300K。

蓝光 LED 光源的灯具常存在蓝光问题，蓝光危害类别不应超过 RG0。

频闪 主要是指光源发出的光随时间呈快速、重复的变化。商家宣传的"无频闪"，实际是无可见频闪，即频闪仍然存在，只是肉眼无法准确感知。频闪通常使用波动深度衡量。

LED 护眼灯波动深度要求

| 波形频率 | 波动深度 |
| --- | --- |
| 光输出波形频率≤ 90Hz | ≤ 0.288% |
| 90Hz ＜光输出波形频率≤ 3 125Hz | ≤光输出波形频率 ×0.08/2.5（%） |
| 光输出波形频率＞ 3 125Hz | 免除考核 |

注：数据来源于广东省光电技术协会发布的《LED 护眼台灯》标准。

另外，需要注意以下几方面内容。

1. 根据国家标准，照明灯具分为 A 级和 AA 级。选择护眼灯时，建议选择 AA 级灯具。

2. 部分充电式台灯在电量不足时亮度会降低，长时间看书写字，最好用接电源的台灯。

3. 如果 LED 台灯的灯珠暴露在外，最好不要在写字、看书时使用，但可以用作照明。

4. 学习或者工作期间如果需要使用护眼灯，请将灯具放置在写字手的对侧，避免手在纸上形成阴影，同时应打开房间大灯，保证环境明亮。

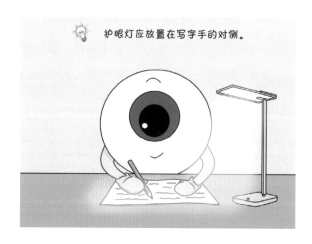

市场上护眼灯质量参差不齐，价格高低不一，功能多样。如果觉得通过以上参数挑选过于麻烦，可以直接选择购买"符合国家标准的 AA 级护眼灯"。

◎ 延伸阅读

[1] 国家卫生健康委员会.《儿童青少年学习用品近视防控卫生要求》非书资料：
　　GB 40070—2021[S]. 北京：中国标准出版社，2021.

[2] 全国照明电器标准化技术委员会.《读写作业台灯性能要求》非书资料：GB/T9473—
　　2022[S]. 北京：中国标准出版社，2022.

[3] 住房和城乡建设部.《建筑照明设计标准》GB 50034—2024[S]. 北京：中国标准出版社，
　　2022.

[4] 潘有彬，诸玉华. 少年儿童的视觉健康与照明 [J]. 中国照明电器，2016(08): 18-23.

## 点识成睛

问： 千元级台灯一定比百元级台灯好吗？

答： 不一定。挑选护眼灯的重点在于灯的参数而不是价格，建议根据
　　有无 CCC 认证、显色指数（Ra）、照度（lx）、色温、蓝光和频
　　闪等进行选择。价格较高的护眼灯可能在外观设计、取材用料方
　　面更为讲究，并支持更多角度、方向的照明。部分护眼灯可能还
　　具有语音控制、作业辅导之类的附加功能，因此价格更高。大家
　　可以根据个人需求进行选择。

（徐安迪　连章凯　晏丕松）

# 16 爱眼护眼
从学习环境入手

　　家长在预防及控制儿童近视过程中扮演着重要角色，其中一个不可忽视的方面，就是为儿童提供合理、舒适的学习环境。家长应该如何布置儿童的学习环境呢？

## 教室学习环境的布置

　　教室是儿童长期学习的地方，为了保证教室成为良好的学习环境，国家对于教室的采光及照明都制定了相应标准。教室的采光要科学，照明设备应利于视力健康，保证光照充足、教室明亮。

　　对于家长来说，在教室这一环境中能做的也许并不多，但是家长可以和老师一起，由学校主导，共同为孩子打造良好的教室学习环境。

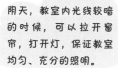

晴天，教室里光线强烈、刺眼时可以将窗帘拉上，保持室内光线柔和。

阴天，教室内光线较暗的时候，可以拉开窗帘，打开灯，保证教室均匀、充分的照明。

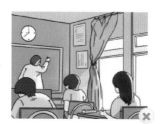
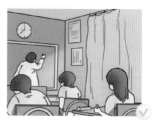
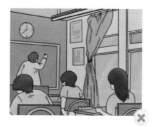
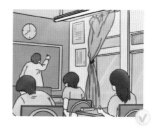

为保证儿童正确的阅读写作姿势以及用眼距离，学校要根据孩子的身高配置高度合适的课桌椅，定期对学生课桌椅的高度进行调整，使其能够适应儿童青少年的生长发育。

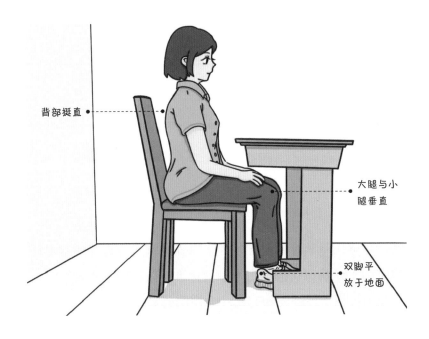

当孩子坐在椅子上，保持大腿与小腿垂直。在背部挺直的状态下，上臂下垂。观察手肘是否在桌面以下 3~4cm（简称"3~4cm"原则）。桌椅过高或过矮时，可以根据"3~4cm"原则进行相应调整，如添加坐垫、脚垫。

## 家庭学习环境的布置

放学在家，特别是周末和寒暑假时，儿童有较长时间在家学习，因此家长需要为孩子创造一个良好的居家学习环境。

充足照明　在儿童的学习环境中要提供充足照明。无论儿童是在独立的房间还是在客厅学习，太阳光都是最佳的照明光源。应将书桌摆放在窗旁，使书桌长的一边与窗户垂直，白天要注意自然光线从写字手的对侧射入。

夜晚光线不如白天，除了房间的顶灯，还要使用台灯提供照明。为避免产生眩光，台灯应摆在写字手的对侧前方。注意桌面平均照度不低于300lx，但照度也不用过强，家长可自行购买照度计测量。

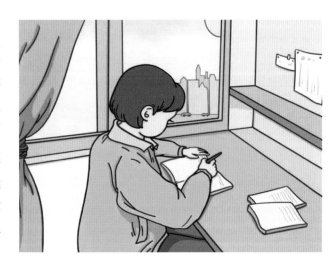

适宜的桌椅高度　可根据家庭情况为儿童购置高度可调节的桌椅，使儿童有合适的用眼距离，可以参照国家标准（GB/T 3976—2014），根据孩子的身高调整桌椅高度，也可以根据上文提到的"3～4cm"原则，尽量使桌椅符合孩子的身高。

适宜的字体　在学习用具方面，尽量选择字体大小合适的纸质读物，字体不宜太小，否则孩子阅读起来容易疲劳。

汉字教科书字号、字体要求

| 年龄段 | 字号、字体要求 |
| --- | --- |
| 学龄前和小学一二年级 | 不小于三号字，以楷体为主 |
| 小学三四年级 | 不小于四号字，以楷体和宋体为主 |
| 五至九年级和高中 | 不小于小四号字，以宋体为主 |
| 目录、注释等辅文用字 | 小学阶段最小用字不小于五号字<br>初高中阶段最小用字不小于小五号字 |

注：数据来源于国家标准（GB/T 17227—2014）。

无论是在家里还是在学校，都应该为儿童提供健康、舒适的用眼环境，保护孩子的眼健康。

### ◎ 延伸阅读

[1] 国家卫生健康委 . 国家卫生健康委办公厅关于印发儿童青少年近视防控适宜技术指南的通知 [EB/OL]. (2019-10-14) [2024-09-19]. http://www.nhc.gov.cn/jkj/s5898bm/201910/c475e0bd2de444379402f157523f03fe.shtml?from=timeline&isappinstalled=0.

[2] 杨雪 . 适合儿童的室内光环境设计研究 [J]. 居业 , 2016(10): 45.

[3] 教育部 . 教育部办公厅关于印发《学前、小学、中学等不同学段近视防控指引》的通知 [EB/OL]. (2021-05-21) [2024-09-19]. http://www.moe.gov.cn/srcsite/A17/moe_943/s3285/202106/t20210602_535117.html.

 **点识成睛**

问： 很受欢迎的反光文具对孩子安全吗？

答： 建议书本和桌面都不要有反光功能，也不宜放置会反光的文具（如金属尺子）。除了反光文具外，家长要注意电子屏幕也可能反光，如果有反光，可以通过改变电子产品的位置或者贴防反光膜来避免反光导致的儿童眩光、视疲劳等眼部不适。

（周行涛 赵婧 张罗丽）

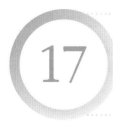

# 户外活动可以预防近视吗

近年来，我国的近视儿童与青少年越来越多，出现近视的年龄也越来越早。许多家长和孩子很好奇如何预防或延缓近视。答案非常简单——充足的户外活动。

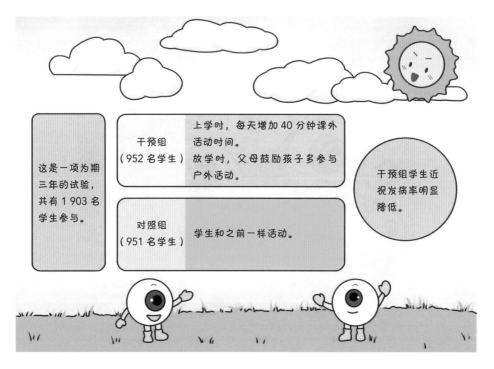

研究发现，每天增加 40 分钟户外活动时间，可使近视的 3 年累积发病率相对下降 23%。如果能够进一步增加户外活动时间，合理安排户外活动项目，并配合控制近距离用眼的姿势、时长等措施，不但能降低近视的发病风险，还可减缓近视加深的速度。"增加户外活动"已经被世界卫生组织写入《近视眼防控蓝皮书》。

## 户外活动保证有效性的关键点

对于"增加户外活动"的建议，不少家长会困惑："户外活动很多啊，天天晚上去公园散步，孩子怎么还是近视了？""没有那么多时间怎么办？"其实，做好户外活动是有细节和技巧的，抓住以下关键点，有助于实现高效户外活动。

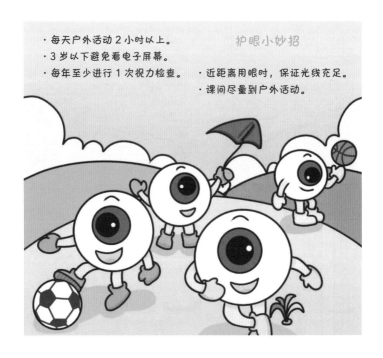

户外活动应保证充足的光照　户外活动之所以能起到预防近视的作用，其中很重要的一点是户外有充足的光照。所以"晚上去户外散步"达不到预防近视的目的。

无论是动物试验还是临床研究均提示，适当的光照强度可有效预防近视。室内即使补充光源，通常光照强度也只有几百勒克斯（1x，照度的单位）。户外，即使在树荫下，光照强度也可达到 7 000lx；空旷场地的光照强度更可超过 100 000lx。选择合适的户外活动场所和时间，保证充足的户外光照，是防控近视的关键。

户外活动应保证充足的时长　如果想要通过户外活动预防近视，需要保证一定的活动时长。如户外光照较弱，户外活动的时长需要增加；反之，如户外光照较强，适当减少户外活动的时长亦可获得相近的预防近视的效果。

光照强度与户外活动时长

| 光照强度 /lx | 户外活动时长（1 周总计） | |
| --- | --- | --- |
| | 125 ~ 199 分钟 | 超过 200 分钟 |
| 1 000 或以上 | 无效 | 有效（延缓 18 度 / 年） |
| 3 000 或以上 | 无效 | 有效（延缓 22 度 / 年） |
| 5 000 或以上 | 无效 | 有效（延缓 24 度 / 年） |
| 10 000 或以上 | 有效（延缓 16 度 / 年） | － |

巧妙安排户外活动项目　每天增加 30 ~ 60 分钟户外活动时长，仍会使一些家长犯难："孩子的时间安排很紧凑，很难在天黑之前安排更多的时间进行户外活动。"

对此各位家长不必太过担心，学习间隙的休息时间也可以安排户外活动；一天内多次短时间的户外活动，只要时间总和达标，同样能够起到预防近视的作用。此外，穿插在学习间隙的户外活动，可以有效减缓近距离用眼（如阅读、书写、使用手机或平板电脑）带来的近视风险，也可以避免长时间学习导致的效率下降。近距离用眼和户外活动时间安排，可以参考"30/10 准则"。

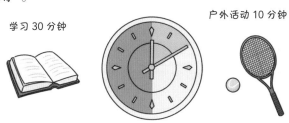

学习 30 分钟　户外活动 10 分钟

建议：每次近距离用眼 30 分钟，户外活动 10 分钟。

30/10 准则

155

◎ 延伸阅读

[1] HU Y. Association of age at myopia onset with risk of high myopia in adulthood in a 12-year follow-up of a Chinese cohort [J]. JAMA Ophthalmol, 2020, 138(11): 1129-1134.

[2] HE M. Effect of time spent outdoors at school on the development of myopia among children in China: a randomized clinical trial [J]. JAMA, 2015, 314(11): 1142-1148.

[3] FOREMAN J, J. G. CROWSTON, M. DIRANI. Is physical activity protective against myopia? [J] Br J Ophthalmol, 2020, 104(10): 1329-1330.

 **点识成睛**

问：自然光和灯光有什么区别？

答：自然光和灯光在光谱和光照强度等方面有明显区别。

光谱　自然光线为复合光，包含赤、橙、黄、绿、青、蓝、紫7种不同波长的可见光，而常见的灯光为三色光，包含红、绿、蓝3种不同波长的可见光。

光照强度　自然光的光照强度远远高于室内灯光，室内灯光的光照强度通常为几百勒克斯；户外即使在树荫下，光照强度也可达到7 000lx。

（胡音）

# 儿童眼外伤的
# 预防及处理

儿童好奇心强、活泼好动，但他们缺乏生活经验，不能很好地保护自己，容易发生意外而受伤。

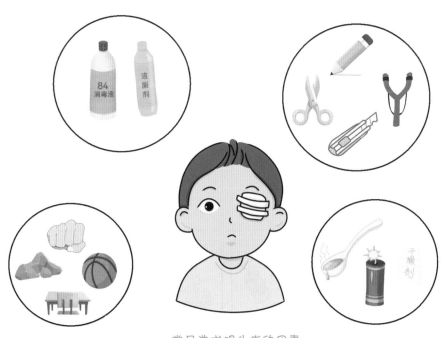

常见造成眼外伤的因素

在全身各器官外伤中，眼外伤发生率较高，儿童眼外伤是小儿眼科疾病中较为常见的导致视力受损的疾病之一。儿童正处于视觉发育的关键时期，眼外伤发生后若处理不及时、不正确，常造成严重后果，甚至失明。家长应该如何预防眼外伤的发生，在眼外伤发生后又应该如何采取科学的急救措施呢？

## 常见的儿童眼外伤

**钝挫伤**　不管是蹒跚学步还是奔跑打闹，孩子都有可能跌倒，碰到桌椅的棱角与地面的石块，或是被玩具砸伤眼部。石块、拳头、球类以及尖锐的玩具是钝挫伤的常见原因。

**异物伤**　玩耍打闹中可能不慎将砂石、铁屑、木屑等溅入眼内。

**裂伤、破裂伤**　被书本、纸片划伤眼睛，使用剪刀、美工刀，或是玩弄棍棒、笔、弹弓等物品时，不慎伤及眼睛造成眼球裂伤或破裂伤。

**烧伤、化学伤**　消毒水、洁厕精等刺激性物质不慎入眼；高温物质或强刺激性化学物质（如热油、烟花爆竹、干燥剂）不慎入眼，可造成烧伤、化学伤。

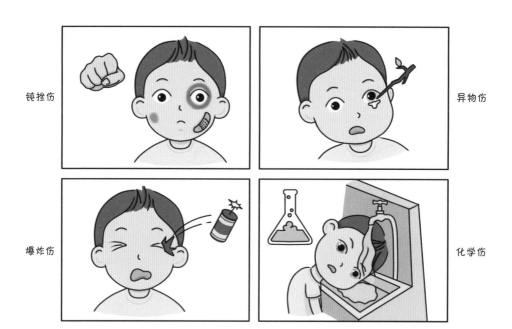

钝挫伤　　异物伤　　爆炸伤　　化学伤

## 儿童眼外伤的科学急救

孩子眼睛受伤后，科学且及时的处理非常重要。不同的眼外伤应当采取不同的处理方法。

眼睑外伤　眼睑，俗称眼皮，眼睑外伤可出现眼睑水肿、淤血和皮下出血等，严重时可出现眼睑皮肤全层裂伤、泪小管断裂等。当出现眼睑水肿、淤血和皮下出血时，切不可揉眼，可予局部冷敷以消肿止痛，48 小时后予局部热敷以促进血肿吸收。若眼睑出现大量出血，应用清洁纱布或毛巾覆盖伤眼，并立即到眼科诊治。

结膜、角膜异物及角膜擦伤　异物入眼或角膜擦伤（黑眼珠的浅层被异物划伤，就像摔倒后皮肤擦伤一样）可有异物感、疼痛、畏光、流泪、视力下降、结膜充血等症状。此时应先安抚儿童并让他们尽量不要哭泣，询问是不是感觉眼睛里面有东西、眼睛痛不痛、看光亮的地方能不能睁开眼睛、会不会不自觉有眼泪流出、看东西有没有变模糊等。

这时可以让儿童多眨眼，让眼睛里的异物随着泪液流出；如采取上述方法后异物仍在眼内（有东西磨眼睛的感觉），应到眼科诊治。切记不要用手揉眼、用嘴吹眼或用纸擦眼，避免加重角膜擦伤、增加感染风险。

眼球挫伤　可出现眼周皮肤红肿、淤血、结膜下出血（眼白部分出现小片状变红）；严重时可造成眼球内出血、前房积血，虹膜、晶状体、视神经、视网膜损伤以及眼眶骨折等。

安抚孩子并询问他看东西是否变模糊、看一个东西会不会有两个影子、有没有像布一样的东西挡住眼睛、会不会觉得眼睛很痛……如出现上述情况，应密切关注孩子的眼睛，立即到眼科诊治。

眼球裂伤、破裂伤　孩子使用剪刀、铅笔等尖锐物品，或是玩弹弓等钝器，不小心伤及眼睛，可造成眼球裂伤或破裂伤，此时会感觉有"泪水"涌出。家长应用清洁纱布或大小合适的中空物品（如干净的一次性纸杯）盖住伤眼并包扎，包扎时压力不可过大，立即到眼科急诊就诊（建议尽量前往医疗条件较好的医院）。

注意不要拔出眼睛上插入的尖锐物；不要自行冲洗或涂抹药物；不要擦拭眼睛附着的物体或挤眼；送往医院途中应尽量避免颠簸及低头动作，

防止眼内容物进一步脱出。

化学伤　当儿童的眼睛接触到化学物质后，不要急于把孩子送去医院，应先用大量清水反复冲洗至少 30 分钟，冲洗过程中让儿童反复睁眼、闭眼、转动眼球，然后用清洁的纱布或毛巾覆盖伤眼，及时送往眼科诊治。在冲洗过程中，应迅速弄清溅入眼部的物质是酸性还是碱性并及时告知医生。

烧烫伤　可以分为火焰烧伤和高温液体烫伤两种。孩子眼部的烧伤可能来自烟头、烟花、开水或热油。如家长或者其他人吸烟，手上有烟头，孩子一不小心就有可能撞到烟头上；孩子玩烟花的时候也可能被自己或者同伴的烟花烧伤；有些孩子看家人炒菜，可能被锅里溅起的热油烫伤。眼部发生烧烫伤时，家长应立即用大量清水清洗孩子的眼部，降低表面温度的同时也可以冲走有害物质，减轻对眼部的损害。轻度烧烫如果能得到及时、适当的处理，受伤部位愈合后不会留下瘢痕，对视力影响不大。

其他外伤

电光性眼炎：较长时间看着紫外线灯或电焊发出的光等会损伤角膜（黑眼珠）浅层，出现眼痛、畏光、流泪等不适。症状一般在照射后 3～8 小时出现。如果孩子晚上或半夜醒来哭闹，双眼疼痛睁不开、流眼泪，家长应耐心询问孩子白天是否有看紫外线灯或电焊等情况，并前往眼科急诊诊治。

激光致视网膜损伤：激光笔如果直接照射眼睛，可能导致黄斑灼伤，出现不同程度的视力下降，伴眼前固定黑影、视物变形等。如果孩子突然说看东西有点儿奇怪，家长可以耐心询问孩子是否玩过激光笔或者被别人用激光笔照射过，看东西是不是变模糊、眼前有没有黑影、看东西会不会变形，以排除激光所致视网膜损伤。激光导致的黄斑损伤表现多样，预后不一，应及时至眼科检查并治疗。

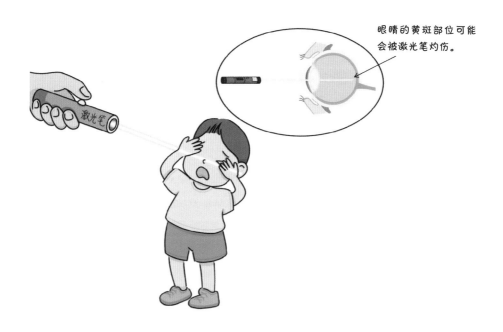

眼睛的黄斑部位可能
会被激光笔灼伤。

## 科学预防儿童眼外伤

保管好可能伤及眼睛的物品 尖锐物品、化学物品应妥善保管，放置在儿童不可触及的地方；家具的转角处用柔软的保护套包好或用物品遮挡；为儿童选择合适的玩具，避免选择仿真枪、弹弓、激光笔等作为玩具。

加强对儿童的安全教育 家长应向孩子讲解造成眼外伤的各种原因及其危害，教育儿童远离危险物品、增强自我保护意识。在使用易致伤的日用品时，可对儿童进行使用说明讲解及简单易懂的危险教育。例如，家长在使用剪刀或筷子等尖锐物品时，应向孩子示范正确的使用方法，或用气球或塑料袋装水模拟眼球，演示尖锐物品致眼睛受伤的过程，帮助孩子了解如何避免受伤。

此外，家长还应当教育孩子，如果眼睛受伤要立即告诉家长或老师，以免耽误治疗。儿童的眼外伤大部分是可以预防的，家长和学校应当教育孩子注意自我保护，同时也要做好看护，保护与教育结合，共同呵护孩子的美好"视"界。

## ◎ 延伸阅读

[1] 中华医学会眼科学分会眼外伤学组. 中国眼外伤急诊救治规范专家共识 (2019 年) [J]. 中华眼科杂志, 2019, 55(9): 647-651.

[2] 吴旭茵, 茅锋. 儿童眼外伤临床因素的研究进展 [J]. 中华眼外伤职业眼病杂志, 2019, 041(004): 314-316.

[3] 殷亮. 儿童眼外伤的预防对策及急救处理 [J]. 中国城乡企业卫生, 2014, 029(001): 61-63.

[4] 陈燕云, 李继鹏, 卢宁. 激光黄斑区损伤的临床特征及病因分析 [J]. 眼科, 2017, 03(26): 73-76.

## 点识成睛

问: 眼睛进沙子，揉一下或者吹一下就好了吗？

答: 这两种做法都是不提倡的。揉眼睛可能使沙子损伤脆弱的角膜或结膜，同时手上的细菌也可能被带进眼内引发炎症。直接吹可能使唾液进入眼内，造成感染。

揉眼睛、吹眼其实都是为了刺激眼睛，让眼睛产生更多泪液，泪液会把眼内的沙子冲出来。建议用清水冲洗眼睛或者滴眼药水将沙子冲走。若异物感持续存在，则需要到医院处理。

（梁盈盈　余洪华）

# 第四篇

# 12 关——青少年优视力守卫战

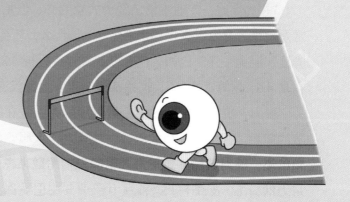

# 1 视力，不仅关乎眼睛

视力是如何评估和测量的，哪种测量方式才更科学，很多人并不了解。

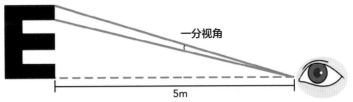

正常情况下，人眼能分辨出两点间的最小距离所形成的视角为最小视角，即一分视角。视力表就是以一分视角为单位进行设计的。

## 视力是什么

"视力"这一专业术语已经为大众熟知，但是很多眼科医生在工作中经常发现患者并没有真正了解"视力"是什么，甚至把它和另外一个术语"屈光度"混为一谈。比如，常有患者说"我近视 4.8"或者"我孩子的眼睛现在是 4.6，这算近视吗"，这些都说明很多人并没有正确理解何为"视力"。

视力，也叫视觉敏锐度，可以理解为人眼在一定距离辨别物体形象细节的能力。视力是视角的倒数，换言之，人眼识别外界物体时所形成的视角越小，视力就越好。正常人眼能识别的最小视角约小于 1 分，因此正常视力即为 1.0 及以上。这种视力记录方法也被称为小数视力记录法。国内也有采用 5.0 这种数值形式记录视力的方法，这种记录视力的方法被称为"五分记录法"，是将人眼能识别的最小视角取对数后，用 5.0 与之相减，因此小数视力记录法表达为 1.0，用五分记录法表达为 5.0。

所谓"裸眼视力"，就是人眼不借助任何"外援"（框架眼镜以及角膜接触镜等），直接分辨物体的能力。虽然视力无比重要，但它仅是人眼 17 项视觉功能中的一项。屈光度，则指人眼聚焦光线的能力，是评估近视等屈光不正疾病的科学指标。如果人眼的屈光度正常，眼睛看到的物体就能准确、清晰地成像在视网膜上。就个体而言，无论近视还是远视，屈光度越高，视力就越差。但就群体而言，相同的屈光度可能有不同的视力，相同的视力也可能有不同的屈光度。由此可见，二者并不是一回事，不能一一对应，也没有可以相互换算的线性公式。所以，用视力评估近视程度并不合适。

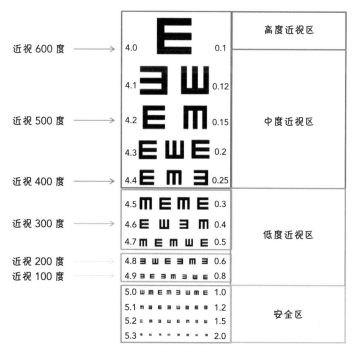

"E"字视力检查表中视近区与安全区示意

## 视力好坏的评判标准及影响因素

评判人眼视力好坏最常见的工具就是眼科检查中用到的各种视力表。国内检查视力所用的视力表为标准对数视力表，检查距离为 5m。正常视力标准为 1.0（5.0）及以上。视力好坏直接影响人的工作、生活和学习，个体视力低于 0.3 会出现读写困难，视力低于 0.1 会导致无法从事许多工作。世界卫生组织规定双眼内较好眼的最佳矫正视力低于 0.05 为盲。由于检测视力的方式多为主观测试，因此，有很多因素可以影响到视力这一外在表象。比如，人眼的屈光状态对视力有着非常直接和显著的影响，相信这也是大众非常容易将二者混淆的原因。除此之外，还有诸如年龄、瞳孔大小、人眼的一些生理和解剖结构限制、心理因素、大脑对视觉信息处理的能力以及视疲劳和干眼等眼部疾病，这些都会对视力产生影响。

## 视力检查示意图及各年龄段正常视力对照

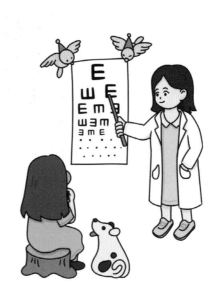

正常视力对照表

| 年龄（/岁） | 视力 |
| --- | --- |
| 2 ~ 3 | 0.4 |
| 3 ~ 4 | 0.5 ~ 0.7 |
| 4 ~ 5 | 0.8 ~ 1.0 |
| ≥ 6 | 1.0 |

值得一提的是，视力不仅代表眼睛的功能，还代表着大脑视觉中枢的视觉信息处理能力。因为大脑中有 40 多个不同的区域和数百个连接通道对来自双眼的视觉信息进行快速处理，所以拥有良好的视力，不仅代表双眼功能良好，也代表大脑处理视觉的功能正常。

## ◎ 延伸阅读

[1] 王光霁 . 视光学基础 [M]. 北京 : 高等教育出版社 , 2015.

[2] 刘陇黔 . 视觉训练的原理和方法 [M]. 北京 : 人民卫生出版社 , 2019.

[3] REBECCA, CAMILLERI, et al. Improvement of uncorrected visual acuity and contrast sensitivity with perceptual learning and transcranial random noise stimulation in individuals with mild myopia [J]. Front Psychol, 2014, 29(5): 1234.

[4] 海克·舒马赫 . 视觉与学习 : 口吃的眼睛 [M]. 量子云图翻译组 , 译 . 北京 : 人民卫生出版社 , 2019.

 点识成睛

问：眼保健操能不能改善近视？

答：目前没有充足的证据证明眼保健操能改善近视。部分国内研究表明，标准、规范的眼保健操可以缓解视疲劳。从中医角度来说，眼保健操可以按摩眼睛周围的穴位，调节、放松眼部肌肉。科研人员还发现，标准、规范的眼保健操可显著改善眼睛的调节功能，让我们用眼更舒适。虽然眼保健操无法达到预防近视的效果，但是可以缓解视疲劳，依然有助于维护眼健康。因此，在日常生活中，建议大家按照指导，标准、规范地做眼保健操。

（晏丕松）

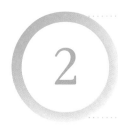

# 2 你真的了解近视、远视和散光吗

"近视、远视、散光"是家长和孩子在讨论眼健康时经常遇到的词语，但这些名词具体指代什么？分别说明了怎样的眼部状态？

眼睛根据屈光状态可分为正视眼和非正视眼，非正视眼又叫屈光不正。正视眼是指在静止（不调节）的状态下，来自远处物体的平行光线可聚焦在眼底视网膜上，形成清晰的物像。屈光不正（非正视）的眼睛不能将远处平行光线聚焦在眼底视网膜上，导致不能清晰成像。"屈光不正"一般分为近视、远视和散光。

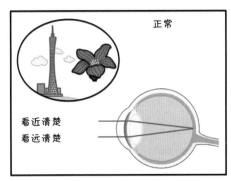

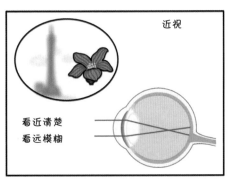

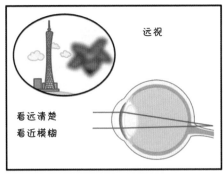

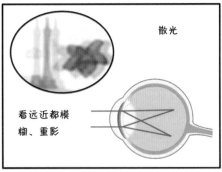

近视、远视、散光和正常视物的差异

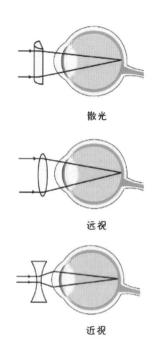

散光

远视

近视

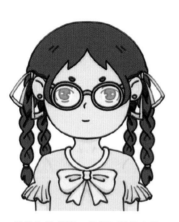

虽然都戴眼镜，但是不同屈光状态戴的眼镜是不同的！

## 近视

近视是指在调节放松状态下，平行光线经眼球的屈光系统折射后不能聚焦在视网膜上，而是聚焦在视网膜之前，在视网膜上形成不清楚的像，导致看远处的清晰度下降。

近视的分类

轴性近视：主要由于眼轴增长与眼球整体对光线折射能力不匹配所致，是最常见的近视类型。

屈光性近视：主要由于眼睛屈光系统（角膜、晶状体等）异常引起，其中角膜引起的近视比较多见。

近视的表现　最明显的表现是看远处的景物时看不清楚。近视儿童常喜欢眯眼视物，这是因为眯眼时能够看清远处的物体；有时眯眼还会伴随眉头紧锁的面部表情，久而久之，容易出现眼睛疲劳，导致频繁眨眼和揉眼。

如何判断是否存在近视

**自我判断：** 根据上述近视表现可以初步判断自己是否近视。

**医生诊断：** 医生通过规范的眼科检查即可诊断是否近视。检查通常包括裸眼视力和戴镜视力检查、医学验光检查和其他相关检查，如眼轴长度、角膜形状、眼底检查等。需要注意的是，通常建议 15 岁以下儿童及青少年首次验光时进行散瞳验光，以准确判断屈光状态，散瞳验光往往在正规医院才能安全进行。

## 远视

远视与近视相反，远视是指在眼部调节放松的状态下，平行光线经眼球的屈光系统折射后聚焦在视网膜之后，表现为近视力下降，看近处不清。一般是由于眼轴太短或者折光能力不足所致。

**远视的症状和表现** 所有人在出生后眼睛都会经历从远视向正视发展的过程。远视的儿童会表现为看近处物体时看不清楚，中度、高度远视患者看远、看近都不清楚，特别在看近处时会明显地出现视疲劳。由于远视的成像方式不同于近视，需要在看东西时付出比近视更多的眼部调节力，因此患者会感到视疲劳、视物模糊、眼睛酸涩甚至头痛，这些都是远视的常见症状。

**远视的原因** 远视的出现可以是生理性原因，如新生儿的远视；也可以是病理性原因，如影响眼轴长度的疾病或者影响眼球折光能力的疾病等。

**远视的治疗** 对于 6 岁以下儿童，出现符合正常生理特点的远视时不用太担心，只需要定期观察视力和屈光度即可；若远视度数较高，应尽早采用戴镜等方式矫正，以免引起弱视。对于 6 岁以上的儿童及青少年来说，只要远视度数不高，没有任何不舒服，可不必处理。

## 散光

散光是当平行光线进入眼内后，由于眼球在不同方向上的屈光力度不等，不能完全聚集于一点，无法形成清晰的物像。通俗地讲，此时外界光线进入眼内，无法汇聚成一个焦点，而是形成一个模糊斑，这种现象称为散光。散光最主要的原因是角膜形状不规则。

散光的原因　大多数人会有散光。通常，较低度的散光不会被察觉。当散光度数较大时，会出现看东西模糊、重影甚至变形的现象。

先天或后天性因素均可导致散光。前者常见于儿童角膜散光，一般是由于上下眼皮的压迫等先天因素所致。后天形成的散光则需要注意，青少年或成年人突然出现散光或者短期内散光度数变化较快，可能是角膜疾病等病理性原因所致。

如何判断自己是否有散光　可以借助散光钟表盘初步判断自己是否存在散光，摘下眼镜后单眼注视此图，分辨图中虚线的颜色是否有深浅区别。若所有虚线均匀排布，没有颜色深浅区别，则眼睛不存在明显散光；若单眼看虚线在某一个方向上特别清晰、黑亮，则说明该眼可能存在散光。

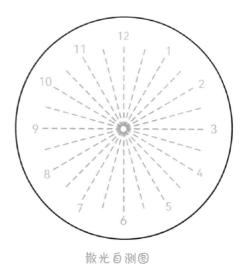

散光自测图

当然，散光的判断往往需要经过严格的医学验光来确定，包括客观验光和主觉验光。此外，角膜地形图、角膜曲率等检查也是确定散光的方法。

如何预防散光　保持正确的读写姿势，定期进行眼部检查；尽量避免和减少对眼球的按压，包括趴着睡觉、揉眼等行为；减少角膜接触镜（即"隐形眼镜"）的戴镜时间和频率。

**点识成睛**

问： 近视的遗传概率有多大？

答： 近视的确与遗传有相关性，特别是病理性近视的遗传概率很高。有研究表明，同等条件下，与父母都不近视的孩子相比，父母双方都近视的孩子近视发生率高 4.9 倍。当然，除遗传外，导致近视的更重要的因素是环境，养成良好的用眼习惯等对于预防近视的发生发展具有重要作用。

（王雁　邹昊翰）

# 父母近视，
# 子女是否注定会遗传

1866 年，奥地利学者孟德尔对豌豆进行了杂交试验，他发现豌豆花的遗传变化存在一定规律，推测是一种"遗传因子"在发挥作用，人们将这个"遗传因子"称为"基因"。1909 年，美国学者摩尔根采用果蝇做杂交试验，证明了细胞核上的染色体存在基因。1953 年，沃森、克里克联合发表了以"DNA 双螺旋结构"为主题的论文。

自此，人类才知道 DNA 上有许多基因，这些基因控制着各种生物性状，如人类的直发或卷发、植物的红花或黄花、动物的白毛或棕毛。

## 近视与基因

目前科学研究认为，中低度近视的发生是遗传和环境因素共同作用的结果；对于高度近视的发生，遗传因素发挥了重要作用。然而，拥有近视遗传基因并不代表一定会近视。假设 A 的祖父辈没有近视，但是 A 的父辈有近视，那 A 患近视的概率会增加，但不一定会近视；即使本身存在近视基因，也有可能完全不受近视的困扰。

## 近视相关的基因检测

基因检测是一种从基因层面排查人体潜在疾病风险的手段，有利于遗传风险的尽早筛查，防患于未然。可提供基因检测手段的医疗机构一般为三甲医院、有资质的基因检测实验室等。通过检测人体可能存在的近视易感基因，对近视发生风险进行评估，有针对性地规避导致其发生的危险因素，可以有效预防高度近视的发生，并有利于下一代的保护。如果属于以下情况，可以考虑进行近视基因检测。

有明显家族遗传史　父母中有高度近视者。

近视发病年龄较早　如儿童 3～5 周岁就已发现近视，并且近视程度增长较快。

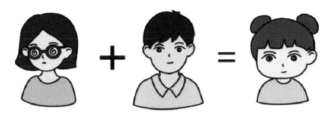

母亲或者父亲高度近视，孩子可能会近视。

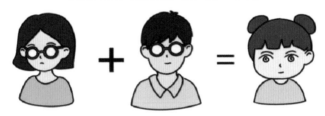

母亲和父亲都是近视，孩子近视的概率非常高。

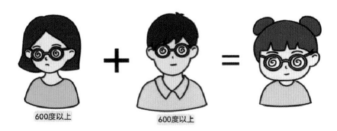

母亲和父亲都是高度近视，孩子近视的概率特别高。

## 近视发病与族群、地理、年龄、性别的关系

族群、地理因素　近视不仅与遗传有关，其发病率与族群、地理位置也存在相关性。黄色人种（亚洲人，特别是东亚人）相对于白色人种和黑色人种而言，患近视的概率增加将近 2 倍。另外，城市人群的近视患病率

比农村人群高。

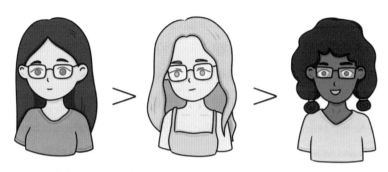

黄色人种比白色人种、黑色人种发现近视的比例更高

年龄、性别因素　年龄与性别也是影响近视的重要因素。儿童青少年近视率随着年龄的增长呈上升趋势，东亚地区最为明显。性别方面，有研究显示，青少年女性近视患病率较同年龄段男性高，40 岁以上的近视人群无男女性别差异。

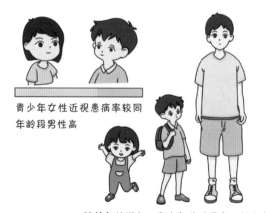

青少年女性近视患病率较同年龄段男性高

随着年龄增长，青少年的近视率不断升高

青少年近视发生特点

注：世界卫生组织（WHO）规定，10～19 岁为青少年。

虽然近视与遗传存在一定关联，但是近视的发生与后天环境因素关系更为密切。诸多研究显示，长时间近距离用眼等不良用眼习惯会增加近视的发生率；不健康的生活和饮食习惯，如缺少户外活动、儿童摄入糖分过多，也会增加近视的风险。换言之，即使没有先天遗传因素的影响，没有近视的基因，不良的生活和饮食习惯也可导致近视。因此，养成良好的用眼习惯和健康的生活方式非常重要。

◎ 延伸阅读

[1] HARB EN, WILDSOET CF. Nutritional factors and myopia: an analysis of national health and nutrition examination survey data [J]. Optom Vis Sci, 2021, 98(5): 458-468.

[2] MORGAN IG, WU PC, OSTRIN LA, et al. IMI risk factors for myopia [J]. Invest Ophthalmol Vis Sci, 2021, 62(5): 3.

[3] 何雯雯, 竺向佳, 卢奕. 高度近视的遗传学研究进展 [J]. 中国眼耳鼻喉科杂志, 2019, 19(02): 131-136.

点识成睛

问： 做了近视手术，近视还会遗传给下一代吗？

答： 有可能。近视手术的作用其实和戴眼镜一样，只能矫正近视，而不能根治近视。所以对于高度近视并且有家族史的患者，即使做了近视手术，仍然有较大的可能将近视遗传给下一代。

（王婧荟）

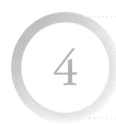

# 高度近视，
# 不可忽视的致盲风险

眼睛负责接收外界光线，光线进入后会被眼睛里的晶状体、玻璃体等组织折射，折射光线角度的大小可以用屈光度（D）表示。屈光度为 −6.0D 或以上的近视为高度近视，即医院验光发现近视为"600 度或者超过 600 度"就是高度近视。

近视是一种眼部疾病，高度近视是其中更为特殊和严重的一类，它本身不会直接致盲，但其带来的并发症（视网膜脱离、黄斑病变等）则可能致使视力永久丧失。

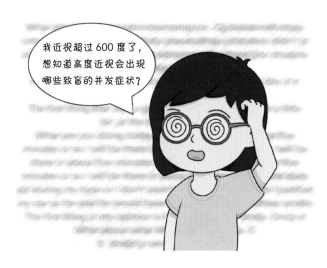

## 高度近视的合并症

视网膜脱离　随着近视度数的增加，眼轴持续增长，眼球就像被逐渐吹大的气球，使得眼球壁（视网膜、脉络膜等）逐渐变薄，因此更容易出现视网膜变性、视网膜裂孔。一旦气球的膜上出现了"破洞",就很容易发生进一步撕裂。假如视网膜上出现了视网膜裂孔而没有得到及时处理,可能在一次外力刺激下引发视网膜脱离,导致视力急剧下降,甚至失明。有调查显示,高度近视患者发生视网膜脱离的概率是轻度近视患者的2.5倍,是正常人的10倍。

黄斑出血　高度近视状态下,眼球变大,玻璃体不断牵拉眼球壁,就会引起眼底黄斑区的小血管因牵拉等因素而出现破裂,造成黄斑出血,使中心视力严重受损。此时,会觉得眼前有一块固定的黑影挡住视线,尽管出血经治疗可以吸收,但或多或少还是会影响视力。

青光眼　根据统计,我国高度近视者的青光眼发生率是正常人群的10倍;青光眼作为全球首位不可逆致盲性眼病,对眼睛造成的伤害是永久性的,可严重影响生活。令人苦恼的是,高度近视合并青光眼并不容易发现。因为该人群的眼压往往在正常范围内,一般不会有明显的眼部胀痛、头痛症状,有些患者只有轻微的视力变化,经常误以为自己是近视度数加深而延误了就医时机。

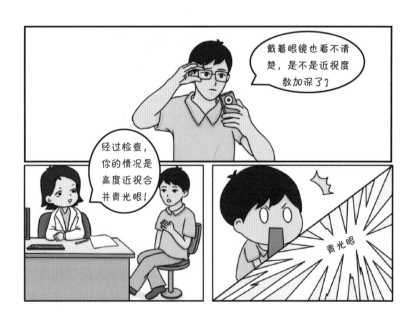

另外，高度近视合并青光眼的早期诊断也比较困难。但是不用过于担心，高度近视时，定期进行眼压、视野和眼底检查，能够有效地帮助早期诊断、早期治疗青光眼，从而避免视觉损伤。此外，高度近视还容易并发斜视、玻璃体混浊及白内障等。

## 如何避免高度近视致盲

避免高度近视并发症的危险因素　高度近视状态下，眼球增长、玻璃体液化，剧烈运动可能对眼部有较为直接的冲击，造成眼底视网膜组织裂孔、脱离以及黄斑区出血等。高度近视人群不建议参加跳高、跳水、拳击等冲击力较大的运动以及蹦极、过山车、跳楼机等游乐项目；打篮球、踢足球等强对抗类运动也容易对眼部产生冲撞，建议高度近视人群尽量避免参加。高度近视人群可以选择动作幅度小、频率低的运动，如散步、太极拳、慢跑。

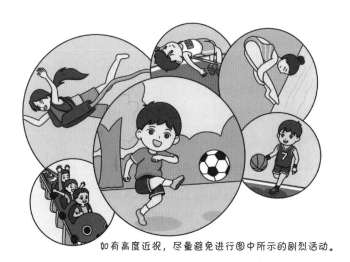

如有高度近视，尽量避免进行图中所示的剧烈活动。

定期进行眼科检查　如果是高度近视，建议在眼科医生的指导下每年或每半年进行一次眼部检查，检查项目包括视力、眼压、眼轴和眼底等。特别是同时患有糖尿病、高血压、低血压或其他心血管疾病的人群，更要定期检查眼底，一旦发现问题，及时进行治疗，避免视力不可逆转地丧失。

当近视速度增长过快或者接近 600 度时，请不要直接在眼镜店更换眼镜。务必要在专业医疗机构，经过眼科医生全面且详细的检查，排除眼部其他疾病（如圆锥角膜），结合医学验光给出的配镜处方才可以配镜。

近视是由遗传因素和环境因素共同导致的，如果在儿童或者青少年时期出现高度近视，一定程度上与遗传有关。虽然无法改变遗传因素，但是良好的用眼习惯、定期进行视力检查，以及科学的早期干预，对于视力健康有着非常重要的意义。

◎ 延伸阅读

[1] 中华医学会眼科学分会眼视光学组 . 儿童屈光矫正专家共识 (2017)[J]. 中华眼视光学与视觉科学杂志 , 2017, 19(12): 705-710.

[2] 瞿佳 , 重视高度近视防控的专家共识（2017）[J]. 中华眼视光学与视觉科学杂志 , 2017, 19(7): 385-389.

**点识成睛**

问：高度近视者成年后度数还会加深吗？

答：大部分人成年以后眼轴停止发育，近视度数就趋于稳定了。但部分人近视度数会在成年后继续加深，例如长时间近距离用眼、配戴不适合的眼镜等不良用眼行为，依然会让眼轴继续增长。高度近视者在成年后应尽可能每年做一次验光、眼轴测量和眼底检查。

（万鹏霞　杨晓南）

# 近视患者与
# 哪些职业无缘

如今，近视的孩子越来越多，一些孩子对于近视的认识非常有限，他们认为"近视的人戴上眼镜后就与视力正常的人无异"，并没有充分认识到近视对于个人成长、职业选择的影响。

2022 年报考军校、空军、公安院校和民航的视力要求

|  | 视力要求 | 能否接收进行过屈光手术的考生 |
|---|---|---|
| 军校 | 裸眼视力 4.6(0.4)以上 | 能接收,但潜艇、空降专业除外 |
| 空军 | 双眼裸眼视力 C 字表均在 0.8 以上 | 不接收 |
| 公安院校 | 理科类专业应在 4.9(0.8)以上,文科类专业应在 4.8(0.6)以上 | 能接收 |
| 民航 | 手术前屈光度不应超过 −4.5D ~ +3.00D 范围(可以理解为近视 450 度以内,远视 300 度以内) | 能接收 |

## 报考军校

2015 年发布的现行《军队院校招收学员体格检查标准（试行）》中规定：每只眼裸眼远视力（指看 5 米远处物体的视力）低于 4.5（0.3），矫正视力不足 4.9（0.8），屈光度在 ±6.00DS 等效球镜以上，不合格。

每只眼裸眼远视力在 4.6（0.4）以上，矫正视力在 4.9（0.8）以上，屈光度 ±6.00DS 等效球镜以下，指挥、水面舰艇、潜艇、装甲、测绘、雷达专业合格。其中，准分子激光手术后半年以上且无并发症，除潜艇、

空降专业外合格。

## 报考空军

《2020 年空军招收飞行学员简章》高中生招飞规定中要求：双眼裸眼视力 C 字表均在 0.8 以上，未做过视力矫治手术，无色盲、色弱、斜视等。做过视力矫正手术的普通高中毕业生，不能参与空军飞行员选拔。

## 报考公安院校

《公安普通高等学校招生工作暂行办法》中规定：左右眼单眼裸视力，理科类专业应在 4.9（0.8）以上，文科类专业应在 4.8（0.6）以上，且无色盲、色弱。相关文件中并没有规定考生不能通过进行视力矫正手术来满足上述标准。

## 报考民航

中国民用航空局在 2017 年 9 月 10 日实施的最新版《民用航空招收飞行学生体检鉴定规范》中规定如下。

1. 接受角膜屈光手术后至少满 6 个月，同时满足以下条件鉴定为合格。

（1）角膜屈光手术时年满 18 周岁。

（2）手术前屈光度不应超过 −4.50D ~ +3.00D 范围，同时不伴有其他相关病理性改变。

（3）手术方式为利用准分子激光或者飞秒激光进行的表层或板层角膜屈光手术。

（4）手术眼裸眼视力不应低于 0.9，双眼裸眼视力不应低于 1.0，屈光度保持稳定。

（5）任何一处角膜厚度不应小于 460μm。

（6）双眼视功能正常，视功能包括视野（所能看到东西的范围）、色觉（对颜色的辨别能力）等。

（7）无明显的眩光、干眼、雾状混浊等手术后并发症或后遗症。

（8）具有完整的激光近视手术前检查资料和包括手术切削参数的手术记录。

2. 不应有眼内屈光手术史。

眼内屈光手术，指通过向眼睛里面放置人工晶体，实现矫正屈光不正的目的，相当于在眼睛里植入一个微型角膜接触镜。

既然做了视力矫正手术可以报考民航飞行员，为什么对进行视力矫正手术后的人报考有条件限制？

（1）规定中要求"角膜屈光手术时年满 18 周岁"，这是因为未成年人屈光度不稳定，屈光手术只能去除手术时的度数，手术后近视可能还会进展。

（2）规定中之所以有"手术前屈光度不应超过 -4.50D ~ +3.00D 范围"这一限制，是因为考虑到近视度数过高可能还会伴随发生高度近视眼底病变的风险，远视度数高也可能伴随弱视、斜视等问题，而这些问题通过屈光手术无法解决。

（3）规定中对于角膜厚度的要求，可能是为了排除一些圆锥角膜发病高危人群。圆锥角膜是一种与遗传相关的角膜病变，角膜屈光手术本身并不会导致圆锥角膜，但切削一定的角膜厚度可能使原有的临床前期病变提早发病。

（4）规定中要求"无明显的眩光、干眼、雾状混浊等手术后并发症或后遗症"，这是因为近视度数高的患者手术后容易出现眩光。术后眩光、干眼、雾状混浊会影响夜间用眼，或导致视力不稳定、视觉质量下降，因而对航空安全造成影响。

新版民航行业标准《民用航空招收飞行学生体检鉴定规范》（MH/T 7013—2017）民用航空招收飞行学生体检鉴定中，将裸眼远视力标准放宽至 C 字表 0.1（约等于 E 字表 4.0），并有条件地放开角膜屈光手术。

角膜屈光手术的安全性和有效性在经过 20 余年的临床观察中得到证实，角膜屈光手术对飞行员的影响处于可控制、可接受、可预测水平。

简单而言，以前担心角膜屈光手术的远期并发症会对接受手术者的视功能有长期影响，影响飞行安全。但是现有证据显示，上述担忧似乎不足为惧，所以做过视力矫正手术的人可以报考民航飞行员，只是有些限制。

如果想要报考军校、公安院校、民航院校，请通过各地招生办公布的官方渠道进一步了解具体规定；如果想要报名参军，请通过全国征兵网详细了解具体规定。

注意：特定学校的报考条件请参考该校当年的招生政策。

## 点识成睛

问：为什么空军不接收做过视力矫正手术的人？

答：接受了激光视力矫正手术后角膜的稳定性下降，飞行过程中，由于外部环境的改变，可能破坏角膜正常的功能结构，影响飞行安全。部分国家和地区也不允许进行过视力矫正手术的人报考空军。其实关于屈光手术后角膜生物力学的稳定性已经有较多研究，但考虑到空军的作业环境，尚待更多证据支持。

（王珏　余克明）

# 6 如何选择合适的眼镜

　　眼镜的发展历史悠久，在生活中十分常见。从前有用水晶、宝石制作的放大镜，到公元 13 世纪，意大利人发明出世界上第一副眼镜。不过，当时制作眼镜的工艺不成熟、材料昂贵，只有贵族和富人才能戴得起。直到 1954 年，法国人发明了树脂镜片，眼镜才逐渐走入老百姓的生活中。随着生活水平的提高，人们对眼镜的要求不仅是"戴上能看清"，还会关心眼镜的耐用度、美观度等。当人们走进眼镜店，面对成百上千款眼镜和让人眼花缭乱的镜片参数时，不禁疑惑——应该选择什么样的眼镜呢?

## 眼镜的选择

　　第一步：明确配戴框架眼镜还是角膜接触镜（隐形眼镜）　我们在考虑是选择框架眼镜还是角膜接触镜的时候，不能仅考虑眼镜对个人形象、外观的影响，还需要考虑个人日常生活及工作对视觉质量、视野的要求。

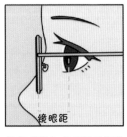

框架眼镜与眼球表面存在一定的距离。

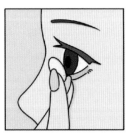

角膜接触镜覆盖于角膜表面，几乎没有镜眼距。

框架眼镜与角膜接触镜的对比

　　因为镜眼距的不同，框架眼镜和角膜接触镜在视觉质量上存在差异。镜眼距是镜片后顶点到角膜前表面的距离，一般框架眼镜的镜眼距约为12mm，而角膜接触镜由于紧贴角膜，几乎没有镜眼距。

　　眼镜镜片的光学中心是镜片中清晰度最佳的位置，通常与瞳孔相对应，镜眼距越大，能通过镜片光学中心的视线就越少，视觉质量和有效视野就会下降。配戴框架眼镜时，如果透过眼镜的边缘看物体，可能有物体变形，或者"眼花"的感觉。眼镜度数较高，或者双眼度数差别较大（双眼度数差异 ≥ 250 度）时，更容易体验到视觉质量的差别。配戴角膜接触镜就不会有上述问题，因此，从视觉质量的角度来看，角膜接触镜优于框架眼镜。

第二步：选择合适的镜框

确定镜框的材质　镜框一般分为塑料镜框和金属镜框。塑料镜框，如PC、TR、塑钢，柔韧性较好，质地较轻，但喷漆可能容易剥落。金属镜框，包括合金、不锈钢、钛等材质，其中合金材质一般较便宜，但较重，易腐蚀生锈和出现金属过敏；不锈钢材质柔韧性好、重量轻，但易脱漆；纯钛（纯度 > 99%）材料制作加工而成的镜框具有重量轻、抗腐蚀力强、不易过敏、电镀层牢固等优点，可保证眼镜框美观和耐用两大重要性能，因此会相对较贵。如果是纯钛，镜腿会标注"PURE-TITANIUM"或者"Ti-P"。如果标注的是"Titan-C"，那就是钛合金，性能不如纯钛镜框。

试戴镜框　眼镜会影响人的外在形象，几乎每个人选择眼镜时都会试戴镜框。试戴镜框时，

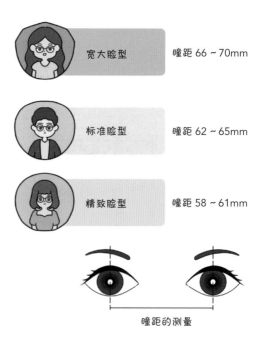

宽大脸型　瞳距 66～70mm

标准脸型　瞳距 62～65mm

精致脸型　瞳距 58～61mm

瞳距的测量

大多数人是"对着镜子看"，可是对着镜子无法看到自己的侧面。部分近视度数较高者，仅能看到较近距离中的自己，并不知道镜框与个人整体是否匹配。因此，建议试戴镜框时请其他人帮忙从正面、侧面、上半身、全身等多个角度拍照，看看试戴镜框后拍的照片是否满意，以此确定镜框是否适合自己。

试戴镜框时，还需要考虑镜框的重量。通常试戴的镜框是没有镜片或者是材质很轻的镜片，需要预估一下真实眼镜的重量。如果眼镜比较重，可能对鼻子、耳朵造成压迫，长时间戴镜容易产生不适，而且较重的眼镜容易出现下滑、不稳的情况。一般情况下，度数越高，镜片越厚，重量也会越重，而当下流行的大框眼镜，由于镜片面积增大，眼镜整体会偏重，因此近视度数较高的群体不建议长时间戴大框眼镜。

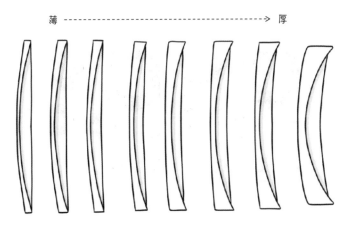

薄 - - - - - - - - - - - - - - - - - - - - - - - - - - - - - - - → 厚

100度　200度　300度　400度　500度　　600度　　700度　　800度

眼镜加工过程中会将眼镜片打磨成镜框形状，将多余部分打磨掉，保留中间部分。

度数与镜片厚度的关系

第三步：选择镜片

确定镜片的厚薄　相同度数的镜片会有不同厚度，这取决于镜片的材质。为了达到同样的度数，镜片折射率越高，镜片越薄，价格也会明显上升。

树脂镜片常见厚薄种类

| 折射率 | 厚薄种类 | 色散系数（阿贝数） |
|---|---|---|
| 1.5 | 普通 | 58 |
| 1.6 | 超薄 | 36 |
| 1.67、1.70 | 超超薄 | 32 |
| 1.74、1.76 | 特薄 | 29 |

薄镜片可以减轻近视眼镜像"酒瓶底"的样子，也可以改善远视眼镜像"年糕坨"的观感，但是薄镜片不代表重量轻——因为折射率的增加，镜片材料密度也在增加。不过，镜片折射率越高，由棱镜效应导致的色散就越强（表中色散系数越低），也就是视觉质量会有所下降，同时镜片越薄，视野也会越窄。

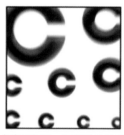
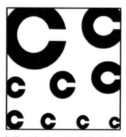

色散系数低，则视觉质量低　　色散系数高，则视觉质量高

确定镜片膜层　树脂镜片前后表面通常会镀膜，目的是增加镜片硬度、减少反射，增加透光率及抗污、防蓝光、防紫外线等。一般而言，膜层质量与镜片的价格相匹配，透光率越高、越耐磨、抗污能力越强的镜片，价格会越高，所以选择镜片的时候需要考虑个人预算。

## 眼镜的配戴要点

1. 摘戴眼镜时一定要使用双手操作。

2. 在放置眼镜时，不要让镜片直接接触任何平面。

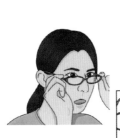

双手摘戴眼镜　　不戴的时候，眼镜应放在眼镜盒里。

不要戴眼镜吹发、
染发、烫发。　　不要戴眼镜游泳。　定期清洁保养眼镜，可
以用超声波清洗机清洁。

3. 清洁镜片时建议使用家用超声波清洗机。用镜布、纸巾甚至用手擦拭镜片时很容易让肉眼难以发现的微小颗粒划伤镜片，久而久之会影响视觉质量。超声波清洗机结合清洗液是通过气泡爆破的冲击力清除镜片表面污渍，并不会划伤镜片。超声波清洗机的超声频率在 33 000～60 000Hz 即可，配合专业的眼镜清洗液清洁效果更佳。

4. 近视的儿童青少年，应该每隔 3～6 个月去医院检查，如果眼镜已经与眼屈光度的变化不匹配，应当更换眼镜；度数较为稳定的成年人可根据镜片、镜架的老化程度决定是否更换眼镜，但一副眼镜的最长使用时长不应超过 24 个月。

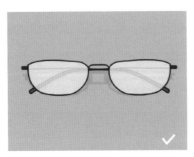

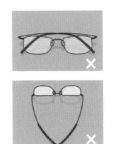

正确的摆放方式　　　错误的摆放方式

## 重视验光过程

在配一副新眼镜时，不仅要关注眼镜本身，也不能忽略验光过程。验

光是了解眼球屈光状态（如是否有近视、远视、散光及其程度）的重要手段，也是配镜前的必要过程。如果验光不准确，拿到一副度数错误的眼镜，轻者容易视疲劳，严重者还可能出现头晕、恶心等不适症状，影响身体健康。验光时需注意以下内容。

1. 如果是未成年人，建议前往医院验光配镜。

2. 如果是第一次配眼镜或验配功能性镜片，无论是成年人还是未成年人，都建议去医院验光。

3. 正常瞳孔下验光（不散瞳验光），建议验光时间为白天，晚上验光相对容易出现偏差。

4. 如果在眼镜店验光，要提前了解该眼镜店的口碑、资质与售后服务。

5. 验光过程不可心急，应耐心地按照验光师的指引完成验配。

## 点识成睛

问：镜片是不是越薄越好？

答：不一定。一般情况下，镜片的厚度和度数相关，度数越高，镜片越厚。如果是相同的度数，镜片越薄代表折射率越高，从视光学角度来讲，色散（从特定的角度，可以在镜片边缘上看到彩色的光晕）会更加严重，影响视觉质量。另外，镜片大小也会影响镜片厚薄。在同样的度数下，镜框越小，镜片相对越小，边缘就会越薄。因此，可以通过镜框的大小控制镜片的厚度。大家应该综合考虑以上因素，结合试戴体验来选择适宜厚度的镜片。

（刘力学）

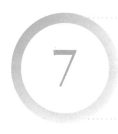

# 7 解析近视防控的 两大"神器"

　　儿童青少年的近视问题已成为许多家长朋友的"心头之痛"。对于近视防控，除了调整日常生活习惯外，是否还有其他方法呢？

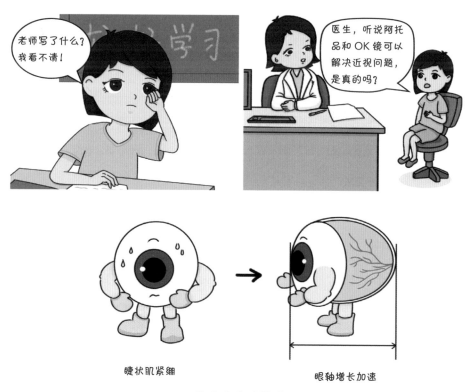

睫状肌紧绷

眼轴增长加速

为什么会近视呢

　　相信不少家长听说过阿托品或者 OK 镜对于控制近视进展有一定效果。阿托品和 OK 镜到底是什么，它们为什么可以控制近视，效果如何呢？

## 阿托品

阿托品的全称是 0.01% 硫酸阿托品滴眼液，是指阿托品浓度为 0.01% 的眼药水。

阿托品的作用原理　阿托品是一种神经受体阻断剂，作用于眼睛，可使瞳孔括约肌松弛，瞳孔扩大；使睫状肌松弛，眼睛的调节完全放松，这种调节状态类似于看远处。眼睛看远和看近时睫状体通过放松和收缩来调节晶状体的焦点，使我们能够看清眼前的物体。

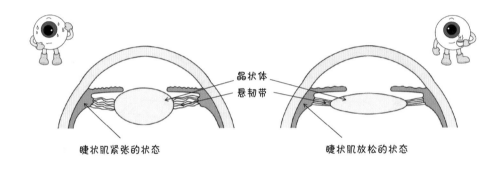

睫状肌紧张的状态　　　　　　　　　睫状肌放松的状态

基于这种理论，科研人员探究了不同浓度阿托品滴眼液对近视的防控作用，发现 0.01% 的低浓度阿托品滴眼液近视防控效果最好，且停药后未见明显的近视度数反弹。

什么人适合使用低浓度阿托品滴眼液　0.01% 硫酸阿托品滴眼液的使用方法是每日一次，每次双眼各点一滴，每晚睡前使用，方法简单、易操作，适用人群相对较广，儿童青少年应在家长监督下使用。根据临床研究和专家建议，其主要应用对象为近视度数在 75 ~ 600 度之间，4 ~ 16 周岁的儿童青少年。

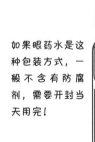

如果眼药水是这种包装方式，一般不含有防腐剂，需要开封当天用完！

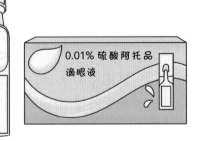

0.01% 硫酸阿托品滴眼液

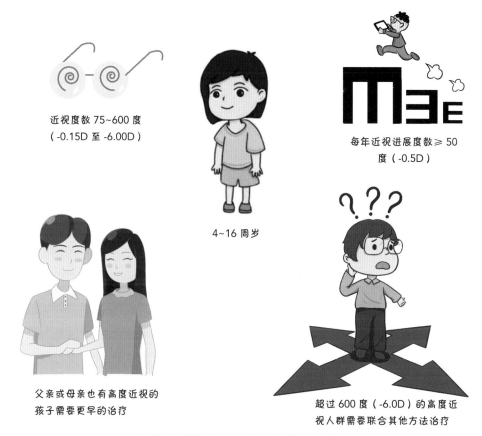

近视度数 75~600 度
（-0.15D 至 -6.00D）

4~16 周岁

每年近视进展度数 ≥ 50
度（-0.5D）

父亲或母亲也有高度近视的
孩子需要更早的治疗

超过 600 度（-6.0D）的高度近
视人群需要联合其他方法治疗

0.01% 硫酸阿托品滴眼液的适用人群

什么人不适合使用低浓度阿托品滴眼液 　由于阿托品滴眼液有放大瞳孔的作用，可能诱发青光眼。因此有青光眼病史，或者体检发现眼压较高，有青光眼发病倾向的人群不可使用。另外，对莨菪碱等生物碱过敏，或者有颅脑外伤的儿童青少年也不可以使用。因此，不建议家长通过代购等渠道购买 0.01% 阿托品滴眼液，而是要先去医院进行眼部检查，经医生评估同意后再使用这类滴眼液。

低浓度阿托品滴眼液的不良反应 　考虑到阿托品的瞳孔放大和调节放松作用，使用低浓度阿托品滴眼液后会出现畏光、视近物模糊等情况，因此建议每晚睡前使用，可最大程度减少眼部不适。这类滴眼液通常会包装成小支装，每次使用后即可抛弃，避免滴眼液开启后长时间放置被污染的可能性。另外，有一小部分儿童青少年可能出现过敏反应，表现为眼红、眼痛、结膜水肿、眼皮红肿等，如果出现这类不适，应立即停药，如果上述不适持续无好转，必要时应前往医院眼科进一步就诊。

　　**其他注意事项**　阿托品是一种神经受体阻断剂，有神经毒性作用，使用过量时会出现全身中毒症状，包括面部潮红、皮肤干燥、红疹、视力模糊、心跳加快、心律不齐、发热、意识模糊等。因此阿托品类滴眼液需要妥善保存，放在儿童难以自取的位置，避免儿童误食。不过家长也不需要过分担心，低浓度阿托品滴眼液中阿托品的浓度只有 0.01%，按照儿童致死量计算，需要一次口服约 250 支小包装滴眼液才会有生命危险。但是如果有些儿童过于敏感，出现了上述阿托品中毒表现，建议立即使用大量流动清水冲洗眼睛；如果孩子意外吞食，可以使用扣喉咙催吐方法紧急处理，必要时前往医院洗胃或使用药物治疗。

　　**低浓度阿托品的近视控制效果如何**　近年来，关于低浓度阿托品近视控制效果的研究十分丰富，以下是一项纳入较大规模人群的研究结果和一项针对中国儿童的研究结果，具体的近视控制效果总结如下。

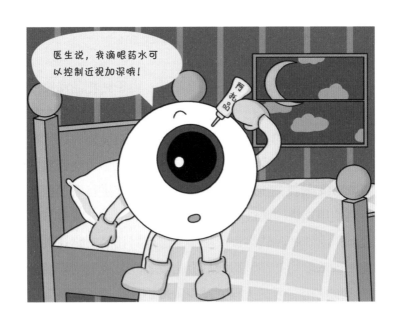

0.01% 阿托品滴眼液近视防控效果

| 研究人群 | 研究眼数 | 近视控制情况 | |
|---|---|---|---|
| | | 度数控制 / 年 | 眼轴控制 / 年 |
| 亚洲儿童 | 5 422 | 50 度(21 ~ 85 度) | 0.15(0.05 ~ 0.25)mm |
| 中国儿童 | 220 | 26 度(12 ~ 41 度) | 0.09(0.03 ~ 0.15)mm |

注：请客观理性地看待用药后的近视控制效果，并遵循眼科医生的指导用药。

## 角膜塑形镜

角膜塑形镜，亦称 OK 镜，是一种通过隔夜重塑角膜的方式进行近视矫治和控制的医疗技术。除近视外，其他屈光不正问题，如远视和散光也可以使用角膜塑形镜辅助矫正。在一定程度上，角膜塑形镜可以替代屈光手术、眼镜或角膜接触镜。

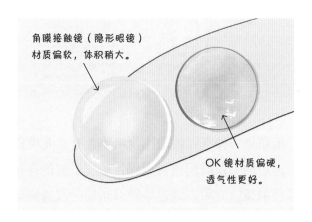

角膜塑形镜的镜片外观类似于一般的角膜接触镜，但材质和一般角膜接触镜不同。角膜塑形镜通常使用硬性高分子透氧材料制成，相比角膜接触镜硬度更高，透气性更好，保证角膜在夜间也能进行"有氧呼吸"。它的主要使用方法是通过夜间睡觉时戴镜（约 8 个小时），硬质镜片可以改变并维持合适的角膜形状，帮助儿童青少年在日间取下镜片后也可以保持清晰的裸眼视力。夜间戴角膜塑形镜后白天不再需要戴框架眼镜或角膜接触镜，可以更加方便地进行日常活动。

角膜塑形镜的原理

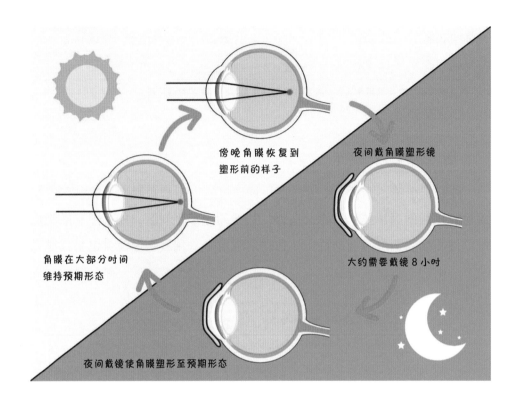

傍晚角膜恢复到
塑形前的样子

夜间戴角膜塑形镜

角膜在大部分时间
维持预期形态

大约需要戴镜 8 小时

夜间戴镜使角膜塑形至预期形态

**短期作用：** 角膜是一种有弹性的生物组织，有点儿类似慢回弹的记忆棉枕头，在被压迫后的一段时间内可以保持被压迫时的形状。角膜塑形镜是一种硬质角膜接触镜，它可以通过整晚对角膜的直接机械压迫作用改变并维持角膜的形状，重塑角膜的屈光度，达到矫正近视的作用。这样白天即使摘下镜片，入射光线也可以在近视眼的眼底清晰成像。就像单反相机，通过改变镜头形状（改变并维持角膜屈光度），达到拍出清晰照片的目的。但是这种效果是"可逆"的，如果短期内停戴角膜塑形镜，随着角膜形状的恢复，近视度数又会恢复到原来水平。

**长期作用：** 除了短期矫正近视外，目前已有多个前瞻性随机临床研究证明，长期正确戴角膜塑形镜，对儿童青少年的近视度数和眼轴增长有一定延缓作用。

角膜塑形镜适合每个人吗　随着角膜塑形镜材料的透气性、舒适性不断提高以及近视防控需求日益增长，近年来儿童青少年成为角膜塑形镜的主要使用者。需要注意的是，并非所有人都适合通过戴角膜塑形镜控制近视，戴角膜塑形镜应符合以下条件。

1. 年龄在 8～40 岁，其中儿童青少年近视度数在 600 度以内，顺规散光小于球镜度数的 1/2，逆规散光小于 −0.75D。

2. 目前对近视初期或者近视增长较快的青少年，角膜塑形镜控制近视的作用更为明显。

3. 戴角膜塑形镜者应眼部健康，无角膜异常，无眼部疾病且无影响戴镜的全身性疾病，依从性良好，能够按时复查，环境卫生能够满足戴镜要求。

哪些情况不适合戴角膜塑形镜　根据国家药品监督管理局的规定，以下情况不适合戴角膜塑形镜。

1. 8 岁以下儿童禁用。

2. 正在使用可能导致干眼或影响视力及角膜曲率等的药物。

3. 角膜异常，如接受过角膜手术，或有角膜外伤史；活动性角膜炎（如角膜感染）、角膜知觉减退。

4. 其他眼部疾病，如泪囊炎、干眼、结膜炎、睑缘炎等各种炎症，青光眼等。

5. 患有全身性疾病造成免疫低下，或对角膜塑形有影响者，如急慢性鼻窦炎、糖尿病、唐氏综合征、类风湿关节炎、精神病患者。

6. 有角膜接触镜或角膜接触镜护理液过敏史者。

7. 孕妇、哺乳期女性或近期计划怀孕者。

角膜塑形镜的验配与清洁　角膜塑形镜属于国家三类医疗器械，在配镜前需要接受严格的眼科检查，排除不适合戴镜的人群。因此普通眼镜店不具备验配角膜塑形镜的资格。按照国家规定，必须在二级及以上医疗机构，在中级以上专科医生的指导下进行专业验配，并严格按照医生的指导正确使用和护理，这样才能确保安全、有效。

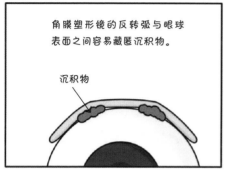

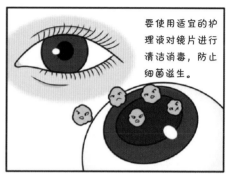

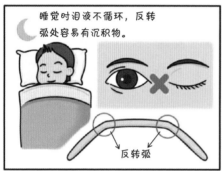

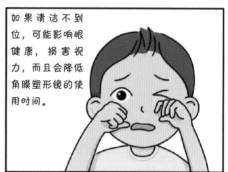

## ◎ 延伸阅读

[1] LI FF, YAM JC. Low-concentration atropine eye drops for myopia progression [J]. Asia Pac J Ophthalmol (Phila), 2019, 8(5): 360-365.

[2] 沈阳兴齐眼科医院, 美欧品 ® 硫酸阿托品滴眼液说明书

[3] WEI S, LI SM, AN W, et al. Safety and efficacy of low-dose atropine eyedrops for the treatment of myopia progression in chinese children: a randomized clinical trial [J]. JAMA Ophthalmol, 2020, 138(11): 1178-1184.

[4] VANDERVEEN DK, KRAKER RT, PINELES SL, et al. Use of orthokeratology for the prevention of myopic progression in children: a report by the American academy of Ophthalmology [J]. Ophthalmology, 2019, 126(4): 623-636.

[5]  HOOGERHEIDE J, REMPT F, HOOGENBOOM WP. Acquired myopia in young pilots [J].

Ophthalmologica, 1971, 163(4): 209-215.

（王珣  袁梦）

# 如何选择近视矫正手术

众所周知，近视是一种"基因＋环境"共同作用下的"产物"。随着科技的高速发展，人们的用眼需求日益增加，近视人群数量激增，而在近视后，人们一般通过戴眼镜矫正。

但是厚重的眼镜阻挡了大家爱美、爱运动、职业选择等需求，于是越来越多的人选择通过近视手术来扔掉眼镜，追求无镜的清晰世界。

近视屈光手术是通过手术改变眼球的屈光力，从而达到矫正近视的方法。其实，手术的原理和戴眼镜一样，都是通过光学手段达到看清物体、矫正近视的目的，但它并不能从根本上治疗近视。

## 屈光手术的分类

屈光手术看起来有很多种，各种名字让人眼花缭乱，但在医学上主要分为两大类，即角膜屈光手术和晶体植入手术。

角膜屈光手术　眼球的最前端是透明的角膜，角膜很薄，平均厚度大约520μm，但是还可以分为五层，即上皮层、前弹力层、基质层、后弹力层和内皮层。角膜屈光手术是一种"减法"手术，其原理是通过激光把角膜中央基质削薄，在角膜上制作一个凹透镜，让物像可以聚焦在视网膜上，从而达到屈光矫正的目的，让患者能够看清世界。角膜屈光手术可以分为表层角膜屈光手术、飞秒激光LASIK手术、全飞秒SMILE术三类。

表层角膜屈光手术：包括PRK、LASEK、TransPRK等方式，该类术式优点为无瓣、无切口、术后角膜上皮完全愈合，不留任何瘢痕。多用于中低度近视、薄角膜、二次增效手术等情况，但是存在术后疼痛、角膜上皮下混浊生成的风险，且矫正度数范围有一定限制（近视 -7D ~ -1D，远视 +1.5D ~ +5D）。术后 1 周内的眼部刺激症状（如眼痛、流泪、畏光）较其他术式明显，术后视力恢复期略长。

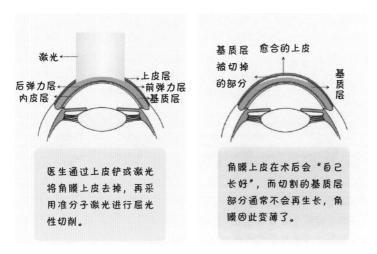

激光
后弹力层
内皮层
上皮层
前弹力层
基质层

医生通过上皮铲或激光将角膜上皮去掉，再采用准分子激光进行屈光性切削。

基质层被切掉的部分
愈合的上皮
基质层

角膜上皮在术后会"自己长好"，而切割的基质层部分通常不会再生长，角膜因此变薄了。

表层角膜屈光手术

飞秒激光 LASIK 术：又称半飞秒手术。优点包括适应证广，可以矫正近视、远视和散光；术中多维度眼球跟踪，精确度高、可控性强；可以进行个性化切削和二次增效手术；视觉质量佳等。缺点为切口偏大，约 2cm，后期存在角膜瓣移位等瓣相关风险。

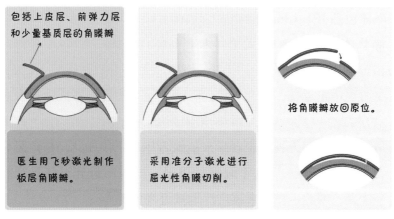

包括上皮层、前弹力层和少量基质层的角膜瓣

医生用飞秒激光制作板层角膜瓣。

采用准分子激光进行屈光性角膜切削。

将角膜瓣放回原位。

飞秒激光 LASIK 术

全飞秒 SMILE 术：即飞秒激光小切口角膜基质透镜取出术，该术式因无瓣、创口小和角膜生物力学稳定等特点，具有更安全、更舒适、术后恢复更快、干眼程度更低等优点。但是其矫正范围有限，适用于近视度数在 1 000 度以内，散光度数在 500 度以内的近视、散光患者。

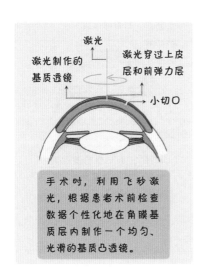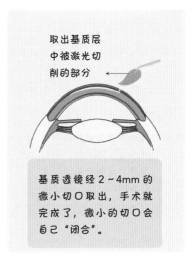

全飞秒 SMILE 术

晶体植入手术　是一种"加法"性屈光矫正手术，不同于做"减法"的屈光手术，它通过在眼内放置"一枚角膜接触镜"达到屈光矫正的目的，同时避免了每天摘戴角膜接触镜的繁琐。目前，国内应用最广泛的屈光矫正晶体包括 ICL（Implantable Collamer Lens）晶体以及弦波型后房屈光人工晶状体（PRL-S5）。无论是 ICL 晶体还是 PRL 晶体，都具备优良的生物相容性，可长期放置于眼内。该项屈光手术的开展至今已有 20 余年，主要用于矫正近视、散光。目前，晶体植入术已逐渐成为近视矫正的主流手术方式之一，因其屈光矫正适应证广（–0.5D ~ 18D），为薄角膜、不规则角膜以及高度近视的患者带来摘镜希望。不仅如此，与角膜屈光手术相比，晶体植入手术后的干眼症状更轻，视觉质量佳，并且具有"可逆"这一优点，因此正在越来越广泛地被近视患者接受。

无论采用哪种屈光手术，都是经过长期验证且安全有效的，选择适合自己的才是最好的。因此如果想要做近视手术，请和医生沟通并确认手术方式，医生通常会根据术前检查结果、用眼需求等综合推荐一种或几种手术方式，患者

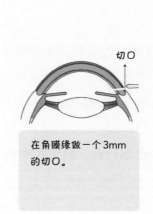

在角膜缘做一个 3mm 的切口。

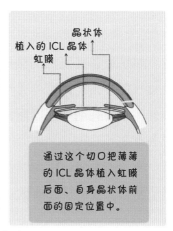

晶状体
植入的 ICL 晶体
虹膜

通过这个切口把薄薄的 ICL 晶体植入虹膜后面、自身晶状体前面的固定位置中。

ICL 晶体植入术

可以结合自身职业需求和经济条件等进行选择。

关于手术选择的考量

| 考量因素 | 表层角膜屈光手术（包括 Smart 全激光、PRK、LASEK） | 飞秒激光 LASIK 术（又称半飞秒手术） | 全飞秒 SMILE 术 | 晶体植入手术 |
|---|---|---|---|---|
| 优点 | 无瓣、无切口、术后角膜上皮完全愈合 | 矫正范围广 | 无瓣，切口 2 ~ 4mm，手术过程比较舒适，术后视觉质量更好 | 手术切口小，不切削角膜，植入的晶体可以取出 |
| 缺点 | 角膜上皮损伤较大，术后恢复期长，有疼痛感 | 有瓣，切口 20 ~ 24mm，存在角膜瓣移位的风险 | 对角膜厚度要求较高 | 手术费用较高，晶体可能需要定制，手术等待时间长 |
| 手术过程 | 通过激光等方式去除角膜上皮，再采用准分子激光进行屈光性切削 | 采用飞秒激光制作角膜瓣，采用准分子激光进行切削，角膜瓣复位 | 采用飞秒激光切削微创口，用飞秒激光切削微透镜上下切面，用手术镊取出微透镜 | 在角膜缘做一个 3mm 的切口，通过这个切口植入 ICL 晶体 |

## 屈光手术前的注意事项

如果患者有强烈的摘镜意愿，想要做屈光手术，需要年满 18 岁，并且近视度数相对稳定（近两年度数增长每年 ≤ 50 度）。没有特殊的慢性疾病，不在哺乳期和妊娠期，非瘢痕体质，未合并特殊眼病（具体以医生意见为准）。

屈光手术前，需要较多的眼部检查，但这些检查都是为了让患者在手术后获得更好的视觉质量。

手术前检查

| 检查项目 | 检查介绍 | 检查项目 | 检查介绍 | 检查项目 | 检查介绍 |
|---|---|---|---|---|---|
| 视力检查 | 包括裸眼视力和戴镜后的矫正视力 | 眼轴测量 | 了解眼球的直径，以便结合屈光度数进行综合分析 | 视功能 | 如需要个性化设计、选择 ICL 手术等，还可做立体视、对比敏感度等检查 |
| 非接触眼压计检查 | 了解眼球内部压力，排除青光眼 | 裂隙灯检查 | 检查外眼、角膜及眼表状态、晶状体情况等 | 瞳孔直径 | 通过了解瞳孔直径，判断术后眩光等的发生风险 |
| 验光检查 | 包括小瞳验光和散瞳验光，后者可以得出眼睛调节放松状态下的准确屈光度数，但检查者会出现畏光、视物模糊，需要 4~6 小时才能恢复，因此建议避免自驾去医院检查 | 眼底检查 | 检查是否有玻璃体、视网膜等病变，如发现视网膜变性或者小裂孔，要先行视网膜激光治疗 | 角膜地形图检查 | 了解角膜的形态、厚度、规则性和角膜生物力学等情况，筛查圆锥角膜，确定是否满足激光切削条件 |

需要强调的是，如果正在戴角膜接触镜，手术前需要停戴；软性角膜接触镜停戴 1 ~ 2 周，RGP 硬镜停戴 1 个月以上，角膜塑形镜停戴 3 个月以上。手术前需要滴用 1 ~ 3 天抗生素眼药水；手术前一天做好个人卫生并保证充足睡眠；手术当天不要化妆、喷香水；术前若患感冒、打喷嚏、发热或身体有特殊不适，需要及时告知手术医生，酌情处理。

## 屈光手术后的注意事项

术后当天　术后眼表面麻醉剂的作用会逐步消失，可能出现流泪、畏光、异物感等不适症状。应减少工作和娱乐活动，尽量让眼睛好好休息一下。

特别注意事项

1. 如果术后出现眼痒、眼红、视力下降、明显刺痛等现象，需要及时就诊。术后早期出现雾感、视力波动、双眼不定时干涩、刺痛、异物感、视近稍困难等不适症状属于正常现象，按期复诊即可。术后第一天部分患者的视力可能还没有恢复到最佳水平，千万不要着急。

2. 严格遵医嘱滴眼药水（抗生素、激素、人工泪液）；抗生素类眼药水可预防感染；激素类眼药水的作用是抗炎、调控角膜伤口愈合、预防回退等并发症，但是不能用药太久，因为部分激素敏感人群可能出现继发性眼压升高；人工泪液可促进角膜愈合、润滑眼表、改善干眼症状，其用药时长因人而异。

3. 术后 1 个月内要注意预防感染，勿让生水、异物进入眼内，不要游泳、不要化眼妆，切忌揉眼，避免外力碰触术眼。在饮食方面，西医并不讲究忌口，按平时的饮食习惯吃饭即可，但要注意节制，适当减少辛辣刺激性食物，减少可能引起过敏、消化系统不适的食物。对于任何屈光手术患者，术后都要注意保护眼睛，避免眼部外伤，并且不建议进行剧烈改变体位的运动，如蹦极、跳水。

术后复查　屈光手术后常规的复查时间点一般为术后 1 天、1 周、

1个月、3个月、半年及1年，之后每年一次。术后定期复查有利于确保手术效果，及时发现并避免严重并发症的产生。复查项目主要有视力、眼压、裂隙灯显微镜检查和验光等。

特别注意，术后早期，因激素类眼药水的使用，需要按时复查眼压。高度近视人群还需要定期进行眼底检查。如果出现视觉质量问题，需要接受更全面的检查，并由医生给出诊疗方案。

对于晶体植入术的术后复查，由于目前接受ICL手术的朋友多为高度近视人群，长期来看发生玻璃体视网膜疾病以及开角型青光眼的风险都较中低度近视人群高，因此建议每年定期复查玻璃体视网膜情况。同时由于ICL晶体属于眼内植入物，也需要每年定期复查视力、眼压、验光、晶体位置以及角膜内皮等。

## 屈光手术后可能存在的并发症

屈光手术已经发展得非常成熟，但在术后也可能遇到一些问题。

过矫、欠矫、屈光回退　过矫可能引起术后出现远视。欠矫就是术后仍有近视。术后轻微过矫或欠矫是正常的，轻度的近视、远视、散光不影响日常生活用眼，无须再次戴镜。如果过矫或欠矫的度数影响视物，可根据角膜条件行二次手术，时间一般为术后6个月。

屈光回退即刚做完手术时裸眼视力非常好，也没有残留屈光度数，然而术后随着时间推移，因为不健康用眼、环境或者遗传性因素等，再次出现近视，这种情况在度数高和角膜较薄的人群中出现概率相对高，可根据度数增长和角膜情况再次进行诊疗。

术后干眼、夜间眩光、视觉质量欠佳　屈光术后干眼属于混合因素引起的干眼，其主要原因有手术切断角膜神经、术后角膜曲率改变及药物使用引起眼表微环境改变等，常出现在术后早期，通过使用人工泪液可使症状缓解并逐渐消失，但有极少数人群会有症状持续存在的问题。

夜间眩光、重影、光晕等视觉质量欠佳症状的出现与术前预矫屈光度、瞳孔直径、手术光区设置等多种因素相关，从专业角度来说，多为术后高阶像差，尤其是球差、彗差的增加影响了视觉质量。一般随着时间的延长，症状会逐渐减轻，需要坚持随诊复查，必要时行二次手术。

**术后高眼压**　对激素（术后用药）敏感人群可见高眼压的情况，停药后可消失。如果是选择晶体植入术，需要特别留意这个问题，可能与手术操作、眼内组织反应有关，术后需要定期复诊。

**圆锥角膜**　是一种与遗传相关的多因素导致的角膜病变。角膜屈光手术本身不会导致圆锥角膜的发生，但因为切削了部分角膜，可能使原有的临床前期病变提早发病，因此规范的术前检查十分重要。

### ◎ 延伸阅读

[1] 中华医学会眼科学分会角膜病学组. 激光角膜屈光手术临床诊疗专家共识（2015 年）[J]. 中华眼科杂志, 2015, 51(4): 249-254.

[2] 中华医学会眼科学分会眼视光学组. 中国经上皮准分子激光角膜切削术专家共识（2019 年）[J]. 中华眼科杂志, 2019, 55(3): 169-173.

[3] 中华医学会眼科学分会眼视光学组. 我国飞秒激光小切口角膜基质透镜取出手术规范专家共识（2018 年）[J]. 中华眼科杂志, 2018, 54(10): 729-736.

[4] 中国微循环委员会眼微循环屈光专业委员会. 中国激光角膜屈光手术围手术期用药专家共识（2019 年）[J]. 中华眼科杂志, 2019, 55(12): 896-903.

 **点识成睛**

**问：** 近视手术恢复快吗？是不是术后就可以达到 1.0 的视力？

**答：** 近视手术恢复非常快，大部分人术后第二天就可以正常生活。表层角膜屈光手术除外，需要 3～5 天完成角膜上皮愈合、术后 1 个月左右达到最佳矫正视力。术后恢复视力取决于戴镜的最佳矫正视力，这是由自身视力发育水平决定的，成年后常维持稳定，就像身高一样。比如：某人术前最佳矫正视力为 0.8，那么术后的视力最好就是 0.8，达不到 1.0。

问：术后可以坐飞机、潜水、坐过山车、玩蹦极吗？

答：术后早期，可以在复查无异常的情况下乘坐非长时间飞行的航班。对于潜水、过山车和蹦极等运动，建议近视人群（即使不做屈光手术）尽量避免，因其可能使眼睛遭受过大的压力差而增加视网膜脱离等疾病的风险。

问：术后可以接睫毛、文眼线、做双眼皮手术吗？

答：双眼皮手术建议在眼睛恢复、术后 1～3 个月后再做。不建议进行接睫毛、文眼线等美容操作，这类操作可引起角膜、结膜损伤。

问：眼科医生为什么自己不做近视手术？

答：实际上不少眼科医护人员进行了近视手术，但并不是每个人都适合，如果经过术前检查发现眼部条件不适合进行屈光手术，就只能继续戴镜了。

问：近视手术痛吗？要打麻药吗？

答：近视手术一般比较快（如全飞秒 SMILE 术，一只眼一般只需要 4～5 分钟），使用的都是眼部表面麻醉，因此手术过程是无痛的。

问：近视手术后还会再近视吗？如果再近视了应该怎么办？

答：任何一种近视手术都是矫正近视，并不能根治近视；因此建议度数稳定两年后再进行手术，并且术后注意科学用眼。如果再近视，根据专业的评估和详细的检查，只要角膜条件符合条件，就可以进行二次增效手术，如果不符合条件就要戴镜了。

问： 为什么表层手术后需要戴角膜接触镜？

答： 只需要短时间戴角膜接触镜。因为表层手术需要去除角膜表层的上皮细胞，而角膜又是末梢神经非常丰富的器官，所以术后当天，患者会出现明显的眼部异物感、刺痛、畏光、不自主流泪等刺激症状。戴上保护角膜的角膜接触镜可以减轻眼表疼痛感，但是切记不要用手或纸巾等物擦拭眼睛，也不要大力眨眼，避免把细菌带入眼睛或者使角膜接触镜移位。

（雷蕾　陈佩　余克明）

# 家庭、学校、个人
## ——全方位近视防控攻略

## 家庭

### 打造健康的用眼环境

1. 尽量为孩子提供明亮、优质的家庭室内照明环境。按照目前的国家标准，室内阅读环境的光照度应该以大于 500lx 为最佳。提倡为孩子选择光谱更接近太阳光的、无频闪的台灯。

2. 定期调整书写的桌椅高度，使其适合孩子的身高变化。

3. 避免在孩子的卧室摆放电视、投影等物品。

### 注重孩子的饮食营养

1. 多补充富含维生素 A、胡萝卜素与叶黄素的食品（如胡萝卜、菠菜、动物肝脏）；增加蛋白质及矿物质的摄入量；增加富含钙、铬等无机盐食品（如奶制品、芝麻、黑豆、无花果）的摄入。

2. 多吃水果蔬菜，尤其推荐新鲜绿色蔬菜（菠菜、韭菜、小白菜等）和橘黄色果蔬（柑橘、枸杞、桃子等），此类果蔬富含叶黄素，虽然目前研究并未证实叶黄素具有预防和治疗近视的作用，但叶黄素具有抗氧化、过滤蓝光、促进视紫质再生、保护黄斑等功效，对眼健康有益。

3. 减少高糖、高脂类食物的摄入，改变快餐饮食习惯。

4. 补充蛋白质，适度食用肉、蛋、奶等，但要注意避免肥胖。

### 养成良好的用眼习惯

1. 帮助孩子掌握科学的用眼护眼常识，养成良好的用眼习惯。保持正确的读写姿势，做到"一拳一尺一寸"，即眼睛离书本一尺，胸部离桌缘一拳头，握笔写字时手指离笔尖一寸。不要在乘车、吃饭、走路等情况下看手机或看书。

2. 有意识地安排一些有利于眼健康的活动，减少孩子，特别是学龄前儿童使用电子产品的时间，积极选择替代性活动，如各种非电子产品类型的游戏和户外活动等。

3. 积极配合学校，减轻孩子的课外学习负担，避免盲目参加课外培训班。

4. 保障孩子的睡眠时间，生活要有规律。如果情况允许，小学生睡眠时间不少于 10 小时，中学生不少于 9 小时，高中生不少于 8 小时。

提示：家长一旦发现或者怀疑孩子有视力问题，应及时带他们到医院就诊，做到早发现、早干预、早诊疗。

## 学校

**减轻用眼负担**　校园是除了家庭外，学生所处时间最长的地方，也是用眼强度最集中的地方。书本、电子屏幕、视野范围等都可能成为近视发展的促进因素。建议老师积极引导学生养成良好的用眼习惯，做到按时下课，不占用学生的户外活动时间，尽量减轻学生课业负担。

**做好眼保健操**　眼保健操是便捷且有效的护眼方法。标准、规范的眼保健操与健康的用眼习惯相结合，可以在一定程度上控制近视的发生，起到缓解眼疲劳、保护视力的作用。建议学校加强对眼保健操的监督力度，重视动作的标准和规范。

**重视教室采光**　教室采光应该符合国家相关标准，教室墙壁和顶棚为白色或浅色，窗户应采用无色透明玻璃；教室采光玻地比（窗的透光面积与室内地面面积之比）不得低于 1 ：6（新建教室采光玻地比应达到 1 ：4）。

**注意改善教室照明条件**　学校应为教室尽量配备 40W 荧光灯 9 盏以上；教室照明应采用配有灯罩的灯具，不宜用裸灯，灯具距桌面的悬挂高度为 1.7～1.9m；黑板照明应另设 2 盏横向 40W 荧光灯，并配有灯罩；课桌面和黑板照度分布均匀，照度应符合国家标准（《建筑照明设计标准 GB 50034—2004》）。自然采光不足时应及时辅以人工照明。

建立视觉发育档案　条件允许时，尽早为儿童青少年建立视觉健康档案。视觉健康档案为眼睛发育提供长期参考，了解发育规律甚至可以预测趋势，对于有效的近视防控具有重要意义。学校应积极配合医院和政府完成对儿童青少年眼健康的筛查，保证并监督筛查工作的规范化和标准化。

## 个人

1. 一定注意减少持续性近距离用眼时间！连续用眼时间不宜超过 30~40 分钟，之后要休息 10 分钟，可远眺户外的景物或做眼保健操等；加强自我监督并及时纠正不良的读写姿势。

2. 控制电子产品使用时间，提倡使用较大屏幕的电子产品。对于学龄儿童来说，娱乐性屏幕使用时间每天累计不宜超过 2 小时，以 1 小时以内为宜，每半小时休息 3~5 分钟。虽然线上学习时间不可避免，但建议小学生每天线上学习时间不超过 2.5 小时，每次不超过 20 分钟；中学生每天不超过 4 小时，每次不超过 30 分钟为宜。

3. 坚持做眼保健操，做操时要认真，动作要规范，注意力集中，闭眼，正确地按揉穴位等，以感觉到酸胀为度。

4. 一定要增加户外活动时间。研究显示，户外活动时间长的孩子和没有户外活动的孩子近视新发病率分别是 8.41% 和 17.65%。每天 2 小时的户外活动时间可以延缓近视的进展。此外，户外活动可以减缓未近视儿童的眼轴增长，对这些孩子的近视发生具有预防作用。

对于儿童青少年用眼负担重、用眼习惯不良、自我管理能力不足等特点，目前有一些智能设备，可以附在眼镜上或是戴在身上，小巧便捷，可以实时监测孩子的用眼情况，包括时间、环境、距离等，并发出即时提醒和干预。

◎ 延伸阅读

[1] 中华人民共和国卫生部,中国国家标准化管理委员会.中小学校教室采光和照明卫生标准:GB 7793—2010[S/OL].北京:中国标准出版社,2011: 2-3[2024-11-30]. http://www.nhc.gov.cn/zwgkzt/pqt/201106/51935/files/2cdc5b05951d46de96f585c1dd18ba0e.pdf

[2] 教育部,国家卫生健康委员会,国家体育总局,等.教育部等八部门关于印发《综合防控儿童青少年近视实施方案》的通知[EB/OL]. (2018-08-30) [2024-11-30]. http://www.moe.gov.cn/srcsite/A17/moe_943/s3285/201808/t20180830_346672.html.

[3] 许韶君,张辉,王博,等.体育锻炼、睡眠和家庭作业时间与中小学生疑似近视的关系[J].中华流行病学杂志,2016, 37(2): 183-186.

## 点识成睛

问: 户外活动的关键在户外还是活动？晒太阳可以控制近视吗？

答: 户外活动的关键是户外。首先,太阳光与室内光的光强度不同,强光有利于抑制近视。同时,增加暴露在阳光下的时间能刺激眼内物质,如多巴胺等的分泌,影响眼轴的增长速度和血清维生素D的浓度,进而影响近视程度的变化。每天2小时的户外活动可以有效预防近视的发生发展。如果实在没有时间,家长可以借助上学和放学路上以及其他课余时间让孩子多接触阳光。当然,阳光下不要直视太阳,不然容易灼伤眼睛。即使在户外树荫下,也比室内防控近视的效果好。

（王雁　邹昊翰）

# 解密"近视治疗"，别再为谣言所惑

目前，市场上针对近视的治疗方法越来越多。这些方法效果不一，应该如何辨别并选择有效的方法呢？当前热门的近视"改善"方法大致分成三类，以下将从原理和科学证据出发，探索这些方法的可靠性。

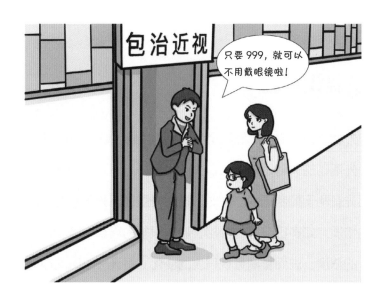

## 治疗"假性近视"的方法

对于"假性近视"这个词，大家应该并不陌生。正常的眼睛，通过调节眼睛内部一块被称为"睫状肌"的肌肉，从而保证远、近物体都能看得清。在看书、看手机等近距离用眼过度的情况下，睫状肌因长时间紧张，一时无法放松，致使看远时眼睛仍处于看近的状态而无法顺利切换，从而出现视物模糊，这即是"假性近视"。本质上是眼睛内部肌肉功能的一时障碍，不属于真正意义上的近视。因此，通过药物或眼部训练，恢复睫状肌的功能，"近视"自然也就"治愈"了。

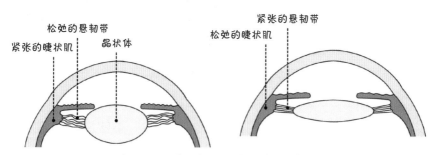

部分药物或眼部训练主要针对睫状肌

部分"改善近视"的方法，就是基于上述原理，使眼睛睫状肌的功能恢复，治疗假性近视；但是对于眼睛结构已出现变化的真性近视，实则无太大帮助。在这些方法中，一类为放松睫状肌、缓解视疲劳的眼药水。这些眼药水除个别（如低浓度阿托品滴眼液）被证实确实有控制近视的作用外，其他均无改善真性近视的证据。另一类方法，包括翻转拍和一些利用现代技术实现的"自动翻转拍"（如智能变焦镜等），主要通过功能训练增强眼睛睫状肌切换"紧张"和"放松"这两种状态的灵活度，也无治疗真性近视的证据。

## 利用改善视力来"改善"近视的方法

"视力差＝近视""视力提高＝近视改善"，这是很多家长的误解，也是部分机构宣传可以"治疗"近视的手段。看清物体的能力（即视力）受眼睛结构、功能以及大脑的影响。部分机构利用大家容易混淆"近视"和"视力"这两个概念，从影响视力的其他方面入手，提高孩子的视力，美其名曰"改善"了近视。但实质上，近视的程度并没有减轻，甚至有所加重。

"训练"大脑"看"得更清　在正常情况下，大脑可以对眼睛"拍摄"

的"生图"进行加工修饰，帮助我们看得更清楚。而且，大脑的这种加工修饰能力可以通过训练变强。常会有近视一两百度的年轻人从来不戴眼镜，但看得很清楚，工作生活无障碍。其实，这就是"天然训

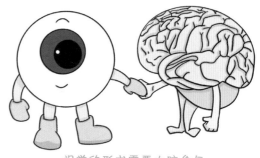

视觉的形成需要大脑参与

练"大脑的一个例子——眼睛"拍摄"的"生图"不够清晰，但大脑的"加工"能力随着日复一日"训练"不断变强，最终获得了理想的视力，医学上称为"模糊适应"。

通过一些人为的训练提高大脑的模糊适应能力，让受训练的孩子看得"更清楚"，这是部分治疗机构"改善"近视所用的方法。但这些方法仅对辨物能力有帮助，并不能改变眼球结构，即不能在真正意义上减轻近视。值得注意的是，有些训练涉及长时间、近距离的精细用眼，甚至还有导致近视加深的风险。

缓解视疲劳，提高视觉质量　　眼部干涩等状况的改善也可以提高视物的清晰程度。市场上有些眼贴，孩子闭眼敷完后感觉看得更清楚，家长误以为是近视"改善"了。实际上，可能是长时间闭眼，提高了眼睛表面的泪液质量，进而提高了眼睛角膜 - 泪膜这个复合"镜头"的光滑度。"镜头"变得更加"光滑"，视觉质量自然变好。但这种改善无法进一步改变近视状态，所以并没有从根本上治疗近视。

## 其他热门的近视控制方法

哺光仪控制近视是近年热推的方法。哺光仪是一种利用特定波长和强度的光来控制近视进展的治疗方案。目前，已有一定数量的研究证实这种方法有效。所以，可以考虑用哺光仪控制近视。但要记住，目前所有有效的近视控制手段治疗效果均存在个体差异，且存在发生不良反应的风险。

家长要带孩子定期就诊，监测近视控制情况和是否发生不良反应。

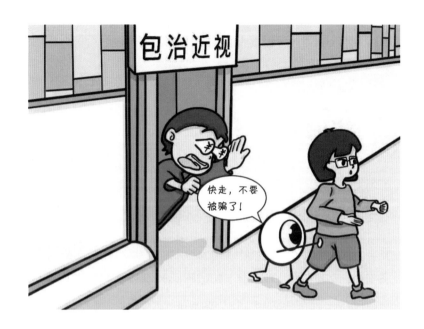

　　中医博大精深，在近视治疗领域也积累了丰富经验。中医讲求"疏通经络"，以西医观念来理解，部分中医疗法可能起到促进血液循环的作用。"眼球的巩膜缺氧"是近视发生发展的重要原因。"眼球血液循环改善—巩膜缺氧改善—近视控制"这一假设理论上成立。然而，中医控制近视在目前学术界不属于主流方法，有效性有待更多研究证据支持。

　　目前学术界认可的近视治疗方法，在人群应用中都只能达到减缓近视加深的作用，并不能改善或消除近视（个例除外）。面对各种各样的近视治疗方法，保持头脑清醒，不抱过高期望，可以在很大程度上避免"踩雷"。做足功课，认清风险，与医生探讨切实有效的近视控制方法，总能为控制近视找到既有效又适用的方案！

◎· 延伸阅读

[1] XIONG F. Orthokeratology and low-intensity laser therapy for slowing the progression of myopia in children. Biomed Res Int, 2021, 2021: 8915867.

[2] WU H. Scleral hypoxia is a target for myopia control [J]. Proc Natl Acad Sci USA, 2018, 115(30): E7091-E7100.

[3] 金琪, 谢立科, 孙梅, 等. 针灸防控青少年近视研究进展 [J]. 中国中医眼科杂志, 2021, 31(04): 291-293+302.

## 点识成睛

问：市场上治疗近视的方法很多，应该如何"避雷"？

答：相信医学检查，客观判断"近视改善"。近视是否能"改善"在医学上已建立了非常成熟且精准的判断标准。每半年到一年为孩子安排一次近视相关检查（如散瞳验光、眼生物学测量等），不仅是做好近视防控的第一步，也是实现"避雷"的关键。

相信科学证据，理性选择防控方法。如今，要得出"方法有效"这样的结论，不能只靠一两个成功案例。一套成熟的治疗方案需要经过群体研究验证、获得严谨的证据支持，才可以广泛应用。

（胡音）

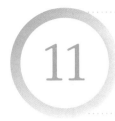

# 趴在桌上午睡会不会
# 影响眼健康

"中午不睡，下午崩溃"，相信不少人有过中午没睡午觉，下午浑浑噩噩的体验。然而，您是否知道，不正确的午睡姿势可能给我们带来比无精打采更严重的后果？

趴桌午睡时，人体各器官都经受着"压力山大"的考验，其中又以眼睛受到的影响最为明显。

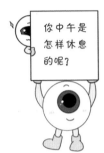

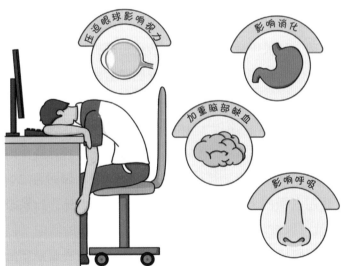

## 体位对眼压的影响

经过漫长的进化，动物形成了多种多样的睡姿，而人类则是为数不多的适合躺平睡觉的动物。因此，当我们无法躺平睡觉时，必然会给眼球带来相应的变化，首当其冲的就是眼睛里的压力——眼压发生改变。

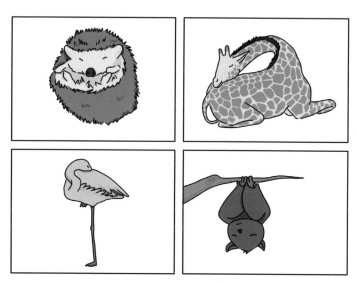

不同动物的睡姿

眼压的正常值为 10 ~ 21mmHg，受到多种因素的调节，一天之内存在不同幅度的波动。当眼压持续升高，就会压迫视神经，造成不可逆的视力损害，这就是众所周知的青光眼。那当我们趴着睡觉时，眼压会产生什么变化呢？

在很长一段时间内，人们一度认为在小部分眼轴长度短、前房角狭窄的人群中（中老年女性常见），俯卧可能导致眼压急剧升高。因此在青光眼的临床诊断中，有一种方法被称作暗室俯卧试验。简而言之，就是把屋里灯关上，让患者面向下趴在桌子上 15 分钟到 1 小时，如果眼压升高超过 8mmHg，就可以被认为有急性闭角型青光眼发作的倾向。但在最近的几项研究中，人们却发现该试验没办法将有闭角型青光眼潜质的人和正常人区分开来。无论房角狭窄还是房角开放，暗室俯卧试验都能使眼压升高，在近 20% 的人中引起大于 8mmHg 的眼压升高。

对于很多人来说，午休时平躺睡觉的条件不是很容易实现，那么还有什么方法能避免或减轻伏案午睡对眼压的影响呢？建议最好能做到以下两点。

尽量靠着椅子睡而不是趴在桌子上睡　有研究发现，尽管仰头与低头同样有可能引起眼压改变，但低头后引起眼压升高的幅度更大。

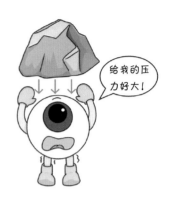

尽量避免眼球与枕头或者手臂直接接触
如果手臂或者枕头在午睡过程中直接压迫眼球，眼压升高的幅度可达 20mmHg，这可能是导致青光眼发生的高危因素。

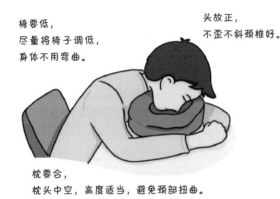

椅要低，
尽量将椅子调低，
身体不用弯曲。

头放正，
不歪不斜颈椎好。

枕要合，
枕头中空，高度适当，避免颈部扭曲。

也可以靠着睡，
枕头垫在颈后，缓解入睡后颈部肌肉紧张和颈椎受力。

科学午睡小技巧

## 趴着睡以后为什么会看不清

虽然伏案午睡与眼压升高的关系目前仍没有定论，但应该有不少人经历过趴着睡醒一觉后眼前一片模糊的现象，这是为什么呢？这很有可能是趴着午睡的过程中，眼睛被进行了短暂的"角膜塑形"。

角膜塑形镜，俗称"OK 镜"，是一种通过配戴特殊设计的角膜接触镜，使配戴者的角膜弧度发生相应改变，从而暂时矫正白天裸眼视力的手段。据说在中国古代，曾有人将沙袋压在眼睛上来获得类似效果，虽然难以考证，但其原理与现在的角膜塑形术类似。因此，当伏案午睡时，手臂恰好压迫到角膜时，角膜的弧度便会发生短暂改变，从而改变了眼球的屈光度。这种现象通常会持续数十分钟，如果视力下降持续超过数小时，需要尽快到眼科就诊。

◎ 延伸阅读

葛坚 . 临床青光眼 . [M]. 3 版 . 北京：人民卫生出版社 , 2016.

 **点识成睛**

问： 哪些人应该尽量避免趴着睡觉？

答： 1. 有青光眼或者高眼压症病史的人，俯卧可能导致更大的眼压波动。

2. 眼轴偏短的人，眼内结构更为拥挤，趴着睡更容易诱发青光眼急性发作。

3. 某些系统性疾病（如马方综合征，这类患者常表现为身材高大、四肢细长，可伴有心血管系统疾病）患者，由于晶状体悬韧带松弛，曾有自发性晶状体脱位的报道。

4. 戴角膜塑形镜的人群，角膜塑形效果取决于角膜曲率，趴着睡觉容易导致眼睑压力不均，影响塑形效果。

问： 如果环境所限，无法实现平躺睡，应该如何尽量避免其对眼睛的危害？

答： ① 了解自己的眼部情况；② 尽量缩短俯卧时间；③ 避免手臂或者枕头与眼球直接接触。

（陈子东）

# 12 纸质书、电纸书、平板电脑和手机，哪个比较不伤眼

相信大部分家长常在家里这样对孩子说："手机和电脑伤眼睛，快去看书！"事情真的是这样吗？

事实上，随着多媒体电子设备的普及，孩子的学习和娱乐都离不开电纸书、平板电脑、手机等便携式电子设备，这可能是导致学龄儿童近视发病率快速上升的原因之一。

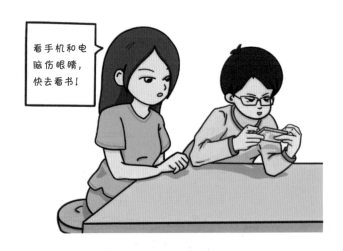

## 各类屏幕采用的技术

电纸书、手机和平板电脑"伤眼"主要与屏幕采用的技术有关。

手机、平板电脑使用的都是液晶显示屏，这类显示屏通过液晶分子的规则排列实现成像，由于是自发光源，因此呈现的画面色彩艳丽、饱和、自然、细腻。但这类显示屏会以很高的频率闪烁，虽然人眼无法察觉，但

容易导致视疲劳。

宣传"护眼"的电纸书采用的是电子墨水屏幕，电子墨水屏就是将类似于墨水的"电子墨水胶囊"均匀涂布在屏幕上，然后通过电荷使电子墨水移动，从而在屏幕上呈现出黑白图案，通过反射光线被人们看到，因此阅读体验更接近纸质书。电纸书使用的是"磨砂屏"，它的屏幕表面凹凸不平，因此电纸书能将光线漫反射，而非液晶显示屏的镜面反射，从而实现在强光下清晰显示。但是，电纸书和纸质书一样，在光线不足或过强的情况下使用容易导致视疲劳。

## 错误的用眼习惯才是近视的真正原因

已有很多研究表明，长时间近距离用眼与近视发生发展关系密切。儿童青少年使用手机或平板电脑时通常会近距离用眼，而且会持续很长时间。有数据显示，83.2%的人连续玩手机、平板电脑的时长超过40分钟。54.6%的人玩手机时，手机与眼睛的距离小于33cm。然而，除了玩手机，其实还有很多近距离用眼行为，如看纸质书、写作业。

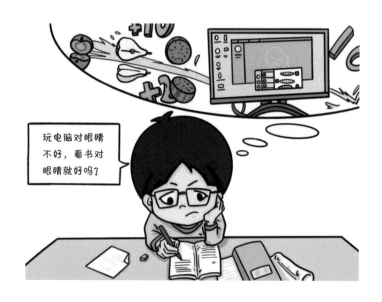

长时间近距离用眼导致近视，可能与眼睛的调节有关。眼睛具有调节功能，看远处时，眼睛会很放松，物体成像刚好落在视网膜上。当想要看清近处的物体时，眼睛需要通过肌肉收缩改变屈光力，让近处的物体聚焦在视网膜上。长时间看近处时，肌肉会痉挛，导致眼睛的调节能力下降，这样物体成像就会落在视网膜后方，眼睛为了能看清物体，会通过眼轴增长的方式让焦点重新落在视网膜上，而眼轴的增长会导致近视的发生。因此，长时间、近距离用眼才是引起近视的真正外在原因。

由此可见，不管是纸质书，还是电纸书、手机、平板电脑，长时间、近距离用眼都可能导致近视、干眼等眼部疾病。若是真的在意眼部健康，不管看的是纸质书还是电子设备，都应该养成良好的用眼习惯。

◎ 延伸阅读

[1] 中华医学会眼科学分会视光学组. 中国青少年用眼行为大数据报告 [R]. 长沙 : 中南大学爱尔眼科学院, 2018.

[2] 瞿小妹, 褚仁远. 应该重视视频终端综合征的研究 [J]. 中华眼科杂志, 2005, 41(11): 963-965.

[3] 舒丹. 大学生视疲劳综合征的因素 [J]. 中华眼外伤职业眼病杂志, 2018, 40(11)870-871.

[4] 邹蕾蕾, 戴锦晖. 蓝光与眼健康 [J]. 中华眼科杂志, 2015, 51(1): 65-69.

 点识成睛

问: 用投影仪看电视是不是对眼睛更好？

答: 从成像原理来看，投影仪要比电视等自发光电子产品对眼睛更友好，并且投影仪不存在屏幕闪烁的情况，在光线柔和、亮度适中、距离合适、清晰度好的情况下不易引起视疲劳。需要注意的是，不管是投影仪还是电子屏幕产品，适度用眼才是预防近视和视疲劳的关键。

（巩亚军　牟晏莹　林昱聪　晏丕松）

第五篇

# 成人护眼

## 20 问

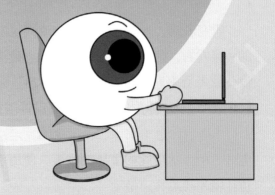

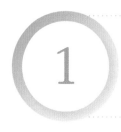

# 眼睛容易疲劳
# 应该怎么办

在工作中，为了完成任务，上班族常常持续地面对手机、电脑或繁杂的纸质材料，需要长时间用眼。在这个过程中，如果眼睛得不到足够的休息，可能出现视疲劳。

视疲劳是指当眼睛视物时长超过其视觉功能所能承载的负荷，出现眼部疼痛、酸胀、烧灼感、异物感、流泪、畏光、视物模糊、复视、眼睛干涩等症状，有时还可能出现头晕、头痛、呕吐、恶心等症状。

如果因为工作、学习、生活，无法避免长时间用眼，可采用以下方法缓解。

## 养成良好的用眼习惯

研究表明，人们在使用电脑或其他电子设备时，眨眼频率只有正常时的一半左右，这容易导致眼睛干燥、疲劳、痒和灼热感。近距离使用电子设备或者看书时，可遵循"20-20-20"法则，即每隔 20 分钟，眺望约 6m（20 英尺）远处物体 20 秒，可以设置闹钟提醒自己休息。

工作中休息（喝水、去卫生间、走路等）的时候，不要继续看手机、电脑、带显示功能的手环或手表。使用手机、电脑等电子设备时应保证周边环境光线柔和、稳定。

## 保证屏幕、镜片清洁

定期清洁电脑屏幕上的灰尘，每天清洁手机屏幕的指纹印、污渍。如戴眼镜，镜片可每天清洁一次。若手机的贴膜、眼镜镜片划痕较多，要及时更换。干净的屏幕和镜片可以减少眩光，让眼睛更轻松地看到更清晰的世界。

## 合理调节手机字体、电子屏幕亮度

现在手机字体样式繁多，有的人喜欢又萌又可爱的字体，但是部分字体阅读起来并不方便。"有颜值但影响阅读"的字体，偶尔换用无妨，但不要长期使用。如果经常需要用手机工作，建议手机字体可以调大，提高文字与背景的对比度，虽然会让手机看起来像"老年机"，但是会让眼睛在阅读时更轻松。

手机、电脑等电子屏幕都是自带背光，通常可以自动调节屏幕亮度，但是自动调节的亮度并不一定适合每一个人。如果周围环境过亮，屏幕则应调亮；如果周围环境较暗，屏幕也应调暗，具体调节数值没有绝对标准，以眼睛的感受为准。如果使用防窥屏之类阻隔屏幕光线的贴膜，则更应注意手动调节屏幕亮度，让屏幕显示更清晰，让眼睛更舒服。

## 避免躺着玩手机、看书

躺着用眼时，眼睛与书本（手机）的距离不能保持稳定，眼部肌肉需要不断调整，容易造成视疲劳。

## 配戴合适的眼镜

对于戴眼镜的人群，应定期检查视力，以保证目前戴的眼镜适合自己。如果有近视、散光、老视等屈光不正问题，会更容易出现视疲劳。眼镜可以帮助眼睛看清楚这个世界。如果视力出现变化，原先戴的眼镜不再合适，有可能让眼睛更容易感到疲劳。因此定期检查视力，配一副适合自己的眼镜非常重要。

## 自我进行眼部调节训练

大部分视疲劳是由于眼调节功能异常所致，而调节功能异常与长时间阅读、近距离工作有关。调节训练是一种改善调节功能异常的有效方法，可以改善视疲劳相关症状。注意：如有近视、散光、远视等屈光不正的情况，在训练过程中记得要进行屈光矫正，戴上眼镜！请在光线充足，没有眼部不适的情况下进行训练。

如果年轻人长期疲劳用眼，可能导致近视进展、老视提早出现、干眼发生或加重。所以平时应养成良好的用眼习惯，采用上述方法减少视疲劳的发生，减轻视疲劳的症状。

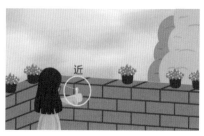

站在阳台前，向前伸出手臂并竖起拇指，注视拇指指尖 2 秒。

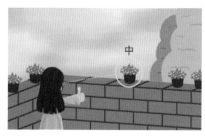

然后注视阳台上的绿植 2 秒，这个过程中不要移动手指。

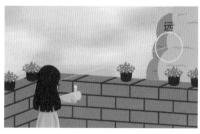

注视阳台外远处的树木（或其他远处物体）2 秒，接着把目光移回到拇指上。整个步骤重复 10 次。

眼部调节训练三部曲

### ◎ 延伸阅读

[1] 中华医学会眼科学分会眼视光组 . 视疲劳诊疗专家共识（2014年）[J]. 中华眼视光学与视觉科学杂志 , 2014, 16(07): 385-387.

[2] 宿蕾艳 , 庄曾渊 . 视疲劳病因机制及防治的研究进展 [J]. 中国中医眼科杂志 , 2010, 20(03): 183-185.

[3] 林艳艳 , 邓如芝 , 李志华 , 等 . 视疲劳量表的制订及评价 [J]. 中华眼科杂志 , 2021, 57(04): 284-291.

[4] 景豆, 何书前, 石春. 面向电子屏的视力疲劳度研究 [J]. 电脑知识与技术, 2018, 14(14): 244-247.

 **点识成睛**

问： "洗眼液"能不能缓解视疲劳？

答： "洗眼液"不能缓解视疲劳，而且可能导致其他眼部疾病。近期在网络上火爆的"洗眼液"，宣传具有清洗眼睛、去红血丝、抗感染、抗炎等作用。虽然这类"洗眼液"会给人带来清凉及短暂的舒适感，但并不适合长期使用，部分成分和防腐剂可能导致眼表细胞损伤、眼表微环境改变，引起干眼的发生和加重。

（谢佩辰　李扬杆　牟晏莹）

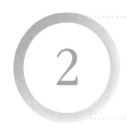

# 眼睛总是干涩
# 应该怎么办

如今，几乎没有人能离开智能手机，即使是老年人，也会用智能手机刷视频和购物。年轻人的生活更是离不开智能电子设备——为了工作，一天到晚盯着电脑；吃饭之时，捧着手机回复消息；晚上下班，瘫倒在床上使用手机，直到睡去。

人们与电子屏幕"相处"的时间越来越长，眼睛也在不知不觉中受到了伤害。有的人可能出现干眼——眼睛干涩，甚至出现刺痛、异物感等症状。

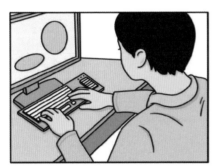

长时间看电脑

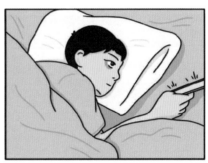

熬夜躺着刷手机

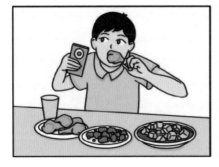

吃饭刷手机

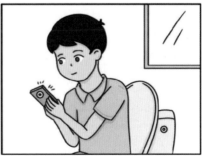

蹲厕所时玩手机

你会这样吗

干眼是一种慢性眼部疾病。正常情况下，眼睛表面有一层泪膜覆盖，如果泪液分泌减少、泪液的质量发生改变或眨眼次数减少，可导致眼睛出现干涩、刺痛、异物感、黏稠感、睁眼困难、流泪、视疲劳、视力波动、畏光等症状。简单而言，就是眼睛表面的水分减少，眼部出现了各种不适症状或疾病。

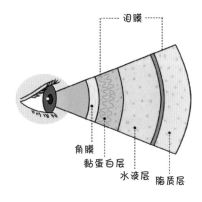

## 诱发干眼的因素

干眼是一种生活习惯相关性疾病，可能诱发干眼的因素如图所示。

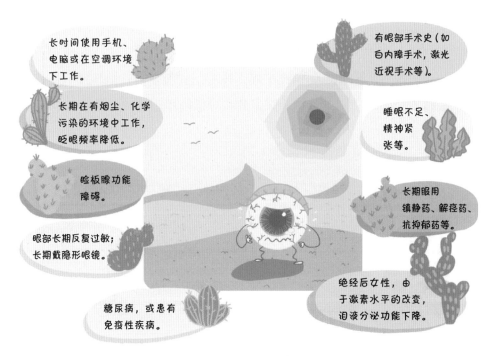

长时间使用手机、电脑或在空调环境下工作。

长期在有烟尘、化学污染的环境中工作，眨眼频率降低。

睑板腺功能障碍。

眼部长期反复过敏；长期戴隐形眼镜。

糖尿病，或患有免疫性疾病。

有眼部手术史（如白内障手术，激光近视手术等）。

睡眠不足、精神紧张等。

长期服用镇静药、解痉药、抗抑郁药等。

绝经后女性，由于激素水平的改变，泪液分泌功能下降。

诱发干眼的因素

## 干眼的治疗

人工泪液是治疗干眼的一线用药，它是一种人体泪液成分的替代品，主要含水、电解质和聚合物保湿剂等，可以起到稳定泪膜、延长泪膜破裂时间、缓解眼表干燥的作用。

选人工泪液，关键看成分。目前市面上的人工泪液主要分为羟甲基纤维素、聚乙烯醇、玻璃酸钠等，这些高分子聚合物成分可以有效舒缓、润滑眼睛。应根据干眼的严重程度及使用后的舒适度个性化选择人工泪液。轻度干眼可以选择黏稠度低的人工泪液，如 0.1% 玻璃酸钠、聚乙二醇；对中重度干眼，可以选择黏稠度较高的人工泪液，如 0.3% 玻璃酸钠、1% 羧甲基纤维素。需要注意的是，人工泪液中含有防腐剂，对于非长期、非频繁使用眼药水的患者，人工泪液中含有的防腐剂并无明显影响；对于需要长期及高频率使用（如每天 6 次以上）人工泪液者，应优先选择不含防腐剂的人工泪液。

网上销量火爆的"网红眼药水"，很多并不是人工泪液，有些眼药水含四氢唑啉，属于肾上腺素受体激动剂，是一种血管收缩剂，虽然可以短时间让眼睛退红，但并不能治疗干眼，还有引起血压波动的风险。所以，如果眼睛不舒服，一定要在专业医生的指导下使用正确的药物。

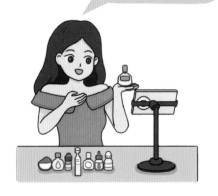

这款眼药水"熬夜党"必备！可以去除眼白上的红血丝，熬通宵，眼睛还能闪亮抖擞！

网红眼药水的某些成分可能影响眼健康

| 成分名称 | 原理 | 效果 | 长期使用的后果 |
| --- | --- | --- | --- |
| 四氢唑啉 | 收缩血管 | 褪红 | 影响血管弹性 |
| 甲基硫酸新斯的明 | 收缩瞳孔 | 短时间内视物清晰 | 影响睫状肌功能，眼睛更易疲劳 |

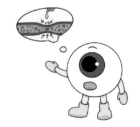

干眼是多因素导致的慢性眼病，人工泪液只是其中一种治疗手段，有时需要联合其他方法。健康生活，多运动，劳逸结合同样有助于缓解干眼。如果眼部不适，应及时寻求医生的帮助，进行科学、规范的治疗。

## ◎ 延伸阅读

[1] PUCKER AD, NG SM, NICHOLS JJ. Over the counter (OTC) artificial tear drops for dry eye syndrome [J]. Cochrane Database Syst Rev, 2016, 2(2): CD009729.

[2] BITTON E, CRNCICH V, BRUNET N. Does the temperature of an artificial tear affect its comfort? [J] Clin Exp Optom, 2018, 101(5): 641-647.

 点识成睛

问：为什么女性更容易出现干眼？

答：女性干眼的发病率约为男性的 1.5 倍。性激素影响泪液的分泌。雄激素能够促进泪液分泌，但是女性体内以雌激素为主。目前研究认为，雌激素水平过高可能增加女性患干眼的风险。同时，女性的泪腺、睑板腺更容易出现萎缩，影响泪液分泌。

（吴雨璇　肖冰）

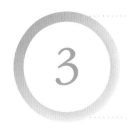

# 3 关灯玩手机会得青光眼吗

现代生活难以离开手机，当忙碌了一天，关上灯，舒服地躺在床上时，大部分人会自然拿起手机，刷刷朋友圈、看看小视频。手机光线强，在黑暗环境中的对比度高，时间一久，眼睛不仅会干涩、疲劳，也有视力损害的风险。

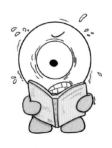

黑暗中看手机，眼睛要"很努力"才能让我们看清手机中的小字，容易造成视疲劳及近视的发生发展。

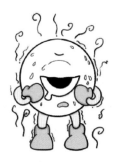

当眼睛专注看手机荧幕时，眨眼次数减少，容易发生干眼。

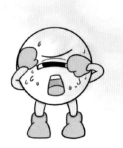

黑暗中的亮光，会刺激视网膜并造成损伤。

关灯玩手机的危害

有研究证明，黑暗环境中看手机会造成眼压升高，而眼压高是青光眼的重要特征之一。虽然眼压高不一定发生青光眼，但却让青光眼的发生风险增加。对青光眼患者来说，轻度眼压升高也可能对视神经产生损害。眼压高到一定程度，有些人会出现眼部、鼻根部、太阳穴等部位的酸胀不适，若胀痛程度重，一定要重视并尽快就诊。

虽然现在还没有确切数据说明黑暗环境下使用手机会增加青光眼的患

病率，但根据眼睛的工作机制，眼睛近距离看手机，眼内的睫状肌处于持续收缩状态，而光线的刺激会让瞳孔缩小，睫状肌的收缩会造成晶状体悬韧带松弛，晶状体会有前移风险。

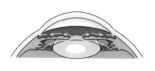

手机亮屏状态下
1. 瞳孔缩小
2. 睫状肌收缩
3. 悬韧带松弛
4. 晶状体增厚、前移
5. 房水正常流出

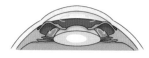

手机熄屏状态下
1. 瞳孔变大
2. 房水回流受阻

黑暗环境中看手机诱发青光眼时的眼部变化

当停止使用手机时，眼睛重新回到黑暗环境中，瞳孔变大，这时遇上前移的晶体表面，瞳孔和晶状体紧贴，房水回流受阻，可能诱发急性青光眼。老年人的眼调节力下降，有些人甚至从 40 岁开始眼睛就出现老视现象，也就是睫状肌调节能力变差，因此拉回前移晶状体的能力可能也会变差，更容易发生青光眼。

综上所述，应尽量减少在黑暗环境中使用手机。如果实在需要，那就设置更温和的背景光源，避免屏幕光线过强。

点识成睛

问：手机开了护眼模式就能想看多久就看多久吗？

答：不是的。手机屏幕的白光是通过蓝光 LED 加黄色荧光粉激发出来的，同时也会发射出蓝光，其波长多在 400 ~ 500nm。根据

《灯和灯系统的光生物安全性》国家标准，这种蓝光辐射造成的光化学作用，存在损伤视网膜的潜能。护眼模式只能一定程度地减少蓝光对视网膜的损害，但做不到完全消除。另外，比起光毒性给眼睛带来的损害，长时间近距离看手机对眼睛的伤害其实更大，可出现干眼、视疲劳、视物模糊等眼部疾病。所以即使开了护眼模式，也要合理规划使用手机的时间，并保证适当的距离和适宜的光线。

（高新博）

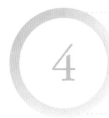

# 为什么不建议走路时看手机

智能手机已是我们生活中必不可少的一部分，它不仅是交流工具，更是娱乐设备。于是"低头族"出现了，人们的目光越来越久地汇聚在那个巴掌大的手机上；甚至"走着走着撞到了"或是"摔倒了"等相关意外越来越多，严重事故也屡见不鲜。

走路看手机的危害真的只是注意力下降导致"撞伤""摔伤"那么简单吗？行走时玩手机的危害还有哪些？在动荡的环境下用眼会对眼睛产生哪些伤害？

## 危害一：一心两用，增加出行安全隐患

网上有很多"因为玩手机而出意外"的新闻——无论走路还是开车，只要是在行动中玩手机，都存在危险。

**注意力下降**　当人的注意力在手机上时，很难分心关注周边环境可能出现的危险，如前方的车辆，或是脚下的石头，继而发生事故。

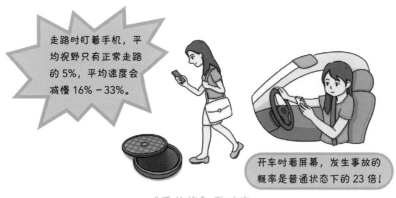

走路时盯着手机，平均视野只有正常走路的 5%，平均速度会减慢 16%～33%。

开车时看屏幕，发生事故的概率是普通状态下的 23 倍！

"低头族"看过来

应变能力下降　即使用余光撇到了危险，边走路边看手机这种典型的"一心两用"也会导致大脑对危险因素反应时间延长，来不及处理突如其来的危险。不仅如此，走路玩手机还可能影响身体的平衡能力，降低身体对突发事件的反应速度。

"看到却不自知"的危险　虽然双眼水平可感知约60°的区域，但是视觉最敏感的区域还是局限在视线中央范围，余光所见到的危险更容易被大脑忽略。

## 危害二：长期低头伤害颈椎，可诱发颈椎性视觉障碍

长期低头看手机，过长时间维持同一姿势，不仅会影响颈部的正常生理性弯曲以及血流循环，还会加重颈部肌肉负担，导致颈椎病，并且可能引起颈椎性视觉障碍，如一过性黑矇、眼前闪辉、眼胀痛甚至视力减退等。

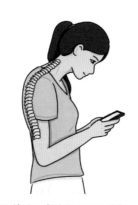 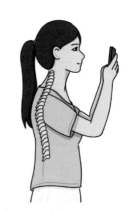

长期保持低头姿势影响颈椎健康　　尽量避免长时间低头看手机

## 危害三：伤害眼部

长期盯着手机屏幕会引起一系列眼部不适，如果在行走时使用手机，这些不适会更加明显。

　　**眨眼减少，导致干眼**　　眨眼是一种眼部保护性机制，有助于维持健康、湿润的眼表环境。当人们注意力集中在手机屏幕时，会不自主减少眨眼频率，或者出现不完全眨眼。研究表明，使用电子产品后，人眼的眨眼次数从平均每分钟 22 次降低至每分钟 7 次。眨眼减少会引起泪液过度蒸发，破坏泪膜稳定性，导致泪液质量下降，从而促进或加重干眼的发生，出现眼部干涩、异物感、灼烧感、流泪、眼红等症状。

　　**影响调节和辐辏功能，加重视疲劳**　　行走过程中的颠簸会造成眼屏距离以及方位不断发生改变。一般来说，看手机的平均眼屏距离为 36.3cm，看视频的平均眼屏距离为 32.2cm，在道路上行走时，眼睛和外界物体的距离会随着注视目标而改变。为了在动荡的环境中保证视物清晰，双眼只好根据变化的环境不断调整聚焦，需要更多的调节和辐辏运动。这种因为频繁的距离转换引起的调节和辐辏运动会使人眼一直处于紧张的工作状态，加重视疲劳，甚至有可能出现一瞬间没办法看清远处物体的情况，这大大增加了道路行走的危险。

## 长时间看手机导致视疲劳的机制

　　**什么是调节**　　人眼如同照相机一般，既能看远又能看近，这主要是眼睛的调节功能在起作用。调节，是眼睛需要近距离视物时，为了让物体在视网膜清晰成像，眼内的睫状肌会收缩，并改变晶状体的屈光度。人眼在看远的时候，需要的调节大大减少，因此视近需要使用调节，远眺则可以放松调节。

　　**过度用眼导致调节能力下降**　　人眼的调节能力远远超过照相机，不仅调节范围广，而且调节速度快。受尺寸所限，手机屏幕上的字或者图像往往较小，为了准确获取信息，人眼需要调动更多的调节能力。长期看手机属于长时间近距离过度用眼，可引起调节范围和调节速度下降，即调节能力下降。长此以往，这种不健康的用眼行为会引起人眼的睫状肌长期收缩，导致调节痉挛，出现视疲劳的症状，如眼胀、视近模糊、固视能力下降、重影，严重时甚至导致视力下降。

改变眼部屈光度，诱发斜视　　长时间近距离用眼和姿势不良的用眼习惯是导致近视度数增加的重要危险因素，而高度近视伴发的玻璃体视网膜病变、早发性白内障、青光眼等并发症是很容易被忽视也需要引起重视的。不仅如此，长时间看手机还可能诱发斜视。有一类疾病被称为"急性共同性内斜视"，好发于长期近距离用眼的人群。此外，据相关文献报道，长期行走时看手机还可能引起角膜散光度数改变，导致不规则散光。

影响瞳孔直径及收缩变化　　近距离用眼时，会激发"近反射三联动"，即睫状肌调节、双眼同时集合、双眼瞳孔同时缩小。有研究发现，长时间近距离用眼带来的视疲劳可能产生"三联动"关系紊乱，瞳孔直径减小、瞳孔反射幅度增加，这可能与瞳孔括约肌和睫状肌痉挛相关，进而又加重了视疲劳。此外，周边环境光线的变化，以及手机屏幕中不断变化的光线和色彩的强烈视觉刺激，都可能引起瞳孔大小不断变化，长此以往会引起睫状肌痉挛，加重视疲劳，影响眼部聚焦功能。

影响视觉质量　　在乘车或者走路时看手机，可出现由于其物理特性改变，如亮度、对比度不稳定、不均匀、闪烁等，加上干眼的影响，对视觉系统产生不良干扰，如眩光、对比敏感度下降及高阶像差增加，进而影响视觉质量。

视动性错觉　　乘车或行走时看手机，随着视觉刺激速度的增加和变化，可能诱发视动性眼震及视动性错觉，产生生理和心理两方面的反应，在部分前庭功能不好的人群中可能引起不适。

长期看手机会引起眼干、视疲劳、诱发或加重斜视、视力下降、视觉质量下降等症状。低头看手机会引起颈椎病，可诱发颈椎性视觉障碍。行走中看手机除了引起以上症状，还会增加安全隐患，导致事故的发生。除了行走，在比较颠簸和环境昏暗的乘车环境中玩手机是不良用眼习惯，会加重视疲劳和干眼。

## 延伸阅读

[1]  DEORA H, TRIPATHI M, YAGNICK N, et al. Mobile phones and "inattention" injuries: the risk is real [J]. Neurosurg Sci, 2021, 65(4): 450-455.

[2]  肖方庚, 谢锦祺. 颈椎性视觉障碍 28 例报告 [J]. 中国现代医学杂志, 2001, 11(1): 52-53.

 点识成睛

问：  为什么坐车看手机会头晕？

答：  晕车在医学上称为晕动症，目前其发病机制还未完全明确。最广为接受的理论是晕动症与感官讯息不匹配有关。人体感受运动状态的主要器官有眼睛和耳朵。眼睛通过直接观察环境变化，判断人体是否在运动；耳朵里的前庭系统可准确感知人体是否真的在运动。坐车看手机时，眼睛看到的是相对静止的物体，判断人体没有运动，耳朵却感受到了运动，于是大脑接收到两种冲突信息，误以为这是神经毒素导致的幻觉，为保护人体，大脑就会诱导人体产生头晕、恶心、呕吐等反应来清除毒素。

（陈佩　雷蕾）

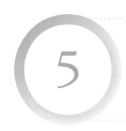

# 手机玩多了会得
# 眼肿瘤吗

提到肿瘤，大家心里肯定都会一惊，它总是和"痛苦""死亡"这样可怕的字眼相伴。那么，眼睛里会长肿瘤吗？答案是肯定的。那和大家朝夕相伴的手机会伤眼，又会不会和肿瘤有关系呢？

眼肿瘤是指发生在眼睛任何组织结构的肿瘤，常见于眼睑、眼球表面、眼内及眼眶。与其他部位的肿瘤相似，眼肿瘤也分为良性和恶性，恶性肿瘤就是我们俗称的"眼癌"，晚期可能导致失明、眼球摘除等严重后果，还可能发生转移，危及生命。但眼肿瘤发病率较低，远没有肺部、肝部的高发肿瘤常见。肿瘤若长在眼睛表面，易于发现，有利于早期诊断和治疗。肿瘤若长在眼球内部，早期则不易察觉，往往因为看东西模糊或眼前有黑影遮挡才会被注意到。

吸烟者容易得肺癌是由于吸烟增加了肺的负担；嗜酒者容易得肝癌是由于酒精影响了肝的代谢；由此推测，玩手机会加重眼损伤，所以多玩手机也会导致"眼癌"。但是，玩手机虽然会引发视疲劳、干眼等一系列眼部不适，却不会导致眼肿瘤的发生。眼肿瘤的发生是遗传和环境等多种因素共同作用的结果，不会仅因为手机玩多了而引发；手机玩多了的人，可能因近视加重、白内障、视疲劳、干眼等眼部不适而去医院。部分患者存在早期眼肿瘤，虽然未出现眼肿瘤相关症状，但在玩手机出现其他眼部不适的情况下接受检查发现了肿瘤，进而把肿瘤的发生归因为玩手机。虽然玩手机会得肿瘤是一个误区，但也提醒我们，眼肿瘤在早期由于没有特异性症状而不易被察觉，往往是在检查其他眼部疾病时被意外发现。

眼肿瘤种类多样，但致病原因还不是很明确。一部分与遗传有关，还有一部分与其他疾病有关，此外，长期接受紫外线、放射线照射，大量吸烟、免疫功能失调也可以诱发眼肿瘤。

## 眼肿瘤的临床表现

眼肿瘤表现为长在眼球的肿块。位于眼球表面的肿瘤向外生长，体积不断增大，影响眼睛的外观和视力，很容易被发现。长在眼眶内的肿瘤还可能导致眼球突出。

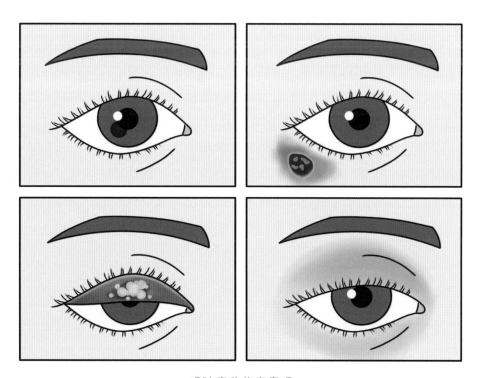

眼肿瘤的临床表现

肿瘤若长在眼球内部，眼睛虽然在外观上没有什么异常，但会引发眼内出血、视网膜脱离等一系列病变，出现眼前黑影飘动、视物变形等症状。

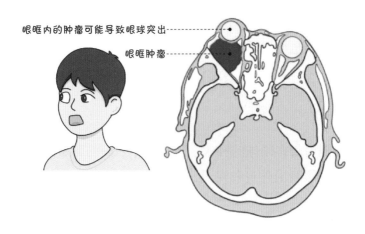

眼眶内的肿瘤可能导致眼球突出
眼眶肿瘤

## 眼肿瘤的治疗

眼肿瘤的治疗手段多样，包括观察、激光治疗、放疗、化疗和手术治疗。一般良性肿瘤，若病灶不大，可随访观察，若肿瘤生长影响视力或外观，则可采用激光治疗或手术切除。总的原则遵循"去除病变，保留功能，兼顾容貌外观"的原则。对于恶性肿瘤，治疗则各有特点，目前早已摒弃"谈癌"就要"摘眼球"的传统观念。可采用局部切除联合其他综合疗法，以及局部敷贴器放疗等，这些治疗手段不仅可有效治疗肿瘤，也可保留部分视力。若为转移性肿瘤，则需要配合全身化疗。

## 眼肿瘤会转移吗

眼肿瘤是否转移与其良恶性相关；良性眼肿瘤不会转移，恶性眼肿瘤是否会转移，与多方面因素有关。一般来说，恶性肿瘤即便通过手术治疗彻底摘除，也不能保证百分之百不会发生转移。因为部分肿瘤细胞可能在手术前就已经通过血流或淋巴转移；微量的转移细胞目前还很难通过仪器发现。如果在检查时发现眼肿瘤转移，则已无法通过手术切除局部组织来达到消除肿瘤细胞的目的，则建议进行全身综合治疗。研究发现，如果在日常生活中能保持积极向上的态度，树立战胜疾病的信心，并且在日常生活中养成良好的生活习惯，那么在一定程度上可以降低肿瘤转移的风险。

◎ 延伸阅读

[1] 郭炳多 . 眼睑基底细胞癌的临床治疗观察 [J]. 中国医药指南 , 2014, 12(9): 58.

[2] 中华人民共和国国家卫生健康委员会 . 儿童视网膜母细胞瘤诊疗规范（2019 版）[EB/
OL]. (2019-08-27) [2024-11-30]. http://www.nhc.gov.cn/yzygj/s3593/201909/5f1d3329606e
4cd2aa6e501603703ee4/files/d033d107ed7c4b93af41302e2e92d2e6.pdf.

[3] PAVRI SN, CLUNE J, ARIYAN S, et al. Plast reconstr surg [J]. Malignant Melanoma:
Beyond the Basics, 2016, 138(2): 330e-340e.

[4] ELDER DE, BASTIAN BC, CREE IA, et al. The 2018 World Health Organization classification
of cutaneous, mucosal, and uveal melanoma: detailed analysis of 9 distinct subtypes defined by
their evolutionary pathway [J]. Arch Pathol Lab Med, 2020, 144(4): 500-522.

 点识成睛

问：临床上有预防眼肿瘤的疫苗吗？

答：目前没有针对眼肿瘤的疫苗。由于眼肿瘤的发病原因不明，且发
生部位不同，其恶性程度也有差异，难以研制出类似预防宫颈
癌的疫苗。随着科技的进步，大量科研人员对各类眼肿瘤发病机
制进行研究，未来有望出现针对特定眼肿瘤的预防性疫苗。但科
学健康的生活方式是提高身体素质、预防各类疾病的有效方法，
对于眼肿瘤也不例外。均衡饮食、适量运动、限制烟酒、保证睡
眠、保持积极心态都是预防眼肿瘤发生的有益方法。

（邵蕾　魏文斌）

# 6 什么是结膜炎

　　眼睛是人体非常重要的器官，无论是日常生活还是工作都要用到双眼。有时我们起床后却发现眼睛不舒服，眼角有很多分泌物，一照镜子发现眼睛红了，这是怎么回事呢?

## 人的眼睛为什么会红

　　日常生活中，当眼睛长期发红时，很有可能是患了结膜炎。结膜是覆盖在白眼珠表面的一层透明的、含有血管的膜，它有保护眼球和便于眼球运动的作用。

　　结膜直接与外界接触，当眼睛被细菌、病毒等入侵，最常见的攻击目标就是结膜，导致眼部结膜发生炎症反应，结膜处的血管充血，使眼睛看起来红了。结膜炎的具体发病原因包括：①细菌、病毒等微生物感染；②物理刺激（风沙、烟尘等）和化学刺激（药品、有毒气体等）；③过敏反应；④其他疾病影响。

## 结膜炎的分类

　　细菌性结膜炎　生活环境中处处有细菌，但人体自身的免疫系统往往可以阻挡细菌的侵袭。但是当免疫力较弱时，人的结膜就会受到细菌感染。此时，除了最容易发现的眼睛变红以外，很多人还会发现自己的眼睛不舒服、有刺痛感，早晨起床后眼角有分泌物，有时眼皮也有些肿。一般来说，细菌性结膜炎发病比较急，通常不会影响视力，不用治疗也会在两周左右通过自身抵抗力而痊愈。如果想要更快摆脱其困扰，可以去综合医院眼科门诊或者眼科专科医院就诊。需要注意的是，细菌性结膜炎具有很强的传染性，所以千万不要用手揉眼睛，以避免由一只眼传染到另一只眼。自己的毛巾、脸盆也要与他人分开，利于自己康复的同时也保护了其他人。

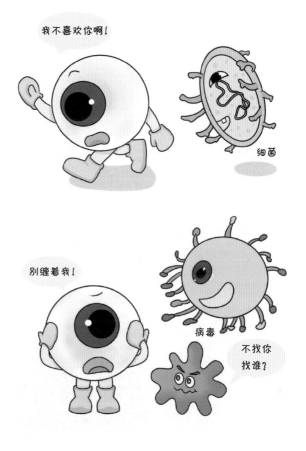

**病毒性结膜炎**　与细菌感染类似，当病毒数量多、毒性强或者人体的免疫力较弱时，结膜也可能受到病毒侵袭，引发结膜炎。病毒性结膜炎除了会让眼睛变红，还具有发病快、易传染的特点。除此以外，很多人在得了病毒性结膜炎之后还会出现畏光、流泪、眼皮肿、眼部不适或眼痛、眼皮下出现小疱等症状，同时看东西也变得模糊。对于成年人而言，比较常见的病毒性结膜炎包括流行性角结膜炎、流行性出血性结膜炎等。

**流行性角结膜炎**：多见于 20～40 岁人群，一般发病快、症状重，除了病毒性结膜炎的一般症状外，还常出现一只眼传染到另一只眼的情况。同时耳朵靠近脸颊的部位，也就是耳朵前的淋巴结，会有肿胀、触痛感。遇到这种情况，要尽快至医院就诊，同时也可以用冷敷缓解症状。

**流行性出血性结膜炎**：最显著的特点是眼红的部分呈现点状或者块状红色出血。除了发病快、眼部刺激强、耳前淋巴结肿大，以及病毒性结膜炎的一般症状外，还可能出现角膜炎。不过一般病程较短，持续 5~7 天可以自愈。

　　**季节性过敏性结膜炎**　当春季万物复苏，欣赏美景踏青归来，却发现眼睛红了，那很有可能是患上了季节性过敏性结膜炎。季节性过敏性结膜炎是常见的过敏性疾病，最常见于春季，通常是双眼起病，会有眼红、眼痒、灼烧感、异物感、流眼泪、畏光等症状。如果是过敏性鼻炎、支气管哮喘人群，有可能同时存在季节性过敏性结膜炎。季节性过敏性结膜炎通常由花粉、飞絮、尘螨等引起。一般情况下，只要离开可能造成过敏的环境、远离过敏原，去到空气清新、流动的地方，症状就能够得到缓解或者消失。也可以通过冷敷、生理盐水冲洗的方法缓解症状。但是不可热敷，不要乱滴眼药水、洗眼液，同时要避免揉眼睛，如果实在不适，应该及时就医。

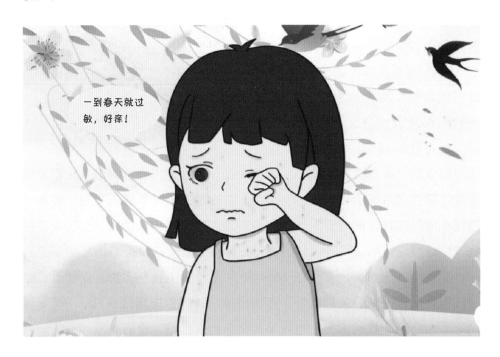

## 如何保护眼睛

预防疾病永远比治疗疾病简单。如果工作和生活环境多灰、多烟尘，可以戴防护镜。避免接触过敏原。同时，要勤洗手，不用手、不干净的衣物擦拭眼睛，保持眼部清洁。此外，应当加强锻炼，规律作息、合理饮食，提高自身免疫力，让细菌、病毒无机可乘。

### ◎ 延伸阅读

杨培增,范先群.眼科学[M].9版.北京：人民卫生出版社,2018.

 **点识成睛**

问： 如何根据眼分泌物区分细菌性结膜炎和病毒性结膜炎？

答： 急性细菌性结膜炎的眼分泌物通常较黏稠，呈脓性，黄白色；慢性细菌性结膜炎则可见白色泡沫样眼分泌物。病毒性结膜炎的眼分泌物通常为水样，可呈拉丝状。

（李伟　刘臻臻）

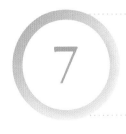

# 7 画眼妆
# 也会得眼病吗

俗话说"粉黛至则西施以加丽"。随着美妆业的发展，人们有了越来越多的美妆选择，化妆可以让自己看起来容光焕发。化妆在帮助人们拥有更靓丽容颜的同时，也带来了许多问题，化妆品除了对皮肤的损害之外，浓厚的眼妆也会给眼睛带来"麻烦"。

## 化妆带来的眼部疾病

过敏性眼病　过敏原多种多样，化妆品中的某些成分也能导致过敏。当对化妆品的某一成分过敏并在眼部使用后，可能出现眼部发痒和水肿症状，出现如过敏性结膜炎和过敏性睑皮炎等。

睑板腺功能障碍　睑板腺的功能主要是分泌脂质，其所分泌的脂质是泪液的重要组成部分，维持泪膜的稳定性，使人们在用眼过程中不会因为泪膜破裂过快而觉得干涩不适。研究表明，在干眼及睑板腺功能障碍患者中，多数有画眼妆的习惯。在画眼妆时，化妆品有一定概率堵塞睑缘的睑板腺开口，睑板腺开口被化妆品堵塞

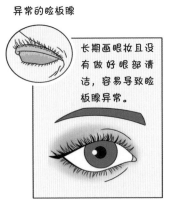

异常的睑板腺　　　　　　正常的睑板腺

长期画眼妆且没有做好眼部清洁，容易导致睑板腺异常。

翻起眼睑，可以看到睑板腺

而无法及时彻底清洁，长此以往，睑板腺就会慢慢萎缩，此时泪液的成分会受到影响。另外，有研究表明，戴角膜接触镜（包括彩色角膜接触镜）3个月后，泪膜破裂时间缩短，干眼的发病率增加。

**角膜炎** 彩色角膜接触镜，是角膜接触镜的一种，是一种戴在眼球角膜上的镜片，彩色角膜接触镜有各种款式、颜色，许多人会选择它作为自己妆容的一部分；但是，角膜接触镜一旦被污染，就有可能将病原微生物带到角膜上，导致角膜感染，引发炎症，影响视力。同时，彩色角膜接触镜作为有颜色的角膜接触镜，通常比普通角膜接触镜要厚、透氧性也更差，长期戴镜容易导致角膜上皮细胞缺氧。

## 出现化妆性眼病后的正确做法

如果化妆后感觉眼睛红、肿、痒、痛，想要频繁揉眼和眨眼，眼部伴有烧灼感、异物感、畏光、流泪、分泌物增多等症状，要警惕过敏性结膜炎。一旦出现以上情况，应立即停止使用可能导致上述症状的化妆品，千万不要用力揉搓眼睛，可冷敷眼睑以缓解不适。如果症状持续两天不消退，或者加重，应该及时前往医院就诊，切勿自行滴用任何眼药水。

如果常化妆，并出现眼睛干痒、易疲劳、有异物感，需要小心睑板腺功能障碍。症状较轻时，可以减少化妆次数，也可以尝试使用不含防腐剂的人工泪液、睑板腺按摩、热敷等来缓解不适。此外，合并睑缘炎的患者，睑缘炎可表现为睑缘局部充血、分泌物增多、睑缘红肿，眼局部冷敷适用于睑缘炎较重的患者，待睑缘的炎症反应消退后可改为热敷。同时，改变生活习惯也有一定帮助，减少电子产品的使用和注意休息能在一定程度上缓解干眼症状，增加水分、维生素 A 等营养素的摄入也十分重要。当症状较重，影响生活时，应及时就医。

当眼睛出现疼痛、畏光、流泪，并伴有不同程度的视力下降、视物模糊时，要警惕角膜炎症。一旦出现，应及时去除诱因，如停止戴角膜接触镜、停止化妆等，并且及时就医。

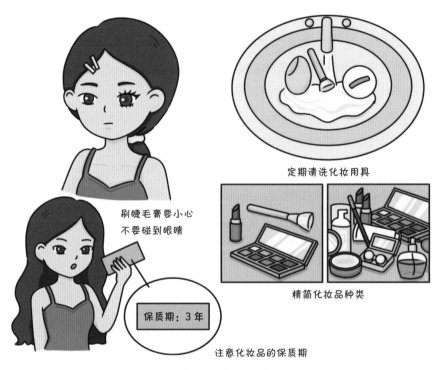

刷睫毛膏要小心
不要碰到眼睛

定期清洗化妆用具

精简化妆品种类

保质期：3 年

注意化妆品的保质期

预防化妆性眼病的小妙招

## 如何正确化眼妆和卸妆

1. 在化妆前，确保所使用的化妆品质量合格并在保质期内，选择和购买值得信赖的化妆品品牌，过期的化妆品应及时丢弃。当了解自己对某一成分过敏时，则要避免使用含有该成分的化妆品。

2. 要保持美妆工具，如美妆蛋、化妆刷等的卫生。不干净的美妆蛋和化妆刷会滋生病原微生物，威胁眼健康。

3. 要选择品牌值得信赖、透氧性好的彩色角膜接触镜，并从正规渠道购买。日抛型能避免许多保存和护理问题。如果购买了非一次性彩色角膜接触镜，要确保戴取及护理过程的卫生，如果彩色角膜接触镜被污染，应及时弃用。

4. 使用防水化妆品需要慎重。例如，防水睫毛膏本身具有使睫毛保持干燥的作用，而干燥的睫毛可能更快脱落，并且防水配方难以清洁，这就意味着在卸妆过程中需要反复摩擦眼睑、睫毛部位，会对健康的睫毛产生不良影响，同时这类产品更容易造成睑板腺开口堵塞。

5. 化妆时应该尽量简化使用的化妆品种类和数量，尽可能少用彩色角膜接触镜和假睫毛。选择适合自己妆容的同时，也要注意眼线和眼影尽量远离眼睑的边缘，保护位于睑缘的睑板腺开口。减少使用大颗粒或粉质容易飞扬的化妆品，避免不小心落入眼睛表面。

6. 正确卸妆能减少化妆性眼病的风险。卸妆前，应先洗净双手，摘下彩色角膜接触镜后再卸妆。使用专用的眼部卸妆水或卸妆膏来卸妆，卸妆手法要尽量轻柔，尽可能将所有化妆品残留物清洁干净，同时避免大力揉搓眼睛。

◎ 延伸阅读

[1] YAZDANI M, ELGSTØEN KBP, UTHEIM TP. Eye make-up products and dry eye disease: a mini review [J]. Curr Eye Res, 2022, 47(1): 1-11.

[2] 廖艺, 高杨, 康媛媛. 睑板腺功能障碍并发眼干燥症的危险因素分析 [J]. 中国医学前沿杂志（电子版）, 2020, 12(1): 129-132.

[3] 洪晶. 我国睑板腺功能障碍诊断与治疗专家共识（2017 年）[J]. 中华眼科杂志, 2017, 53(09): 657-661.

[4] NORRIS, MATTHEW R, BIELORY, et al. Cosmetics and ocular allergy [J]. Current Opinion in Allergy and Clinical Immunology, 2018, 18(5): 404-410.

 点识成睛

问: 眼科手术前后是否可以化眼妆？

答: 需要根据自身情况和不同的眼部手术来选择化妆时机。通常术前

1 周停止化妆，术后根据伤口以及具体恢复情况选择化妆时机。

问： 经常化妆但没有任何不适，是否就不会得化妆性眼病？

答： 化妆品对眼部的影响并不是短暂的，早期可以没有任何症状，但长期的理化刺激会慢慢导致眼睛出现各种各样的问题。

（徐毓蔚　顾建军）

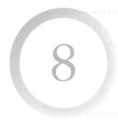

# 防蓝光眼镜
# 有用吗

有关"蓝光"的问题被大家热烈讨论着，如蓝光伤眼睛、睡前看发蓝光的手机容易失眠。电子产品在日常工作和生活中使用时长日益增加，而电子产品带来的眼健康问题，不由让大家感到焦虑。与此同时，防蓝光产品已经火爆多年，很多人认为使用防蓝光眼镜对眼睛好，而一些人认为这些产品是"智商税"。那蓝光到底是什么？到底应该怎样防蓝光？

## 认识蓝光

自然界有很多不同颜色的光，蓝光只是其中之一，它是指波长在400～500nm的光。波长越短，能量越高，穿透力越强。蓝光无处不在，有光的地方就可能有蓝光。最常见的太阳光中蓝光占比为25%～30%。千万年以来，人类一直与自然光线中的蓝光共存，这些蓝光不仅不会伤害人类，还有利于人类的正常生理活动。

近年来，出现了人造光源，人们每天都使用的手机、电脑、电视等电子产品的屏幕都属于人造光源。人造光源与自然光源存在差异，部分人造光源的光谱是不连续的，因此会存在不利于健康的高能蓝光。

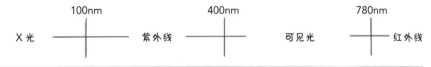

可见光是人类可看见的电磁波，
其波长范围一般为 380～780nm。

光谱图

## 蓝光的益处

调整生物节律　波长在 480～500nm 的蓝光具有调整生物节律的作用。日光中的蓝光会跟随一天的时间变化而变化，人的身体通过感知光线中的蓝光比例来决定自己是精神抖擞还是昏昏欲睡。

可用于改善新生儿黄疸　新生儿期，可能因为胆红素代谢异常而出现黄疸。蓝光的波段恰好与胆红素的吸收光带相对应，胆红素经光照后能快速从胆汁和尿液中排出，因此可以降低血清总胆红素。

## 蓝光对眼健康的不良影响

可能造成晶状体混浊　眼睛中的晶状体会吸收部分蓝光，久而久之，晶状体容易混浊，形成白内障。

诱发视网膜细胞的损伤　当蓝光强度达到一定程度后，持续 2 小时以上，就有可能对视网膜产生损害，尤其是波长在 400～450nm 的短波蓝光，能够穿透晶状体直达视网膜，引起视网膜色素上皮细胞萎缩甚至死亡，导致视力下降甚至完全丧失，这种损害是不可逆的。

引发黄斑病变　波长在 400～450nm 的短波蓝光，不仅容易损害视网膜，也可能引起黄斑病变。

影响睡眠质量　蓝光会抑制褪黑素的分泌，而褪黑素可以促进睡眠、调节时差。所以在睡前玩手机或者平板电脑，可能出现睡眠质量不高，甚至难以入睡的情况。

易引起视疲劳　蓝光的波长短，辐射强度大。如果长时间近距离用眼，眼球一直处于紧张状态，会引起视疲劳。

## 防蓝光眼镜的原理和作用

防蓝光眼镜制作一般有两种方法。第一种是眼镜镜片的表面镀一层防蓝光膜，膜层对有害的蓝光进行反射。第二种是在制作镜片的基础材料当中加入防蓝光因子，吸收有害蓝光，实现对多数蓝光的阻隔，保护眼睛。

## 防蓝光眼镜的积极作用

一是阻隔可能进入眼睛的蓝光，从而能有效减少蓝光对眼睛的持续伤害。二是提升眼睛的视力对比敏感度和视功能。我国的一项研究显示，成年人在戴一段时间防蓝光镜片后，可以提升不同距离、明暗与眩光环境设定下的视力对比敏感度。此外，一些受干眼困扰的患者可能容易出现眩光，当戴防蓝光镜片后，他们的最佳视力和对比敏感度都会有不同程度的提高。

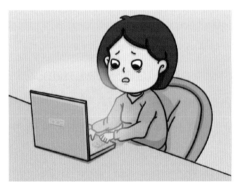

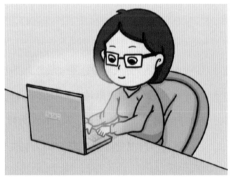

长时间暴露在蓝光下会导致视疲劳，扰乱我们的睡眠模式，并增加年龄相关性黄斑病变的风险。

防蓝光眼镜可以对进入我们眼睛的蓝光进行阻隔，从而能有效减少蓝光对眼睛的持续伤害。

防蓝光眼镜的积极作用

## 并不一定需要戴防蓝光眼镜

虽然波长在 400 ~ 450nm 的蓝光对眼健康有影响，但这种影响必须达到一定的照射程度和暴露时间才会发生；如太阳光里的紫外线对皮肤有伤害，但是必须暴露在太阳光下一定时长，这种伤害才会发生。

不少家长会关心孩子是否需要戴防蓝光眼镜，由于儿童青少年的眼部结构和功能尚处于发育阶段，需要自然光中蓝光的正常刺激，因此不适合全天戴防蓝光镜片。

## 选购防蓝光眼镜的注意事项

首先，想要戴防蓝光眼镜，应选择专业机构，经专业人士评估后确定是否需要戴。其次，市面上的防蓝光镜片质量参差不齐，普通消费者在不借助专业检测设备的情况下难以准确辨别其质量，不合格的防蓝光镜片不仅不能护眼，可能还会伤眼。

### ◎ 延伸阅读

[1] MÜNCH M, NOWOZIN C, REGENTE J, et al. Blue-enriched morning light as a countermeasure to light at the wrong time: effects on cognition, sleepiness, sleep, and circadian phase [J]. Neuropsychobiology, 2016, 74(4): 207-218.

[2] 王晓瑜，陈东川，朱书贤，等.防蓝光显示技术进展 [J]. 液晶与显示，2020, 35(01): 1-11.

[3] 李国荣.防蓝光眼镜概述 [J]. 中国眼镜科技杂志，2017, (13): 134-137.

[4] 陈冉冉，吴进忠，吴子敬，等.不同力度屏蔽蓝光对正常成年人眼视功能的影响 [J]. 中华眼视光学与视觉科学杂志，2017, 19(11): 656-662.

 点识成睛

问：手机防蓝光贴膜到底有没有用？

答：防蓝光贴膜通过吸收蓝光、反射蓝光来实现对蓝光的阻挡。手机的蓝光含量非常有限，本文中"蓝光对眼健康的不良影响"，并不是指来自手机等电子屏幕的蓝光。目前暂时没有研究直接表明手机中的蓝光影响眼健康，也没有针对手机而制定的蓝光危害标准。

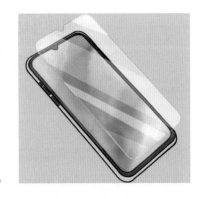

首先，如果参考照明类产品的相关标准对手机的蓝光进行检测，会发现无论手机是否贴膜，手机屏幕的蓝光危害都为 0 级，强度远远小于标准限值，属于无危害类别。其次，如果真的想防蓝光，要知道部分防蓝光贴膜不一定能真正阻隔蓝光。曾有人比较了多款防蓝光贴膜、普通高清膜、食品保鲜膜，发现防蓝光贴膜并没有比其他贴膜有更好的防蓝光能力。如果真的担心电子产品影响眼健康，可以在日常生活中养成正确的用眼习惯，保持健康的生活方式。眼健康无捷径，需要从小事做起。

（林昱聪　宋渴馨　李扬杵　晏丕松）

# 9 如何选择和配戴角膜接触镜

有些近视患者可能觉得戴上框架眼镜会影响自己的外在形象；或者觉得角膜接触镜的视觉质量更好，所以选择戴角膜接触镜。角膜接触镜，即我们常说的"隐形眼镜"，包括现在有美容效果的彩色角膜接触镜（彩色隐形眼镜），会直接与眼睛"亲密接触"，所以在选择和戴镜时要特别注意以下事项。

## ❙ 角膜接触镜的选择

从没戴过角膜接触镜的人在选择角膜接触镜之前，一定要请眼科医生对其进行评估，评估内容包括眼部和全身情况，以决定是否合适戴角膜接触镜。在此基础上，可以评估眼部屈光度和角膜曲率，据此选择合适的镜片度数、基弧（角膜接触镜内表面的弧度）、直径。

经过以上的入门步骤之后，就可以根据个人需求选择角膜接触镜了。在选择时主要考虑以下八方面。

配戴频率 现在市面上的角膜接触镜有日抛型、两周抛型、月抛型、半年抛型和年抛型，可以按照自己的戴镜频率进行选择。周期越短，角膜接触镜的舒适度越好，但是不能盲目追求日抛型，短周期的角膜接触镜一般很软，对于新手来说很难戴。

护理意愿 为避免出现与戴角膜接触镜相关的并发症，清洁护理必不可少，个人卫生也要注意。如果不洗手就摘戴角膜接触镜，可能将细菌带入眼睛里，因此每次摘戴之前必须做好手部清洁工作。

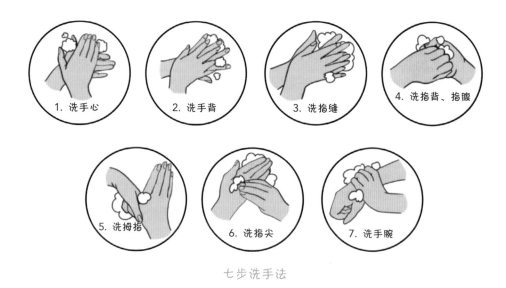

七步洗手法

摘戴角膜接触镜是一个很不方便的事情，有的人嫌麻烦，甚至睡觉也戴镜，长时间戴角膜接触镜可能造成眼睛缺氧。同时，清洁角膜接触镜需要用专门的护理液，护理液倒出瓶后不能重复使用，也不能倒回瓶中。如果用自来水冲洗镜片或镜片盒，也会污染角膜接触镜；外出期间想要摘戴角膜接触镜，还需要带上镜盒、护理液……对于怕麻烦的人而言，角膜接触镜可能不是一个很好的选择。当然，如果想省去清洁、消毒角膜接触镜的步骤，可以选择日抛型角膜接触镜。

**清晰度**　从视觉质量的角度看，角膜接触镜（包括彩色角膜接触镜）优于框架眼镜。在角膜接触镜中，透气性硬性角膜接触镜的清晰度优于软性角膜接触镜。不过，也并非所有人都适合戴硬性角膜接触镜。如果角膜存在不规则的情况，可能较难适应硬性角膜接触镜。所以，如果对软性角膜接触镜的清晰度不满意，可以在眼科医生的帮助下尝试使用透气性硬性角膜接触镜。

**干眼风险**　与角膜接触镜相关的干眼有两种情况，一种是角膜接触镜诱发的干眼，停止戴镜后症状就会消失；另一种是既往已经存在干眼，不论是否戴镜都有干眼症状。眼睛干涩可能影响戴角膜接触镜的舒适度，也会影响眼健康。如果在戴镜前或者戴镜后出现了视觉质量下降、异物感、

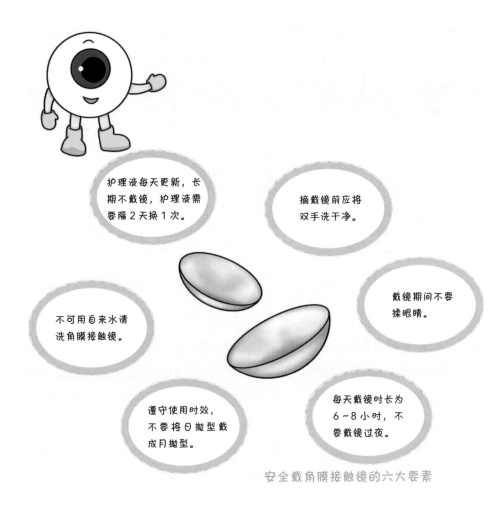

护理液每天更新，长期不戴镜，护理液需要隔2天换1次。

摘戴镜前应将双手洗干净。

不可用自来水清洗角膜接触镜。

戴镜期间不要揉眼睛。

遵守使用时效，不要将日抛型戴成月抛型。

每天戴镜时长为6~8小时，不要戴镜过夜。

安全戴角膜接触镜的六大要素

干燥、眼疲劳、视力模糊等不适，需要及时和眼科医生进行讨论并制订合理的戴镜方案。

**过敏可能**　戴角膜接触镜可能导致眼部过敏，如出现乳头性结膜炎。当病情进一步加重时，可能出现巨乳头结膜炎。有研究指出，改用硅水凝胶角膜接触镜或日抛型角膜接触镜可能改善过敏情况。但是，如果既往有过敏史，请在配戴角膜接触镜前咨询医生，戴镜后定期到医院做相关眼部检查。

**是否有老视**　随着年龄的增长，近视的人也会有老视的烦恼，这时可以通过戴不同度数的角膜接触镜实现一只眼睛看近处、一只眼睛看远处的目的。但是否适合和能否适应这样的矫正方案，还需要根据个人具体情况和眼科医生的建议来确定。

彩色角膜接触镜　彩色角膜接触镜可以让瞳孔呈现出不同颜色，具有美妆功能，但因其属于医疗器械，必须在有资质的商家处购买。除此之外，有些彩色角膜接触镜可能有掉色情况，需要在戴镜前进行检查：在戴镜前拿湿润的棉签蹭一蹭，或者用人工泪液浸泡，然后观察是否掉色。不建议使用掉色的彩色角膜接触镜。

价格　不同品牌、类型的角膜接触镜价格不同，角膜接触镜并不能完全替代框架眼镜，在作出角膜接触镜的使用规划时，最好将框架眼镜的预算也考虑在内。

## 角膜接触镜的戴法

首先，一定要在保质期内使用角膜接触镜，戴镜时间尽量不超过 8 小时。其次，保持良好的使用习惯，这包括戴镜时不睡觉、不洗澡或不游泳，以减少并发症的发生。眼睛如果出现不适，就要尽快摘掉角膜接触镜，要是不适的感觉持续存在，应尽快至医院就诊。

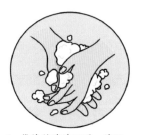
1. 戴镜前清洗双手、擦干。

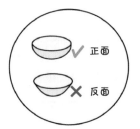
正面
反面
2. 分清楚镜片的正反面。

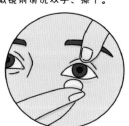

3. 将镜片先放在示指上。
4. 用中指将眼睑拨开。
5. 眼睛平视正前方，将镜片对准黑眼球贴上。
6. 戴上后眨眨眼，转动眼球，让镜片更好地贴合眼球。

戴角膜接触镜的步骤

## ◎ 延伸阅读

[1] ELTIS M. Contact-lens-related microbial keratitis: Case report and review [J]. Journal of Optometry, 2011, 4: 122-127.

[2] WU J, XIE H. Orthokeratology lens-related keratitis: case report and analytical review [J]. The Journal of international medical research, 2021, 49(3): 3000605211000985.

[3] STAPLETON F, BAKKAR M, CARNT N, et al. CLEAR - Contact lens complications [J]. Contact lens & anterior eye: the journal of the British Contact Lens Association, 2021, 44(2): 330-367.

[4] SOLOMON A. Allergic manifestations of contact lens wearing [J]. Current opinion in allergy and clinical immunology, 2016, 16(5): 492-497.

[5] WOLFFSOHN JS, DAVIES LN. Presbyopia: Effectiveness of correction strategies [J]. Progress in retinal and eye research, 2019, 68: 124-143.

[6] KATES MM, TULI S. Complications of Contact Lenses [J]. JAMA, 2021, 325(18): 1912.

## 点识成睛

**问：** 如何避免在选购角膜接触镜、彩色角膜接触镜时遇到质量问题？

**答：** 重点关注以下三方面内容，可以选购到质量合格的角膜接触镜。

看证照资质　无论是角膜接触镜、彩色角膜接触镜，还是护理液，都属于第三类医疗器械，具有较高的使用风险，需要采取特别措施严格控制管理以保证其安全、有效。企业销售时必须持有《医疗器械经营许可证》。因为销售普通框架眼镜不需要《医疗器械经营许可证》，所以眼镜店不一定有资格销售角膜接触镜。线上销售医疗器械的企业，线下必须要有实体店，个人或个体工商户不允许在网上销售医疗器械。因此，不建议在朋友圈、"种草平台"购买角膜接触镜、彩色角膜接触镜。

**看评价**　网络购买相关产品时可以查看该产品的评价。同一款产品，可以在不同平台、商家处看到用户写的评价。如果是在实体店购买，部分实体店在点评网站上可以看到相关评价。

**了解售后服务**　规范经营的企业都有完善的售后服务流程，注意阅读三包服务条款、退换要求。

**问：** 角膜接触镜或彩色角膜接触镜发生碎裂、破损应该怎么办？

**答：** 建议到医院进行详细检查，由医生取出碎裂的镜片。通常医生还会查看眼表有无镜片残留、角膜等组织有无损伤。注意不要揉眼，因为镜片破口可能划伤角膜；不要自行取出，因为镜片很软、很滑，没有专业器械很难取出；如果眼睛异物感明显或感到疼痛，建议闭眼，让亲友陪同到医院就诊。

角膜接触镜、彩色角膜接触镜发生破损，一方面可能是眼镜本身存在质量问题，但有时也可能是护理不当导致的，如取下角膜接触镜放入盒时没注意镜片粘连在盒子边缘而随手拧上盖子导致镜片破损；戴镜或清洁镜片过程中操作不规范，导致镜片边缘磨损，细微的破口肉眼可能看不到，戴入角膜表面后破口可能扩大，尤其是在眼表干涩时，由于脱水可能导致镜片碎裂；有时候无意识地揉眼睛，可能把角膜接触镜"揉坏"。

（王珏　谭源　刘臻臻）

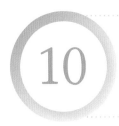

# 戴墨镜只是为了"耍酷"吗

烈日当空，出门戴太阳镜的人越来越多，酷炫的颜色、独特的造型，吸引了众多爱美人士。但是戴太阳镜真的对眼睛好吗？

紫外线是人眼看不见的光线，适量的紫外线对人体健康具有积极作用，但长期暴露于较强的紫外线辐射中

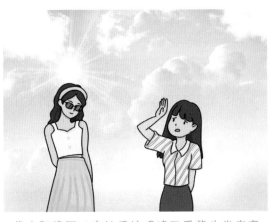

戴太阳镜可以有效保护眼睛不受紫外线伤害

可能引起眼健康问题，如结膜炎、白内障、翼状胬肉。戴太阳镜，最初是为了保护眼睛免受紫外线的侵害、减少强光刺激。

## 戴太阳镜的误区

戴太阳镜可以起到保护眼睛的作用，但是如果戴法不正确，或者戴有质量问题的太阳镜，可能影响眼健康。

误区一：戴太阳镜一定能保护眼睛　劣质太阳镜不仅不能抵挡紫外线，还有可能影响眼睛视物的清晰度。建议到正规眼镜店选购太阳镜，也可以根据视物是否清晰作出判断。有研究表明，尽管采取了多种保护措施，眼睛仍可能受到紫外线的侵害，故阳光强烈时段应尽量减少不必要的外出。

误区二：镜片颜色越深对眼睛的保护作用越强　阻止紫外线进入眼

睛，并非依赖镜片颜色的深浅，而是由太阳镜材料中的紫外线吸收剂决定的。太阳镜颜色一般以中等深度为好，灰色和茶色镜片引起的色彩畸变对颜色的改变较小，色感更好，且能有效滤过紫外线。

误区三：戴太阳镜时间越长对眼睛保护作用越好 有些人不分时间和场合，不论阳光强弱，甚至在黄昏、傍晚以及在看电视时也戴着太阳镜，觉得戴着太阳镜就有安全感。虽然戴太阳镜对防止眼部受伤有一定作用，但长时间不分场合戴镜，会加重眼睛的调节负担，引起眼部肌肉紧张和疲劳，视物模糊，严重时还会出现头晕、眼花、不能久视等视疲劳症状，长久下去会造成视力衰退。

误区四：太阳镜选择只追求时尚美观 长时间戴边宽、架厚、分量重的大框架太阳镜，容易出现眼眶酸胀、面颊间似虫爬、知觉迟钝、上颌麻木不适、呼吸不畅等症状，这些都是镜架压迫导致的"太阳镜综合征"。

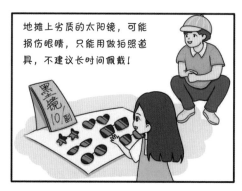

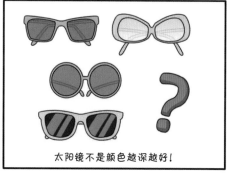

太阳镜不是颜色越深越好！

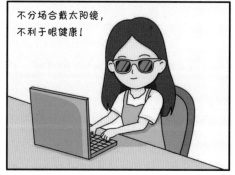

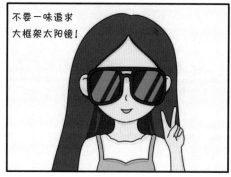

## 选购太阳镜的注意事项

1. 检查镜片质量，看看镜片表面是否光滑，有无翘曲、磨痕、气泡。镜片翘曲会造成视线偏离，凹凸不平或有痕迹、气泡，会引起头晕等不适。还要注意镜片不能太薄，否则高温变形同样也会引起头晕。

2. 可将太阳镜拿到距眼睛 45cm 处，透过眼镜观察周围的垂直线和水平线，如窗户框或门框，再将眼镜上下、前后移动，如果直线歪曲或摆动，说明该镜片变形，不宜购买。

3. 太阳镜还有一项重要指标——透射比（投射系数），是指可见光线的透光率或穿透率，也就是透光程度。透射比越低，则光的透射程度越低，就越是不容易看清。

4. 关注产品类别标识。太阳镜一般分为 3 类，即用于遮阳的遮阳镜、用于装饰的浅色镜和用于防雪盲或防水平面辐射的特殊镜。若没有产品类别标识，消费者在购买时无法在识别太阳镜用途的基础上选择合适的产品。

5. 镜片的颜色不能失真。在没有戴太阳镜前，先观察红、绿、黄等颜色的物体，然后戴上太阳镜，观察同样的物体，两次观察的颜色不能差异太大，否则会降低识别交通信号灯的能力。

6. 为了预防太阳镜综合征，不要选择大框架太阳镜，如镜片太大，则无法匹配戴镜者实际瞳距（就是双眼瞳孔之间的距离）。

7. 根据自身度数选择近视太阳镜，近视太阳镜是一种具有近视镜与太阳镜两者功能的眼镜。但超过 800 度的高度近视患者不建议戴近视太阳镜。

8. 另外，青光眼患者或疑似青光眼患者、全色盲者、夜盲症患者、6岁以下儿童均不宜戴太阳镜。

### ◎ 延伸阅读

[1] 夏旭霞, 刘扬 . 环境紫外线辐射与老年性白内障 [J]. 中国公共卫生 , 2012, 28(07): 992-994.

[2] 丁辰 , 蔡建明 . 紫外线辐射对眼的损伤效应 [J]. 中华放射医学与防护杂志 , 2016, 36(2): 149-153.

[3] 孙晓晨 , 张放 , 邵华 . 紫外线对人体健康影响 [J]. 中国职业医学 , 2016, 43(3): 380-383.

[4] DENG Y, ZHANG C, ZHENG Y, et al. Effect of Protective Measures on Eye Exposure to Solar Ultraviolet Radiation [J]. Photochemistry and Photobiology, 2021, 97(1): 205-212.

## 点识成睛

问： 驾驶时戴太阳镜有什么好处？

答： 驾驶时戴太阳镜可以起到护目作用。研究表明，人眼对于强光、日光和远光灯的照射强度都难以耐受，其光线强度为人眼可以承受强度极限的十倍以上。驾驶过程中，虽然车窗有抗紫外线功能，但是适当戴太阳镜可以起到保护人眼的作用。

（丁琳　迪力努尔·吐逊江）

# 11 沙尘天气
## 如何保护眼睛

　　生活在北方的人，或许对沙尘天气有一定了解。这种天气风大、沙尘大，强风从地面卷起大量尘沙，让空气变得混浊，导致能见度明显下降；在干旱、半干旱及土地沙漠化比较严重的北方地区，春末夏初多出现沙尘天气。生活在南方的朋友可能不会遇见沙尘天气，但是如果所居住的环境附近有大型工地或是经常有大货车往来的街道，可能也会被沙尘影响。那么，在沙尘环境中应该如何保护眼睛？

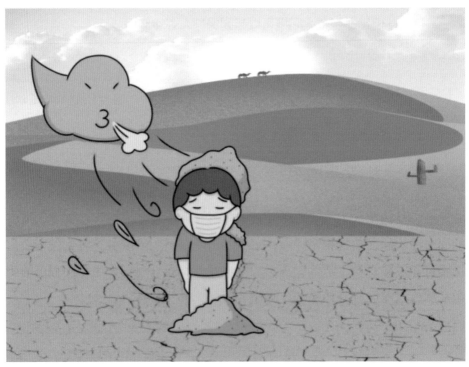

大风天气，降水少，空气与地表干燥，容易产生沙尘天气

## 沙尘天气对眼睛的危害

沙尘天气依据地面水平能见度依次分为浮尘、扬沙、沙尘暴、强沙尘暴和特强沙尘暴 5 个等级。

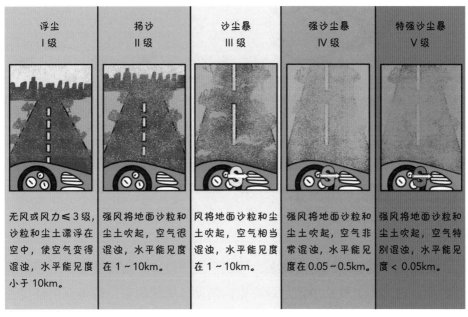

| 浮尘<br>Ⅰ级 | 扬沙<br>Ⅱ级 | 沙尘暴<br>Ⅲ级 | 强沙尘暴<br>Ⅳ级 | 特强沙尘暴<br>Ⅴ级 |
|---|---|---|---|---|
| 无风或风力≤3级，沙粒和尘土漂浮在空中，使空气变得混浊，水平能见度小于10km。 | 强风将地面沙粒和尘土吹起，空气很混浊，水平能见度在1~10km。 | 风将地面沙粒和尘土吹起，空气相当混浊，水平能见度在1~10km。 | 强风将地面沙粒和尘土吹起，空气非常混浊，水平能见度在0.05~0.5km。 | 强风将地面沙粒和尘土吹起，空气特别混浊，水平能见度<0.05km。 |

沙尘天气的五个等级

沙尘天气时，要及时关注天气预报并做好各方面的防护措施。比如浮尘天时，尘土、细沙均匀地漂浮在空中，水平能见度小于 10km；此时，要注意手及面部的卫生，进入室内需要尽快洗手、洗脸。扬沙天气，风将地面尘沙吹起，空气相当混浊，水平能见度在 1~10km；这种天气下，污染物可通过眼、鼻、喉等黏膜组织及皮肤，直接对身体产生不同程度的刺激症状或过敏反应，如眼红、眼痒、流泪、眼部有异物感等。

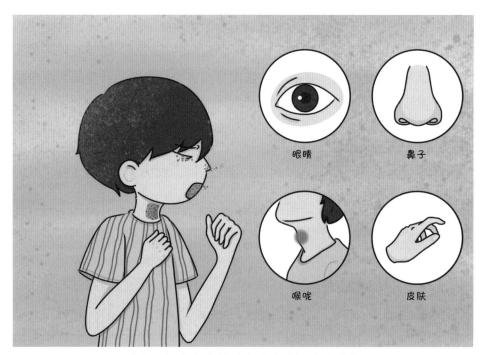

沙尘天气会明显影响这些身体部位的健康

　　另外，沙尘携带的细菌较多，可能引发结膜炎、角膜炎等。一般情况下，风沙较大的天气，应该尽量在室内活动，关闭门窗，避免室内环境受到污染，但是如果必须外出，请戴好口罩和防护眼镜，减少沙尘对眼睛造成的伤害。

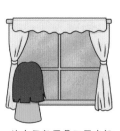
沙尘天气尽量不要出门

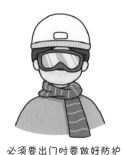
必须要出门时要做好防护

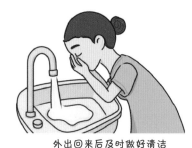
外出回来后及时做好清洁

沙尘天气做好个人防护

## 哪些人的眼睛更容易受到沙尘天气的伤害

1. 儿童对外界的抵抗力明显不如成年人，且儿童缺乏保护意识，进行户外活动时更容易因不良习惯造成眼部感染。

2. 老年人的自身代谢能力慢慢减退，当空气中有害物进入眼睛后，很难代谢出去，进而危害眼健康。

3. 经常化妆的人，眼表和眼周化妆品的残留物容易造成微生物滋生，从而导致毛囊炎和慢性结膜炎。此外，涂睫毛膏、贴眼睫毛等化妆行为易将空气中的颗粒物附着在睫毛上，对眼睛造成伤害。

## 沙尘天气眼睛不适如何处理

1. 沙尘入眼后，可能有轻度摩擦感。此时可以闭上眼睛，等到眼泪不断夺眶而出时，再慢慢睁开眼睛眨几下。多数情况下，大量的眼泪会把眼内异物"冲洗"出来。如果能配合打哈欠的动作，刺激产生更多泪液，则效果更好。

2. 沙尘进入眼睛后可用纯净水（瓶装水、矿泉水）冲洗眼睛。如果有异物进入眼睛，可以洗手后拨开眼睑，找到异物，再用湿棉签将其拭出，请不要用纸巾擦拭眼球，防止划伤角膜。如果找不到异物，但又感觉眼睛明显不适，请及时就医。

3. 如果眼睛曾经受过伤，或者眼部近期做过手术，空气中的有害悬浮颗粒增加了伤口细菌感染的风险，更应做好防护。例如，尽量减少户外活动，如需要外出时戴防护镜、眼罩等。如外出距离长，可乘坐公交车或小轿车等。随身携带相关治疗药物、无菌棉签、生理盐水等。

◎ 延伸阅读

[1] 孟紫强, 胡敏, 郭新彪, 等. 沙尘暴对人体健康影响的研究现状 [J]. 中国公共卫生, 2003, 19(4): 471-472.

[2] 周晶 . 新疆和田地区沙尘对居民健康影响的研究 [D]. 新疆医科大学 , 2011.

[3] 梁庆丰 , 刘含若 , 李彬 , 等 . 重视环境因素相关眼表疾病的研究 [J]. 中华眼科医学杂志（电子版）, 2016, 05: 193-200.

## 点识成睛

问： 戴角膜接触镜时，沙子进眼睛了怎么办？

答： 不要揉眼睛，先把角膜接触镜摘下来。接着可轻轻向前拉上眼皮，使眼皮和眼球之间产生一点儿空隙，让泪水向下冲刷，沙子随着泪水流出。同时需要用角膜接触镜专用的护理液清洗可能存在沙子的镜片。若眼部仍有异物感，需要尽快至医院就诊。

（丁琳　迪力努尔·吐逊江）

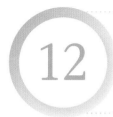

# 12 如何在驾驶过程中保护眼睛

随着道路交通的发展，自驾逐渐成为人们出行的常见方式。由于城市道路交通拥堵，部分人在大城市开车通勤时间每天可达 2 小时以上，普通车友的每周开车时间可达 20～30 小时，物流和客运司机的每周工作行驶时间可达 60 小时。

根据交通运输部数据显示，截至 2023 年底，全国拥有城市公共汽电车 68.25 万辆，拥有巡游出租汽车 136.74 万辆。

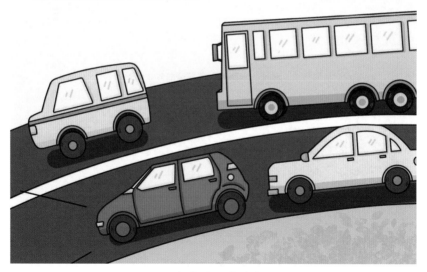

行车安全不容小觑

部分人在驾车时会有这样的困扰——阳光下行车时常感到眼睛疲劳，夜间行车被对面来车强光照射后晃花眼睛，这些情况都可能影响开车视野和行车安全。

## 驾驶过程中影响视力的因素

驾驶过程中，需要长时间集中注视路面的交通情况。视力、视野、对比敏感度、眩光、动态及静态视觉处理速度、色觉、眼球运动、注意力、驾驶环境都会影响驾驶安全。

一项模拟对面来车强光照射后的眩光恢复测试中，44% 的司机需要 20 秒才能完全恢复中心视力，近 10% 的人在经历了眩光后需要 1 分钟以上才能恢复正常。假设司机的行驶速度为 120km/h，恢复时间为 5 秒——意味着在视野不清的情况下行驶近 170m。请注意，被强光照射后，人眼视力恢复的时间越长，行驶的距离就越远，意味着风险越大。因此，应该合理使用近、远光灯，尽量避免司机因眩光出现视物模糊等危险情况。

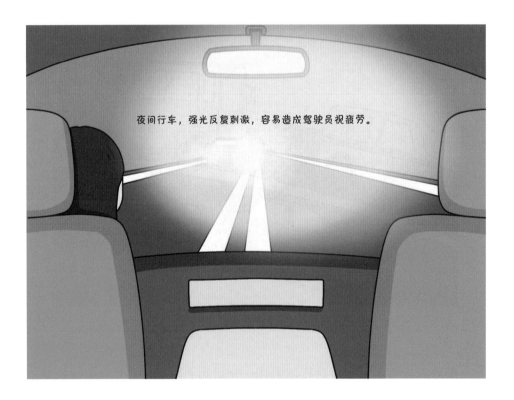

夜间行车，强光反复刺激，容易造成驾驶员视疲劳。

# 如何护眼开车

驾驶过程中长时间的光刺激以及长时间的注视，非常容易让眼睛疲劳。因此在驾驶过程中，除了要保证驾驶安全，还要保护眼睛的健康，并且在驾车前一定要充分评估视力情况，在安全的状态下驾车出行。

1. 如果有近视、散光等屈光不正的情况，驾车时请戴镜矫正。

2. 如果有视野缺损、色觉缺陷，不要驾驶车辆。

3. 患有白内障的人群在驾驶过程中容易出现视物眩光现象，高龄驾驶员请谨慎驾驶车辆。

4. 日间行驶，如果开车时阳光强烈，最好戴太阳镜，防止紫外线伤眼。夜间行驶，可能遇到对向车灯刺眼的问题，建议戴司机夜间专用护目镜。不管是日间用的太阳镜，还是夜间用的护目镜，颜色都不要太深。

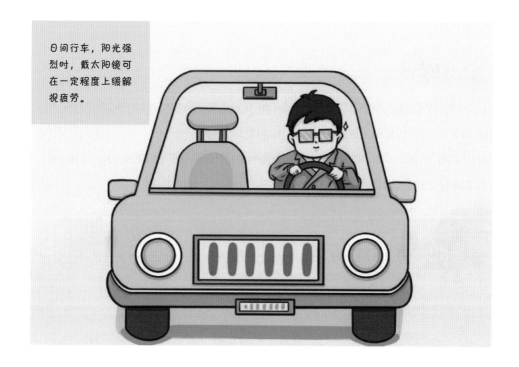

日间行车，阳光强烈时，戴太阳镜可在一定程度上缓解视疲劳。

5. 驾车期间，由于长时间用眼注视，会造成眼睛干涩疲劳，建议适当备上相应的眼部药物或者进行适当的眼球运动，锻炼眼球活力，保持眼睛湿润，尽可能降低或消除视疲劳。

各种眼病均可导致视物不清，请先进行视力矫正，再驾驶车辆。

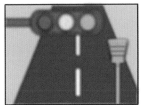

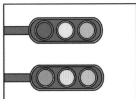

不能辨识交通信号灯，如红绿色盲，请勿驾车。

青光眼患者视野缩小，请勿驾车。

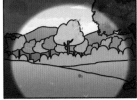

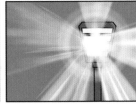

看光源时出现虹视现象，觉得光源周围有明显光晕，请勿驾车。

如有以下情况，请勿驾车

◎ 延伸阅读

[1] OWSLEY C, MCGWIN G JR. Vision and driving [J]. Vision Res, 2010, 50(23): 2348-2361.

[2] 郑金美. 太阳镜护眼添靓配戴有讲究 [J]. 家庭医学, 2017(5): 36.

[3] 孙晓晨, 张放, 邵华. 紫外线对人体健康影响 [J]. 中国职业医学, 2016, 43(3): 380-383.

[4] 张嵩伟. 浅析太阳镜的作用和选择 [J]. 江苏科技信息, 2014(4): 78.

 点识成睛

问：为什么到了晚上我们的视力就下降了？

答：视觉的形成需要进行"光线 - 光感受器—双极细胞—神经节细胞 - 视神经 - 大脑皮质"的信息传递。到了夜晚，进入眼内的光线不足，导致无法呈现更多的影像。同时光线不足会引起瞳孔扩大，相当于扩大照相机的光圈，会使景深变浅，这样能看清的范围就小了。

（王婧荟）

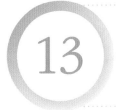

# 应该如何热敷或
# 冷敷眼睛

经常有人会问，早晨起来发现眼皮肿，敷眼可以消肿吗？工作了一天，觉得眼睛酸胀时，敷眼可以舒缓眼疲劳吗？眼疲劳应该是冷敷好还是热敷好？敷眼的正确方式究竟是什么？

## 适合敷眼的情况

眼睑的皮肤很薄，并且皮下组织疏松，很多情况会导致皮下组织液积存，从而出现眼睑肿胀等表现。不是所有的眼部不适都可以敷眼，能不能敷眼需要取决于病因。

例如视疲劳或干眼引起的眼睛不适，可以通过敷眼缓解症状；但是细菌、病毒感染导致的结膜炎引起眼红等不适时，热敷有可能导致感染扩散加重；有青光眼病史的人不可热敷，如果采用热敷，将会加重眼部充血，使眼压进一步升高，从而加重视神经损害。

## 热敷的作用与功效

正常情况下人的眼角膜前有一层薄薄的泪膜覆盖，而泪膜除了含水外，还含有油脂。油脂在泪膜的最外面，保护里面的水液成分不会过快流失。所以油脂对泪膜的功能非常重要。泪水中的油脂成分是由睑板腺分泌的。睑板腺位于眼皮中，是人体最大的皮脂腺，其开口位于睫毛根部。正常时，睑板腺中的油脂为透明的液体，流动性好。但出现干眼、视疲劳时，睑板腺中的油脂可变混浊，黏稠性增加，流动性变低，而出现睑板腺开口堵塞。热敷可使血管扩张，促进眼睑血液循环，缓解眼部肌肉疲劳，促进睑板腺油脂正常分泌，缓解眼睛干涩，改善干眼。

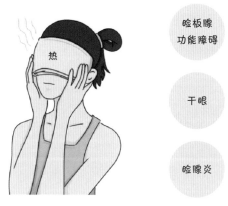

睑板腺
功能障碍

干眼

睑腺炎

适合热敷的眼部不适

## 冷敷的作用与用法

冷敷可以促进眼睑血管收缩，更利于消肿止痛，用眼疲劳出现眼肿眼痛时，可适当冷敷，减轻局部充血、眼痛不适。如眼睛发痒、酸胀时，冷敷可以缓解眼痒及酸胀感。当眼部温度降低时，泪水蒸发减慢，则可缓解眼睛干涩。

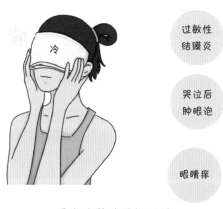

过敏性
结膜炎

哭泣后
肿眼泡

眼睛痒

适合冷敷的眼部不适

## 缓解视疲劳时，建议先热敷再冷敷

热敷或冷敷，都有助于缓解视疲劳，但是最理想的做法是先热敷，再冷敷。先热敷促进血液循环、滋润眼睛后，再冷敷降温，能避免泪水过快蒸发，最有利于缓解视疲劳。

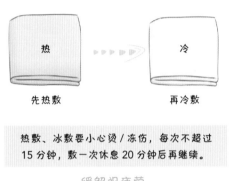

热敷、冰敷要小心烫/冻伤，每次不超过15分钟，敷一次休息20分钟后再继续。

缓解视疲劳

## 敷眼时的注意事项

1. 可以选择用热毛巾、暖水袋等进行热敷。可以用冰袋或冷湿毛巾，冰箱冷藏过的调羹进行冷敷。用毛巾敷眼睛的时候，要注意毛巾的干净卫生；敷眼时毛巾最佳温度大约在 40℃。

2. 敷眼前应先进行眼周或者面部清洁。这样可以避免面部细菌等进入眼内造成感染。敷眼前还应洗净双手。敷眼时，眼睛要闭上。贴敷温度要合适，不能过冷过热，无法耐受时应立刻停止。每次敷 10 ~ 15 分钟即可。

3. 如果眼睛有疾病或有严重不适，不建议自行敷眼缓解。一方面，敷眼未必能缓解眼部症状；另一方面，某些眼部问题更适合热敷或冷敷，错误敷眼可能加重病情。如睑腺炎应该热敷；如眼睛过敏发痒或是结膜炎，则更适合冷敷。但患者一般难以自行分辨眼疾，建议先就诊，在医生的指导下采取合适的方式敷眼。

视疲劳或干眼引起眼睛不适时，推荐的敷眼方法是先热敷，再冷敷。

但最重要的还是让眼睛充分休息，科学用眼，缓解视疲劳。最后，敷眼并不是有利无害的，如果眼睛有疾病或有严重不适时，还是应及时就诊，避免延误治疗。

 点识成睛

问：含药敷眼贴有用吗？

答：目前市面上流行的一些含药敷眼贴，缺乏足够科学证据能证明其中含有的药物能够缓解视疲劳。由于外敷的药物成分被眼睛吸收需要透过眼皮多层组织，这种可能性比较低。目前还没有严谨的科学研究证实它们的有效性。

（梁凌毅　肖冰）

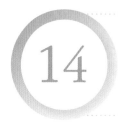

# 14 怀孕会对眼睛产生影响吗

准妈妈在孕期，关心着自己身体的变化，也关注着胎儿的成长，随着怀孕时间的增加，有些准妈妈发现自己的眼睛有了一些变化，如眼干、眼痛、怕光、流泪、眼前发黑甚至失明——这些情况是什么原因引起的，需要如何处理呢？

首先，准妈妈要知道，上述变化不全是疾病——有的是正常的、暂时的变化，但是有的情况需要去医院及时治疗。那么如何进行区分呢？

## 生理性变化

当眼睛出现了轻微不适，可能是眼睛发生了一些生理性变化，这都是正常的，主要包括以下表现。

**外观改变** 有些准妈妈发现自己脸上长了一些黄褐色斑点——黄褐斑，它可以只出现在眼睑。有的准妈妈还会产生轻度眼皮下垂，会发现自己眼睛外形发生了变化，但这些都是正常变化，通常在产后消退。

**近视或散光** 孕期黄体素分泌量增加、身体内环境改变，可能引起角膜不敏感、角膜水肿（变厚变凸），出现近视加深或者散光，如果准妈妈平时戴角膜接触镜，可能觉得戴镜不如以往舒适。

**低眼压** 怀孕后可能存在头部静脉血压降低的情况，这可能导致眼压降低，尤其在孕晚期更加明显。当眼压过低时，眼球不能保持一个良好的形状，准妈妈就会出现视物模糊等情况。如果准妈妈检查发现眼压偏低，一定要定期检查，因为这种情况可能影响眼睛内部结构，出现视网膜脱离、脉络膜脱离、睫状体休克等眼科严重疾病。

干眼　眼睛的表面有一层泪膜，但孕期泪液分泌减少，覆盖在眼睛的泪膜容易破裂，所以准妈妈比较容易出现干眼的症状。

以上是孕期准妈妈可能发生的正常现象，在孕晚期尤其明显，所以准妈妈不用太担心，平时养成良好的用眼习惯，尽量减少戴角膜接触镜的时间，少化眼妆，适度用眼，这些不适的感觉一般在产后两个月可以消失。如果持续不缓解，可以咨询医生。

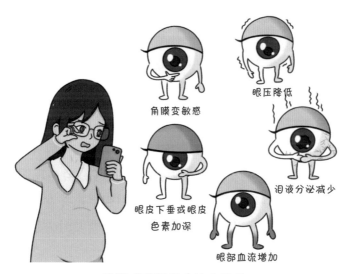

角膜变敏感

眼压降低

眼皮下垂或眼皮
色素加深

泪液分泌减少

眼部血流增加

孕期眼睛可能有这些变化

## 可能出现的眼部疾病

糖尿病视网膜病变　简称"糖网"，是糖尿病导致视网膜小血管损坏的一系列病变，是一种可以致盲的眼科疾病，主要症状是准妈妈出现看东西模糊、眼前有东西漂浮，以及眼前有一部分看不见。这种疾病主要发生在有糖尿病的准妈妈身上。

1. 孕前有糖尿病的，怀孕后出现糖尿病视网膜病变的可能性增加。

2. 孕前有糖尿病视网膜病变的，孕期要密切监测，以免病情迅速加重。

3. 其他导致糖尿病视网膜病变迅速加重的因素还包括妊娠相关高血压、妊娠期血糖快速变化、孕前血糖控制不良和视网膜血流异常等。

妊娠期糖尿病对孕妇和胎儿的影响

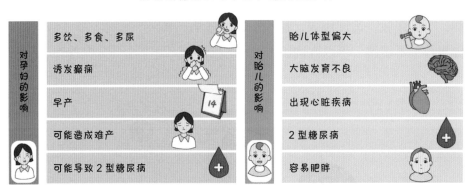

葡萄膜炎 受到性激素变化的影响，在孕早期或产后容易发生葡萄膜炎，或者加重。葡萄膜炎和普通结膜炎症状很像，会出现眼部疼痛、怕光、流泪、看不清楚等症状，但葡萄膜炎可引起严重并发症和后遗症。如果准妈妈的症状持续 3 天以上没有缓解，请一定要及时去眼科就诊，千万不可忽视。

中心性浆液性脉络膜视网膜病变 研究发现，使用保胎药，如地屈孕酮、黄体酮，会增加患中心性浆液性脉络膜视网膜病变的风险。准妈妈会出现看东西模糊、变形或者视野中间有黑点等表现，此时应引起重视。虽然一般来说，产后这些症状会缓解，但有可能复发。

皮质盲 上述三种疾病，如果被及时发现、及时治疗，并不会造成失明；但是对于皮质盲，就不单单是失明这么简单了。皮质盲是大脑皮质出现问题，进而引起的一种中枢性视功能障碍，也是先兆子痫和子痫的并发症之一，通常持续 4 个小时到 8 天，可自行缓解，但视野双侧下方黑点和视野缺损在产后几个月仍有可能持续存在。皮质盲轻则视野缺损，重则失明，准妈妈一定不能掉以轻心。

先兆子痫和子痫 如果准妈妈突然出现看东西不清、黑点、视野缺损等，就要警惕可能发生先兆子痫。先兆子痫指的是妊娠 20 周以后，出现血压升高和蛋白尿（即尿液可见较多泡沫），准妈妈也可能出现头痛、眼花、恶心、呕吐、上腹不适等症状。子痫是由子痫前期发展而来的更为严重的症状，引起抽搐发作或昏迷。

如果超过孕 20 周，准妈妈出现头痛和上述眼睛症状，务必要去医院找产科医生进行子痫前期的评估。

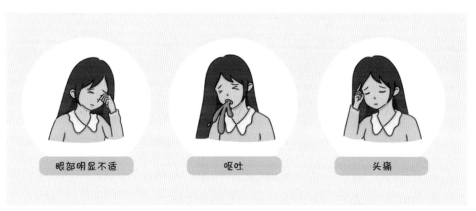

孕期应警惕以上症状

准妈妈如果在孕期发现了眼睛改变，不必惊慌失措，注意用眼卫生、多休息，先观察一下是否为正常的眼部变化。如果症状持续不缓解，请勿忽视，要及时就医，避免延误治疗。

## ◎ 延伸阅读

[1] 隽娟, 杨慧霞. 美国糖尿病学会 2023 年 "妊娠合并糖尿病诊治指南" 解读 [J]. 中华围产医学杂志, 2023, 26(4): 265-269.

[2] 杨彦娜, 潘清蓉, 王广, 等. 妊娠合并糖尿病对后代的远期影响 [J]. 中华糖尿病杂志, 2021, (05): 501-504.

## 点识成睛

问： 哪些准妈妈生孩子时容易发生视网膜脱离？

答： 准妈妈如果患有高血压，特别是妊娠高血压或子痫前期，其血压升高可能导致视网膜血管病变，增加视网膜脱离的风险；准妈妈如果患有糖尿病，特别是糖尿病视网膜病变，也增加了视网膜脱离的风险。此外，如果准妈妈有高度近视眼、近期发生过眼部外伤，均有可能增加视网膜脱离的风险。

有以上风险因素的准妈妈，可以在产前做适当的呼吸训练，分娩时注意呼吸深长，不要频繁憋气用力，此过程中如有眼部不适，如眼前有黑影，请及时告知医生。总体而言，生孩子时出现视网膜脱离的概率并不太高，所以不用太过担心。

（张夏茵　徐超群　许发宝）

# 割双眼皮、开眼角
## ——眼部整形手术值得一试吗

随着国内经济水平以及人们对美追求的提高，我国已经成为世界上第二大整形美容国家。东亚人中单眼皮人群占 50%，割双眼皮也因此成为最受欢迎的整形外科手术。

## 双眼皮整形手术的风险

只要严格掌握手术适应证，进行规范的术前检查和评估，双眼皮整形手术还是相对比较安全的。但是如果在非正规医疗机构手术，仍存在出现并发症的风险。双眼皮整形手术术后可能出现双眼皮变浅或消失、双眼皮线过宽或过窄、双眼不对称、上睑下垂、瘢痕、水肿、感染等并发症。

## 双眼皮形状分类及特点

一说到双眼皮的形状，除了大家所熟悉的"欧式大双眼皮"之外，还可分为平行型、开扇形和新月型双眼皮，这几种双眼皮各具特色；不同类别的双眼皮可以展现出不一样的个性美。

双眼皮形态的选择和眉形的选择一样，需要综合考虑眼型、脸型、五官状态，甚至个人性格。双眼皮整形手术追求的并不是更大的眼皮褶皱、更明显的视觉冲击，而是更加自然、和谐的五官状态。因此，如果有手术打算，建议术前与主刀医生做好充分沟通，综合考虑，选择最适合自己的、最能突出个人魅力的双眼皮形状。

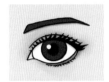
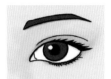
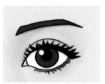
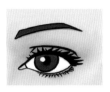

平行型双眼皮　　　　　开扇型双眼皮　　　　　　新月型双眼皮　　　　　欧美型双眼皮

上睑皮肤褶皱和眼睑　上睑皮肤褶皱内眦或　上睑皮肤褶皱在两端　双眼皮内侧宽、外侧
平行一致，这种双眼　者靠近内眦处开始，　靠近内外眦，中间离　略窄，眉毛和眼睛之
皮通常会显得洋气、　如同一把折扇打开。　开睑缘。　　　　　　间的距离比较近。
端庄。

双眼皮形状分类

## 主要手术方式

　　双眼皮除了形状外观存在差异，手术类型也各不相同。双眼皮整形手术主要分为三种，即切开法、埋线法和三点式法。

　　切开法　可以去除眼睑多余的皮肤和脂肪，术后形成的双眼皮稳定可靠、持续时间长。但术后肿胀明显、恢复时间长、切口处瘢痕明显。本法适用于皮肤松弛、眶部脂肪过多的求美者。

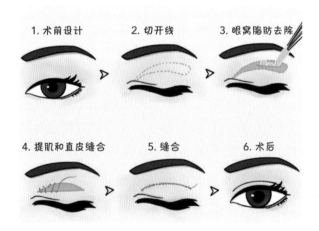

1. 术前设计　　　2. 切开线　　　　3. 眼窝脂肪去除

4. 提肌和直皮缝合　5. 缝合　　　　　6. 术后

双眼皮手术之切开法

　　埋线法　是通过缝线将上眼睑内的组织进行结扎、固定，产生粘连，从而形成双眼皮。埋线法不需要拆线，损伤少、恢复快，且手术具有一定

可逆性，如对术后效果不满意，易于修复。但该法术后双眼皮线易变浅，可部分或全部消失。一般适用于上眼睑薄、眶部脂肪少且上睑皮肤紧致的求美者。

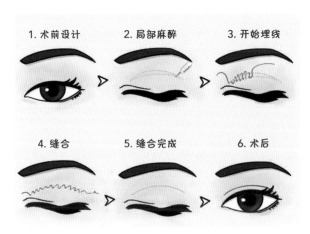

双眼皮手术之埋线法

**三点式法**　全称三点式小切口缝线法，该手术损伤小，术后恢复快，眼睑形态自然、流畅，维持时间长，获得了绝大多数求美者的认可。一般适用于皮肤较紧致、皮下脂肪较少的求美者。

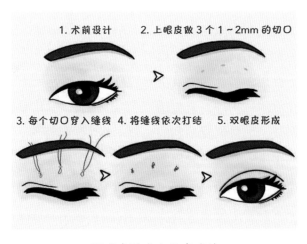

双眼皮手术之三点式法

三种手术方式的差异

| 手术方式 | 适用人群 | 术后效果 | 术后遗留瘢痕 | 术后肿胀 | 恢复时间 |
|---|---|---|---|---|---|
| 切开法 | 眼睑皮肤松弛、脂肪多的求美者 | 效果稳定，持续时间长 | 有 | 较明显 | 较长 |
| 埋线法 | 眼睑皮肤紧致、脂肪少的求美者 | 效果可逆，持续时间短 | 不明显 | 轻 | 短 |
| 三点式法 | 皮肤较紧致、脂肪较少的求美者 | 效果稳定，持续时间长 | 不明显 | 轻 | 短 |

## 术后如何更快恢复

术后眼睑肿胀、疼痛是正常现象。术后坚持冰敷并垫高枕头可以有效减轻水肿。术后应按医嘱用药，不要揉眼，保持伤口清洁、干燥以及饮食清淡。如果伤口渗血或有分泌物，可以用无菌生理盐水或医用酒精擦拭。

## 开眼角手术的选择及护理

开眼角可以在外观上让眼睛看起来更大，一般适用于眼角皮肤遮挡过多、眼间距过宽的求美者。

开眼角手术需要在内眼角做皮肤切口，不可避免地会出现瘢痕。可以在医生的指导下使用一些抗瘢痕及抗炎药物，同时注意术后护理，避免感染，促进瘢痕恢复。如果恢复顺利的话，大部分人的手术痕迹会随着皮肤的新陈代谢而逐渐淡化，不需要过于担心。但如果求美者属于严重瘢痕体质，则不建议进行开眼角手术。

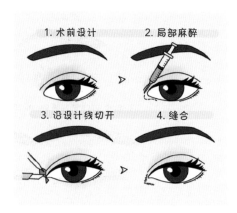

开眼角手术

◎ 延伸阅读

[1] 邱莹, 王贝贝 . 重睑成形术 240 例临床研究 [J]. 中国医疗美容 , 2019, 9(12): 5.

[2] 张之璐 , 王永前 . 埋线法重睑成形术研究进展 [J]. 组织工程与重建外科 , 2021, 17(4): 5.

[3] 郭媛 . 针对性护理在重睑成形术围手术期的应用效果分析 [J]. 中国美容医学 , 2021, 30(3): 160-162.

[4] 钟亚妮 , 张海明 , 韩新鸣 , 等 . 重睑术后常见并发症原因分析及其处理 [J]. 中国美容医学 , 2008, 17(6): 2.

[5] 孙峰 . 双眼皮和开眼角美学设计和手术技巧 [J]. 医学美学美容 , 2018(11): 4.

## 点识成睛

问: 双眼皮整形手术失败了有办法挽回吗?

答: 视情况而定。如果对于手术效果不满意,可以考虑二次手术。埋线法可在肿胀消退后行修复手术,切开法一般在术后 6 个月进行修复。如果出现了手术并发症,建议及时到正规医疗机构就诊,进行情况评估和处理。

（陈鑫　林美钗）

# 注射除皱针后眼睛看起来怪怪的，正常吗

有人说皱纹是微笑过的痕迹，记录着曾经的幸福，可皱纹也在提醒我们皮肤已经开始衰老。对于已经形成的皱纹，许多爱美人士选择注射除皱针进行抗皱、除皱。

## 除皱针的原理

除皱针的成分实际上是肉毒毒素，是通过生物制剂对产生皱纹的肌肉及其支配的神经进行麻痹，从而达到除皱目的。将肉毒毒素注入产生皱纹的肌肉内，可以阻断神经递质乙酰胆碱的释放，使肌肉张力下降或使肌肉麻痹，皱纹也将随之减少或消失。

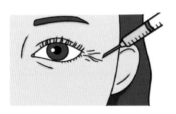

1. 注射肉毒毒素

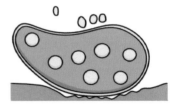

2. 肉毒毒素被活化，抑制乙酰胆碱的释放

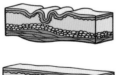

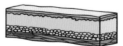

3. 药物发挥作用，肌肉得到舒展

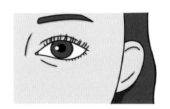

4. 去除皱纹

肉毒毒素去除皱纹的原理

## 除皱针的美容功效

多年的临床实践已经证明注射肉毒毒素是一种有效的面部年轻化方法，也是近年来比较常见的美容手术之一。肉毒毒素可以用于改善眼周鱼尾纹、眉间纹及额纹。

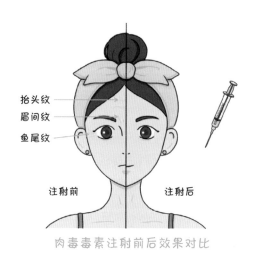

抬头纹
眉间纹
鱼尾纹

注射前　　　　注射后

肉毒毒素注射前后效果对比

## 除皱针可能引发的不良后果

如果注射操作者对人体面部解剖结构了解不足或者注射技术不佳，就会导致被注射者的眼睛出现如大小眼、高低眉、斜视等情况，有时甚至出现眼部表情不自然等并发症。

注射肉毒毒素除皱后不良事件的发生率仅为 2.6%。比较常见的是外眦部位的瘀伤、上睑下垂、眉毛下垂和不对称，以及头痛。此外也可能发生斜视复视、眼睑外翻和干眼等并发症。

肉毒毒素被注射于眼睑及周围区域，可能使上睑提肌无力，进而导致上睑（上眼皮）下垂、大小眼的外观。这种并发症通常发生在注射位点靠近瞳孔中线的眶上缘，或肉毒毒素剂量过大的情况下。

高低眉、眉形不对称或眉下垂是一种常见并发症，通常在使用肉毒毒素治疗额纹时出现。这可能是因为注射剂量过大或注射部位错误，不过这种并发症可以通过向眉部肌肉活动区域注射一些额外的肉毒毒素来纠正。

使用肉毒毒素注射眶周颞侧区域除皱时，偶有发生斜视、复视和眼睑外翻等并发症的可能。

肉毒毒素注射位置不当或剂量过大时，还可能出现视物重影的情况。这可能是由于肉毒毒素使眼外肌力量减弱，导致双眼视物不平衡，进而出现视物成双，即复视现象。

肉毒毒素可能使眼轮匝肌悬韧带的力量丧失，从而导致眼睑外翻。眼睑外翻进一步造成角膜暴露，可导致继发性干眼。所以在进行眶下眼轮匝肌注射时，应排除治疗前即患有干眼的求美者，否则肉毒毒素注射后可能加重干眼。存在眼袋的求美者，在下眼睑注射肉毒毒素除皱后会出现明显的假性眶下脂肪垫突出，因此在去除眼袋前不建议使用肉毒毒素进行除皱治疗。

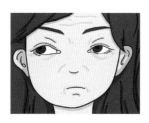
斜视

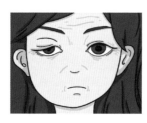
上睑下垂

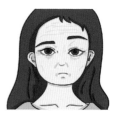
高低眉

肉毒毒素可能导致的不良后果

肉毒毒素注射不良事件发生的原因主要为医生注射技巧及解剖知识欠缺，爱美之心人皆有之，但注射有风险，美容需谨慎！因此爱美的朋友一定要到正规的医疗机构进行美容注射。

## 点识成睛

问： 除皱针的效果能持续多久？可以长期注射吗？

答： 除皱针一般注射一周后开始见效，效果可以维持半年左右。爱美人士可根据效果的维持情况每半年到一年注射一次除皱针，以维持皮肤紧致。长期注射除皱针，可能带来面部肌肉萎缩等风险，因此请谨慎使用。

（辛月　李冬梅）

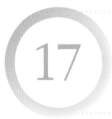

# 17 什么是葡萄膜炎

在平时的工作和生活中，大部分人都遇到过用眼过度、劳累或大量饮酒后眼睛充血、变红的情况。有些人可能觉得"眼红"不是问题，只要多休息，眼红自然会消退。但是，如果除了眼红，还伴有视力下降或视物模糊、眼前黑影飘动、眼痛、眼胀、畏光等眼部不适，就需要警惕一种不常见却可能导致失明的眼病——葡萄膜炎。不同于其他造成眼红的疾病，葡萄膜炎对视力具有极大的威胁，它的发生率占我国眼病的 5.7% ~ 8.2%，拖延治疗可能导致终身视力损伤。因此，葡萄膜炎在眼科不算是"小毛病"，需要提前了解它，在出现症状时认真对待并及早就医。

## 葡萄膜在眼内的位置及功能

眼球就好比一台相机，形成清晰的图像就必须具备一个"暗房"，而葡萄膜就是形成眼球"暗房"的关键结构，使外界的景象清晰地投射到视网膜上，因此这层膜含有丰富的色素和血管，外观上形似红黑色或深紫色的葡萄，所以得名"葡萄膜"。

葡萄膜位于眼球壁的中间，包裹在它外边的是白色的巩膜（俗称"眼白"），内层紧贴的是一层半透明的视网膜。葡萄膜从前到后又可分为三部分，即虹膜（前部）、睫状体（中间部分）和脉络膜（后部）。

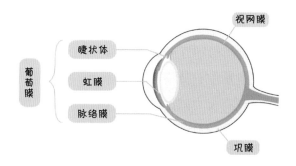

## 葡萄膜炎的分类和特征性表现

实际上，葡萄膜炎并不是一种疾病，而是一大类疾病，炎症发生在葡萄膜（虹膜、睫状体和脉络膜）的任何一个部位都能称之为葡萄膜炎。病变发生的部位不同，葡萄膜炎的表现就会有差别。因此，根据炎症发生的位置，可以把葡萄膜炎分为了前、中间、后和全葡萄膜炎四种类型。

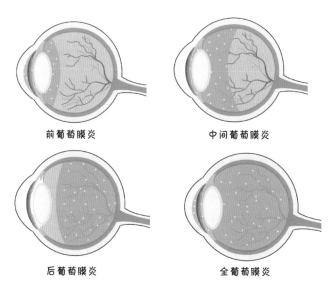

葡萄膜炎的分类

前葡萄膜炎　是指发生在虹膜和 / 或前部睫状体的炎症。主要表现有眼红、畏光、流泪、眼痛、视力减退和 / 或黑影漂浮。

中间葡萄膜炎　是指发生于后部睫状体、玻璃体和周边视网膜、脉络膜的炎症。主要表现有黑影漂浮或无表现。

后葡萄膜炎　是指发生于脉络膜、视网膜、视网膜血管的炎症，常也累及玻璃体。主要表现有视力减退、视功能紊乱（闪光感、视物变形、视物变小或视物变大）、固定暗点、黑影漂浮。

全葡萄膜炎　是指发生于虹膜、睫状体、视网膜、脉络膜的炎症，眼前段和眼后段可以同时或先后发生。以上不同类型葡萄膜炎的表现均可出现。

俗话说"城门失火殃及池鱼"，临床上葡萄膜的炎症常会引起邻近组织的炎症，如包裹在它外边的巩膜、紧贴它内侧的视网膜、位于其中央的玻璃体，还有与它连接在一起的视盘和作为眼内液体流出管道的房角。因此如果患有葡萄膜炎，可能还会出现巩膜炎、脉络膜视网膜炎、眼内炎（玻璃体内的炎症）、视盘水肿、青光眼等并发症。这些并发疾病的主要表现有眼红、眼白部位水肿（结膜水肿）、眼痛、头痛、视力下降、视物变形、眼前黑影漂浮。

## 葡萄膜炎的致病因素

葡萄膜炎的病因和发病机制相当复杂，简而言之有三大原因，即感染因素、自身免疫因素及各种理化和机械损伤。

感染因素　当有细菌、病毒、真菌、螺旋体以及寄生虫等沉积在血流丰富的葡萄膜内时，可引发感染。需要注意，到医院不一定能检测到病原体，一方面是由于病原体的量很少，另一方面是由于病原体感染可能只是葡萄膜炎的诱发因素。

自身免疫因素　自身免疫疾病、风湿病、精神压力等各种原因引起的人体自身免疫功能紊乱，均有可能引起葡萄膜炎。

各种理化和机械损伤　眼部的化学性、热性、机械性损伤及毒性刺激均有可能引起葡萄膜炎。

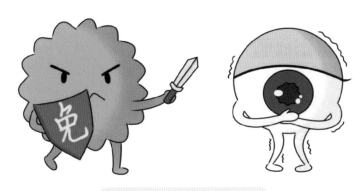

眼部正常组织受到免疫细胞的
攻击，因此出现葡萄膜炎。

无论是何种原因引起的葡萄膜炎，都是因为眼部正常组织受到免疫细胞的攻击。大量的免疫细胞游荡在葡萄膜内，就像眼球内的"护城军"，当眼内出现上述病因时，"护城军"就会运用释放毒素、吞噬消化等手段进行攻击。葡萄膜内大量的"护城军"在抵御外界致病因素的同时，还会攻击正常眼组织，导致炎症。因而，抑制体内过度的免疫反应是绝大部分葡萄膜炎的治疗方法。

生活中应尽量避免影响人体免疫力（熬夜、焦虑、酗酒等）以及接触感染源（不洁性生活、吃生食等）的行为。积极锻炼身体，增强体质，注意劳逸结合，规律作息，预防感冒，保持乐观开朗的心态，少吃刺激性食物，这些都对预防葡萄膜炎有积极作用。

◎ 延伸阅读

[1] YANG P, ZHONG Z, DU L, et al. Prevalence and clinical features of systemic diseases in Chinese patients with uveitis [J]. Br J Ophthalmol, 2021, 105(1): 75-82.

[2] HUANG Z, LI W, SU W. Tregs in autoimmune uveitis [J]. Adv Exp Med Biol, 2021, 1278: 205-227.

## 点识成睛

问：儿童也会得葡萄膜炎吗？

答：儿童青少年也会发生葡萄膜炎。通常见于自身已确诊或家属中患有风湿性疾病、自身免疫性疾病的孩子，或者母亲孕期有感染性疾病（弓形虫、梅毒、巨细胞病毒、疱疹病毒等感染）的婴儿。值得高度注意的是，由于儿童双眼调节能力较强，一只眼发生葡萄膜炎后，靠正常眼也能看清物体，不容易感受到患眼的异常；还有部分孩子虽然看不清，但是没有及时和家长诉说，当家长发现孩子眼睛异常时，往往葡萄膜炎已经造成无法挽救的视力损伤。因此，儿童青少年在成长发育过程中应定期进行视力检查，属于高危群体的儿童青少年更应积极建立视力档案，定期完成眼科体检。

（苏文如　陶天玉　黄兆豪）

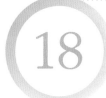

# 葡萄膜炎能治好吗

葡萄膜炎分为很多种类，就像平时的感冒，虽然都是发热、咳嗽、流鼻涕，但感冒的类型也有不同。葡萄膜炎虽然都是视物模糊，眼前黑影或眼红、眼痛，类型却有很多种，其中大多数的治疗效果是很好的。如常见的强直性脊柱炎伴发的急性虹膜睫状体炎、福格特 - 小柳 - 原田综合征、梅毒和结核引起的葡萄膜炎等，如果及时规范治疗，可以完全治愈。急性虹膜睫状体炎虽然容易复发，但每次复发时及时治疗就不会引起视力损伤。异色性虹膜睫状体炎也比较常见，虽然炎症不能完全消除，也会并发白内障，但做完白内障手术后患者最终都能获得很好的视力。因此大多数类型的葡萄膜炎是能够治愈的。

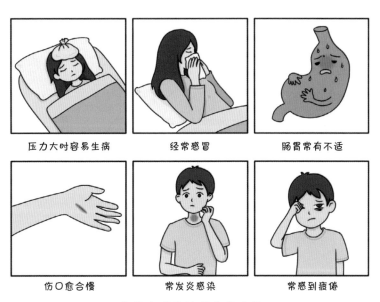

容易出现葡萄膜炎的群体

当然，也有一部分葡萄膜炎比较难治，如儿童的葡萄膜炎、白塞病葡萄膜炎等，炎症反复发作、迁延不愈，病程长达数十年。这些葡萄膜炎都相对比较难治，但是及时、规范的治疗，可以最大程度地减少复发和炎症带来的视功能损害，大多数人还能够保留较好的视力，不影响正常生活。当然也有很多人对葡萄膜炎不了解，甚至没听说过，得了葡萄膜炎后未引起重视，延误治疗最终可能导致失明。

## 葡萄膜炎的治疗

治疗葡萄膜炎常要用到激素、免疫抑制剂甚至生物制剂。这些药物可以抑制身体里的免疫细胞，让免疫系统不攻击自己的眼睛，减轻炎症，保护视力。全身激素使用过多不仅会增加体重、长痤疮，还会出现满月脸、水牛背，长期使用可能导致高血压、高血糖、骨质疏松、消化道溃疡、并发感染等全身不良反应，在眼部还会出现青光眼与白内障。儿童长期大剂量使用激素会影响生长发育。局部长时间使用激素可以导致白内障与青光眼。所以治疗葡萄膜炎会在控制疾病的基础上逐渐降低和停止激素的使用。

葡萄膜炎治疗常用的免疫抑制剂包括甲氨蝶呤、环孢霉素、吗替麦考酚酯、他克莫司、环磷酰胺等，长期使用都会有一些全身不良反应，包括常见的肝肾毒性、继发感染等，因此在使用免

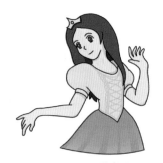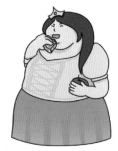

健康时　　　　　患病并过多使用激素后

疫抑制剂的过程中要定期复查肝肾功能和血常规。但只要在耐受范围内按医嘱用药，一般不影响全身功能。

需要强调的是，在治疗葡萄膜炎的过程中，一定要按照医生要求规范使用激素以及免疫抑制剂，按要求及时复查，同时注意监测药物相关不良反应。

## 葡萄膜炎的预后

很多得了葡萄膜炎的患者心情急迫，恨不得马上把眼睛治好，但葡萄膜炎不像感冒、发热、拉肚子，一两周就能恢复正常；也不同于高血压、糖尿病、冠心病，需要终身服药。治疗葡萄膜炎的过程就像是一场战役，目的是减少炎症对视功能的损害、恢复自身免疫系统的稳态。有时可能是前哨战，速战速决就治好了；有时可能是持久战，需要以长久的决心和毅力去迎战；有时也可能是一场场突袭战和反复战，需要以时刻的细心和耐心去应战。因此无论是什么情况，都需要做好积极的心理准备，客观科学地与疾病做斗争。

是否可以预防葡萄膜炎复发呢？其实是可以的。由于诱导机体对自身组织形成免疫耐受是一个长时间的过程，所以应听从医嘱，坚持服药、不要自行减停药物。同时，保持良好的作息时间、锻炼身体，养成良好的生活和饮食习惯，达到自身体内免疫系统的平衡，从而预防葡萄膜炎的发生或复发。

葡萄膜炎既不是不死的癌症，也不是早晚会失明的眼病，但治疗它需要比别的眼病更具耐心和恒心。最关键的是规范葡萄膜炎的治疗和树立坚定的信心，让免疫系统恢复到不易致病的平衡状态。

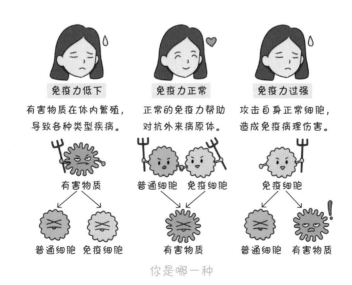

| 免疫力低下 | 免疫力正常 | 免疫力过强 |
|---|---|---|
| 有害物质在体内繁殖，导致各种类型疾病。 | 正常的免疫力帮助对抗外来病原体。 | 攻击自身正常细胞，造成免疫病理伤害。 |

你是哪一种

**点识成睛**

问: 如何减轻葡萄膜炎对生活的影响？

答: 治疗葡萄膜炎的药物大多有抑制免疫力的作用或影响肝肾功能，因此需要耐心地配合完成多项检查才能尽可能地找到病因，并判断药物治疗的利弊以选择更适合的治疗方案。

1. 尽早诊断与治疗。一旦忽视了早期诊断或治疗，很可能使疾病慢性进展。眼部长期存在的炎症及其他多种并发症会加剧视力损伤，如角膜变性、青光眼、白内障，甚至眼球萎缩。

2. 定时定量服药。克服对药物的恐惧，切忌擅自停药或滥用药，身体不适应立即到院与医生沟通，调整药物的使用频率或剂量。葡萄膜炎的治疗并非症状不加重即可停药，彻底消除眼内炎症、平衡免疫力需要较长时间。擅自停药很可能导致炎症加重，增加后续治疗的难度。

3. 重视定期复查。一方面，长期有炎症的人会出现感觉麻木，对自身症状的发生感知迟钝甚至没有感觉，等到有感觉后再去就诊就可能已经引发严重并发症了；另一方面，全身用药对体内代谢存在影响，需要根据不同的药物进行定期检查检验，以期用最合适的用药方案进行治疗。如自觉有复发症状，更应尽早复诊。

需要补充的是，当需要进行重要的生命健康活动前，如注射疫苗、手术、备孕等，请务必告知并咨询责任医生目前的眼部及用药情况，给予不影响健康的医嘱。

虽然葡萄膜炎的治疗是个漫长而反复的过程，但患者从精神上应该认识到每一个人都需要背负不同的包袱、面临不同的坎坷，纵然疾病让人步履沉重，但科学的发展已经使我们活在了最好的时代，只有做好与葡萄膜炎长期和谐相处的准备，就能更好地拥抱生活。

（黄海香　梁丹）

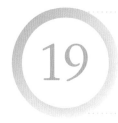

# 19 高度近视患者的眼底存在哪些风险

亚洲是近视的高发地区。近年来，我们国家近视人群越来越庞大，尤其是越来越多的小学生戴上了眼镜。高度近视通常是指近视度数在 600 度以上，或者眼轴大于 26.5mm。高度近视可能让眼球变大、变长，导致眼球视网膜脉络膜发生退行性改变，所以又被称为病理性近视。日本的研究数据显示，高度近视占近视人群的 6%~18%。高度近视不同于一般近视，可能对视功能造成终身不可逆影响。

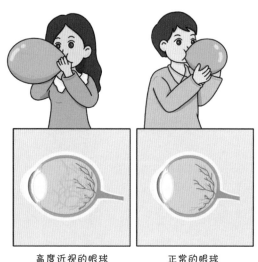

高度近视的眼球　　　　正常的眼球

## 高度近视相关眼底疾病的危害

身边的很多人在不知不觉中戴上了眼镜，难道近视就是一种人们应该习惯的现象？是不是近视了，戴上眼镜就可以解决问题？是不是等到 18

岁做近视激光矫正术或者眼内 ICL 植入
术就没事了？

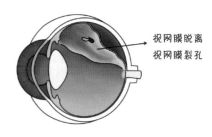

视网膜脱离
视网膜裂孔

答案是否定的。

近视激光矫正术只能让近视者摆脱
眼镜，但是不能解除高度近视带来的潜
在危害。高度近视现已成为 40 岁以上视

高度近视可能导致视网膜问题

力损害不可逆转的主要病因之一。高度近视会导致广泛的视网膜脉络膜萎
缩、黄斑劈裂、黄斑出血、黄斑裂孔，会导致视网膜脱离的发生率增加、
白内障的发生年龄提前。

## 高度近视相关眼底疾病的常见种类和表现

高度近视不仅表现为眼镜片增厚，普通人对其危害可能还没有深入了
解。首先应该了解正常人的眼轴长度约为 24mm，高度近视者的眼轴显著
增长，甚至可达 32 ～ 35mm；相应的容积增加一倍。这种变化，导致眼球
壁的各层结构都被拉伸、变薄，同时产生了各种各样的病理变化。

后巩膜葡萄肿　高度近视眼的眼球
壁扩大、变薄有时候是不均匀的，往往
在眼球后部局部变薄、扩张，从字面上
理解，"肿起来像葡萄一样"，导致这一
外观是由于原本眼球外壁是白色的（巩
膜的颜色），局部变薄、突出后，位于
中间层的脉络膜颜色就显现出来，呈紫

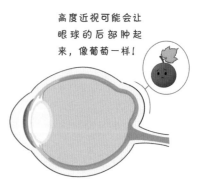

高度近视可能会让
眼球的后部肿起
来，像葡萄一样！

红色。医生在用检眼镜检查时，可以看到眼球后部"大大小小的坑"，通
常是一个，也可以是多个，这就是后巩膜葡萄肿。

近视性脉络膜视网膜萎缩　萎缩即变小、变薄，脉络膜视网膜萎缩可
见于多种眼病，但是近视引起的萎缩有其特征性，往往不断进展。随着年
龄和近视度数的增加，萎缩的程度和面积都会加重。正常人的脉络膜视网

膜在检眼镜下呈现出均匀淡红色外观，萎缩的脉络膜视网膜表现为均匀的淡色或者白色外观，但这种萎缩往往是局灶性的，呈现出一片一片的白色病灶。随着病情的加重，这些局灶性的萎缩会逐渐融合，进展成大片的萎缩。

黄斑出血与脉络膜新生血管　黄斑是视网膜的关键部位，位于视轴中心，由于富含叶黄素，呈现黄色外观，称为"黄斑"。人类的中心视力和色觉都依赖于黄斑结构功能的正常。当眼球壁扩张，导致小血管自发破裂出血或者长出脉络膜新生血管，视力会出现突然下降，伴随中心暗影和视物变形。高度近视还会导致黄斑劈裂、黄斑裂孔、视盘改变、周边视网膜异常等眼底病变。

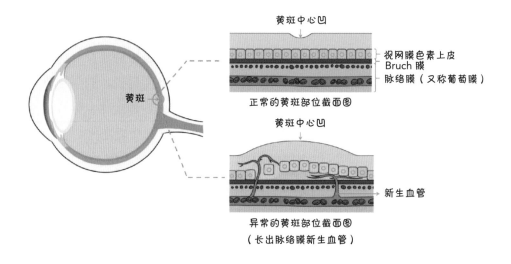

## 高度近视相关眼底疾病的治疗

因为高度近视相关眼底疾病往往会导致视力下降，在治疗上，提倡定期检查，出现异常及时就诊。

高度近视引起的黄斑劈裂和黄斑裂孔往往需要手术干预，但是手术时间窗较窄以及对医生的手术技巧要求相对较高，所以建议前往较权威的医疗机构进行诊治。对于周边视网膜改变，一般需要定期检查。一旦发现视网膜变薄和视网膜裂孔，及时进行视网膜激光光凝治疗可以降低视网膜脱离的发生率。

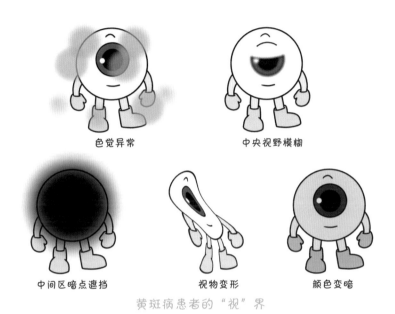

| 色觉异常 | 中央视野模糊 |
| --- | --- |

| 中间区暗点遮挡 | 视物变形 | 颜色变暗 |

黄斑病患者的"视"界

随着年龄的增加，高度近视者的度数会不断增加，眼球结构也会不断变化。因此，需要定期进行眼底检查。如果没有明显进展，建议每隔半年复查一次即可。如果出现视力突然下降、视物变形、黑影飘动或者闪光感时，需要及时就诊。

◎ 延伸阅读

[1] TOKORO T. On the definition of pathologic myopia in group studies [J]. Acta Ophthalmol Suppl (1985), 1988, 185: 107-108.

[2] NAKAMURA Y, TOMIDOKORO A, SAWAGUCHI S, et al. Prevalence and causes of low vision and blindness in a rural southwest island of Japan: the Kumejima study [J]. Ophthalmology, 2010, 117(12): 2315-2321.

[3] XU L, WANG Y, LI Y, et al. Causes of blindness and visual impairment in urban and rural

areas in Beijing: the Beijing Eye Study [J]. Ophthalmology, 2006, 113(7): 1134,

[4] OHNO-MATSUI K. Pathologic myopia [J]. Asia Pac J Ophthalmol (Phila), 2016, 5(6): 415-423.

## 点识成睛

问：高度近视者不宜进行哪些运动？

答：对于高度近视人群的运动建议目前尚不明确。高度近视者视网膜脱离的风险更大。通常，跳水、拳击、蹦极等对眼球和头部有撞击的运动都需要禁止。当运动后出现闪光感或者眼前黑影飘动时，应及时就诊。

（马伟）

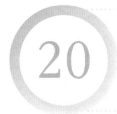

# 20 眼睛受伤 应该如何急救

"眼睛是心灵的窗户"，需要被细心呵护。在日常工作与生活中，因为眼部受伤没能及时发现、科学处理，从而导致严重后果，甚至致盲、致残的情况很多。

眼睛受伤后会出现睁眼困难、视力下降、眼疼、怕光、流泪、流血水、眼睑肿胀青紫、眼睑破裂出血等症状，根据受伤的原因、致伤物、受伤的具体位置等情况，冷静判断受伤程度，第一时间采取有效措施并及时就医，可更大程度地挽救视力。

1. 眼睛受伤了，是否同时合并全身其他部位的损伤？

是的，转第 2 题。

不是，转第 3 题。

2. 眼睛受伤了，同时合并全身其他部位损伤怎么办？

眼睛受伤同时合并全身其他部位损伤常见于严重的交通事故、消防事故、肢体冲突等，应当先抢救生命，特别是心、脑等主要脏器受损。等到生命体征平稳后再治疗眼部问题。

3. 眼睛受到哪种外伤？

根据受伤的原因，眼外伤分类如下。

（1）机械性眼外伤：转第 4 题——通常包括挫伤（交通事故中被车体、安全气囊等撞击，建筑施工时被工具、材料撞击，肢体冲突中被拳脚或钝物击伤）、穿通伤（铁钉、铁丝、笔尖、注射器针头等扎入眼部）、异物伤（铁屑、木屑、沙粒、蚊虫等进入眼内）等。

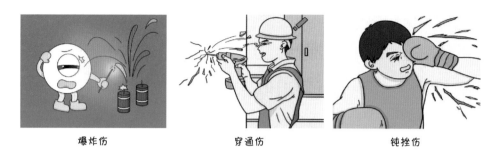

爆炸伤　　　　　　穿通伤　　　　　　钝挫伤

（2）非机械性眼外伤：转第 5 题——包括热烧伤、化学伤、辐射伤和毒气伤等。例如做饭时热油迸溅进眼睛、热蒸气熏伤眼睛、实验室观察或化工生产时强活性化学物质迸溅入眼等。

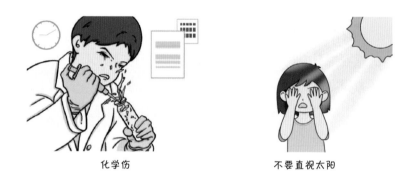

化学伤　　　　　　　　不要直视太阳

了解眼部外伤的其他分类，转第 6 题。

了解眼部外伤的表现，转第 7 题。

4. 机械性眼外伤，第一时间怎么办？

（1）眼睑裂伤、擦伤的处理：如果眼睑有伤口，未见明显异物，可按压止血后及时就医，受伤后不要揉眼。

（2）细小异物入眼的处理：灰尘、铁屑、小虫子等小异物入眼，揉眼会加重病情，因此请勿揉眼。对于铁屑和一些速度较快的异物飞入眼内，往往病情重，即使当时视力没有改变，也不能轻视，需要及时到医院就诊。

（3）眼球钝挫伤的处理：撞伤、拳击伤、手机砸伤、球击伤等导致眼球挫伤后，及时包扎受伤眼并冷敷，禁止挤压揉捏眼部，及时到医院就诊。

（4）眼球穿通伤的处理：尖锐物或者高速运动的小异物造成眼球穿破，需要包扎受伤眼，立即就诊。对于比较长的异物，如铁丝等，禁止自行拔出，避免造成眼部二次受伤。如果异物过长、过大，可在距离眼部一段距离外的位置切断异物，切断过程要小心，避免因移动造成眼球二次损伤。

（5）眼球内异物的处理：最常见的是铁屑、木片等高速运动的小物体，病情重，出现后需要包扎受伤眼，禁止挤压揉捏眼部，立刻到医院就诊。

（6）眼球爆炸伤的处理：病情严重，尽快包扎受伤眼，禁止挤压揉捏眼部，立刻到医院就诊。

了解更多眼睛外伤的知识，请转到第 8 题——问答环节。

5. 非机械性眼外伤，第一时间怎么办？

（1）眼部化学伤的处理：多见于实验室、化工机构作业中强酸强碱等化学品进溅入眼。立即用大量水不断冲洗，并翻开双侧上下眼皮，冲洗干净隐藏在穹隆部的致伤物残渣。冲洗时间至少 15 分钟，然后立即就近就医。

（2）眼球热烧伤的处理：多见于厨房，在烹饪过程中被蒸汽、热油伤到眼部。一旦出现热烧伤，立即用大量水彻底冲洗受伤部位。对于厨房油渍进溅，如果只是进溅眼睑皮肤，立即以干布擦去，用大量清水冲洗；若是油渍进溅入眼，立即用大量水冲洗，及时就医。

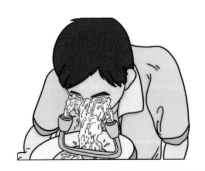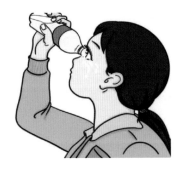

眼部冲洗请尽量使用流动、清洁的水源。

了解更多眼睛外伤的知识，请转到第 8 题——问答环节。

### 6. 眼部外伤的其他分类

根据眼部受伤部位，眼外伤可分为眼睑、眼眶、眼肌、结膜、泪器、角膜、巩膜、虹膜、晶状体、视网膜、视神经等损伤。

了解更多眼睛外伤的知识，请转到第 8 题——问答环节

### 7. 眼部外伤的表现

可表现为视力下降、眼痛、怕光、流泪、流血水、眼睑肿胀青紫、眼睑挫伤、眼睑裂伤等。可多个同时出现，也可单独出现。视力是眼睛最重要的功能，任何情况下出现视力下降、视物变形、视物遮挡都说明受伤严重，一定要抓紧时间就医。

了解更多眼睛外伤的知识，请转到第 8 题——问答环节。

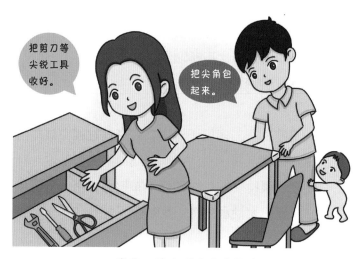

家庭环境中眼外伤的预防

### 8. 问答环节

（1）为什么眼睑的伤口会有大量血液流出，甚至流血不止？如何减少瘢痕的形成？

眼睑周围组织血管分布丰富，眼睑伤口会导致大量血液流出，损伤小动脉易引起流血不止。处理方法是及时压迫出血区域，包扎伤眼。必须保

持伤口处的清洁，采用清洁物品包扎受伤眼，减少感染，及时就医进行清创缝合，可减少瘢痕的形成。

（2）为什么眼球出现损伤后，受伤眼的视力很少能恢复到未受伤时的水平？

外伤往往会造成眼球多部位损伤，一些轻的损伤，如角膜擦伤、视网膜振荡，早期视力下降，及时治疗视力可恢复。但是一些比较重的损伤，尤其是在角膜、视网膜、视神经等部位的损伤，会造成视力的永久性损伤。针对病因及时对症治疗可使一部分患者的视力有所恢复，但大部分无法恢复到未受伤时的视力，尤其是发生眼球破裂伤后。眼外伤的预防重于治疗，戴护目镜可降低眼外伤的发生风险。

（3）为什么眼睑外伤后眼睑会肿胀青紫，第一时间要怎么办？伤后2～3天眼睑青紫的范围为什么会增大且累及面部？

眼眶周围组织血管分布丰富，且眶周组织相对疏松。眼部外伤后，可引起眼眶周围软组织肿胀，皮下出血可导致皮肤肿胀青紫，故伤后禁止揉捏眼部，及时冰敷止血消肿，但不能挤压眼球，建议及时就医。伤后48小时后改为热敷，促进积血吸收。伤后2～3天处于积血吸收期，由于周围组织疏松，会出现青紫范围扩大，但逐渐消肿的现象。

## 小结

眼外伤往往会造成视力损伤，影响伤者的生活和工作。眼外伤的预防重于治疗，一旦出现眼部外伤，需要冷静应对，第一时间进行科学有效处理，及时就医并接受规范治疗，可有效减轻损伤。

◎ **延伸阅读**

[1] 中华医学会眼科学分会眼外伤学组 . 中国眼外伤急诊救治规范专家共识（2019 年）[J]. 中华眼科杂志 , 2019, 55(9): 647-651.

[2] 中华医学会眼科学分会角膜病学组 . 中国眼烧伤临床诊疗专家共识（2021 年）[J]. 中华

眼科杂志 , 2021, 57(4): 254-260.

[3] 中华医学会眼科学分会眼整形眼眶病学组 . 眼眶爆裂性骨折诊疗专家共识（2014 年）[J]. 中华眼科杂志 , 2014, 50(8): 624-625.

[4] 中华医学会眼科学分会神经眼科学组 . 我国外伤性视神经病变内镜下经鼻视神经管减 压术专家共识（2016 年）[J]. 中华眼科杂志 , 2016, 52(12): 889-893.

（颜华　张明雪）

第六篇

# 50 岁护眼亦未迟

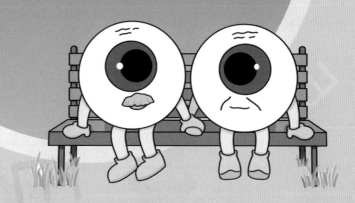

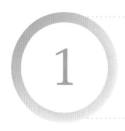

# 看近很吃力，
# 是不是"老花"了

诗人白居易的《病眼花》中有一联云："大窠罗绮看才辨，小字文书见便愁"，大致意思是衣服上的纹饰要仔细看才能辨清，书上的小字看着就发愁。白居易还曾在另一首诗中写道："早年勤倦看书苦，晚岁悲伤出泪多。眼损不知都自取，病成方悟欲如何。"白居易在多首诗中记述了自己的眼疾。虽然难以从诗词中确认白居易究竟患的是哪一种眼疾，但从《病眼花》这一篇中，可以推测白居易晚年可能有"老花眼"。如果有老花眼，看近处的时候是非常难看清的，所以白居易才会有"看到小字就发愁"的感觉。

"老花眼"，即老视，是眼睛的调节能力减弱，是人体衰老的表现之一。正常情况下，外界物体反射的光线进入眼睛后，眼睛里的各个组织经过各种"努力"，让物体在视网膜上成像，人体就能看到清晰的物体。睫状肌负责了眼睛部分调节工作，如果年纪大了，睫状肌可能就"使不上劲儿"，近距离用眼时，物体无法在视网膜上正常成像，所以年纪大的人无法看清近处的物体。

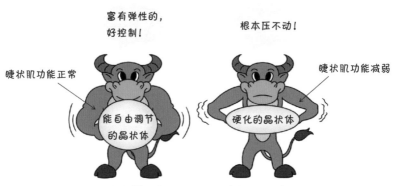

"老花眼"时眼部调节能力下降

## 老视的表现

老视通常在 40 岁左右会变得明显，并随着年龄的增长逐渐加重。如果观察年纪大的人看手机、读书的样子，可能发现有些老年人习惯性地把目标拿得远一些。随着时间的推移，他们还可能出现眼睛干涩、疲劳、不能长久视物、复视以及阅读串行等表现，甚至出现慢性结膜炎、头痛等。

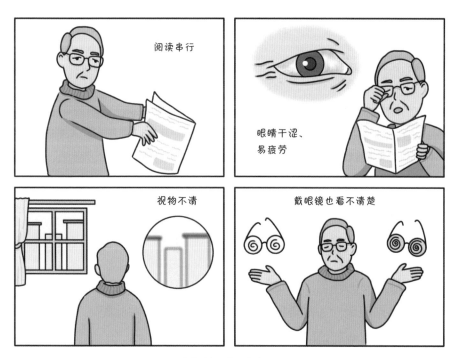

"老花眼"的症状

## 为什么会出现老视

最直接的原因就是年龄。随着年龄的增长，晶状体逐渐硬化，弹性减退，睫状肌功能也逐渐降低，从而引起眼调节功能下降。此外，老视出现的早晚以及严重程度还与多种因素相关，如屈光情况、用眼习惯、药物因素等。

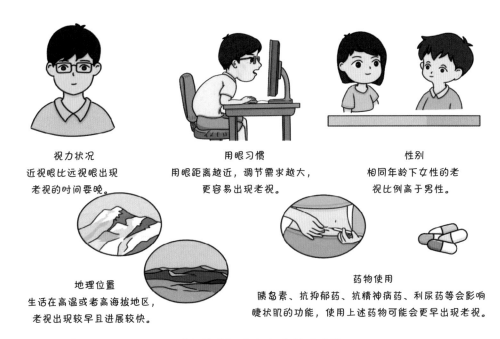

视力状况
近视眼比远视眼出现
老视的时间要晚。

用眼习惯
用眼距离越近，调节需求越大，
更容易出现老视。

性别
相同年龄下女性的老
视比例高于男性。

地理位置
生活在高温或者高海拔地区，
老视出现较早且进展较快。

药物使用
胰岛素、抗抑郁药、抗精神病药、利尿药等会影响
睫状肌的功能，使用上述药物可能会更早出现老视。

"老花眼"早发生的影响因素

## 老视的矫正方法

老视最主要的矫正方法是配戴眼镜，包括普通老花镜、双焦点眼镜以及渐进多焦点眼镜。如需要配戴老花镜，请前往医院验配。不建议在路边摊、市场等非专业配镜的地方购买老花镜。

双焦点眼镜或渐进多焦点眼镜，不仅可以解决老视人群看近的问题，还可以解决他们看远的问题。不过，如果选择配戴这类眼镜，可能刚开始的时候并不适应，这类眼镜一般需要更长的适应时间。

目前，国内外均有矫正"老花眼"的手术，但手术对于立体视觉、对比度、分辨率等都会产生一定影响，国内暂时未广泛开展。

老视的药物治疗方面，现已研发出缓解老视症状的药物，但这些药物还未有长期效果的观察，且国内未有相关正规药物上市，不建议尝试。

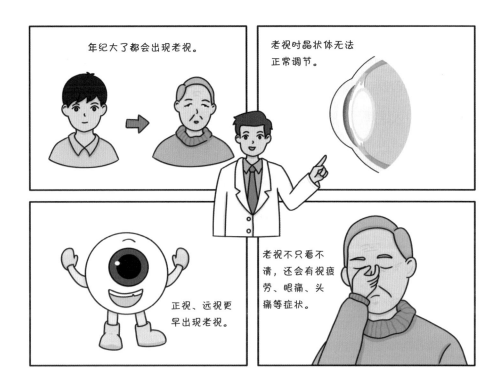

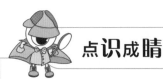

问： 近视者也会老视吗？"老花眼"的严重程度会随着时间加重吗？

答： 一直以来，民间都流传着"年轻的时候近视，年纪大了就不会得老花眼，两者会相互抵消"的说法；很多人对此信以为真，但事实并非如此。随着年龄的增长，人到了 40 ～ 45 岁以后，晶状体逐渐硬化、弹性下降，睫状肌功能也逐渐减弱，导致眼睛能灵活聚焦的调节功能减弱，从而造成不能像以前一样马上看清远中近距离的物体，还会引起视物模糊、疲劳等症状。

所以到了一定的年纪，人人都会出现老视，就像皮肤松弛、体能下降等，是身体变得不再年轻的表现。轻度近视的人，即便开始出现老视，也因其有近视可以不戴眼镜而看清近处物体。这也是不少人误解"近视不会老视"的主要原因，但这并不是说近视和老视可以"相互抵消"，当老年近视者戴上近视镜看清远处后，近处也会看不清楚，老视的症状便体现出来了。

老视出现早期将目标适当放远就可以看清楚，随着年龄的增长会需要放得越来越远，慢慢发现距离好像不够。在这个过程中，对光线的亮度要求也越来越高，需要在更亮的环境下才能看清楚，且老视的度数会随着年龄的增长不断加深。

（王雁　邹昊翰）

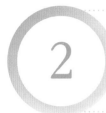

# 吃什么可以补眼

有许多食物有保护眼睛的作用，所以人们可以通过改变一些饮食习惯，帮助缓解眼睛的健康问题。那么眼睛的"粮食"有哪些呢?

## 各类护眼营养素

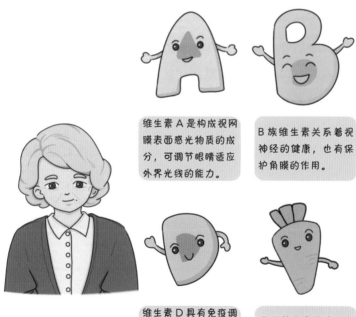

维生素 A 是构成视网膜表面感光物质的成分，可调节眼睛适应外界光线的能力。

B 族维生素关系着视神经的健康，也有保护角膜的作用。

维生素 D 具有免疫调节和抗炎等作用，补充维生素 D 可改善视觉功能和干眼症状。

类胡萝卜素具有抗氧化、保护视觉和增强免疫等作用。

**维生素 A**　维生素 A 是构成视网膜表面感光物质（视紫红质）的成

分，可调节眼睛适应外界光线的能力，对维持正常的视觉功能、预防夜盲症、干眼有帮助。它有多种具有活性的衍生物，日常膳食中 80% 的维生素 A 来自类胡萝卜素。

类胡萝卜素　是一种广泛存在于黄、橙和红色植物中的物质，具有抗氧化、保护视觉和增强免疫等作用。目前在自然界中已发现有 700 多种类胡萝卜素，根据分子结构又可分为胡萝卜素类和叶黄素类。

胡萝卜素类中，能在体内转化、含量最多的是 β- 胡萝卜素，它有 1/6 可以转化为维生素 A，对保护视力和预防慢性病有重要作用，也是维生素 A 的安全来源。

叶黄素类中，叶黄素在黄斑区域（视觉最敏锐的区域）高浓度聚集，是视网膜黄斑的主要色素，也是唯一分布在黄斑和晶状体的类胡萝卜素，有"眼睛保护性营养素"的美称，可以延缓白内障和黄斑病变的发生，提高眼部疾病患者的视觉功能。

据报道，增加叶黄素摄入具有预防和改善老年性眼部退行性病变的作用，每日摄入 6 ~ 14mg，可以延缓年龄相关性黄斑变性和白内障的发生发展。另外，叶黄素的吸收峰（446nm）与蓝光（440nm）吸收光谱相对应，因此能有效滤过阳光中的蓝光而保护视网膜免于光损伤。

B 族维生素　是视觉神经的营养来源之一，关系着视神经的健康，也有保护角膜的作用。

维生素 D　具有免疫调节和抗炎等作用，补充维生素 D 可以改善视觉功能和干眼症状。

## 有利于眼健康的食物

平衡膳食是保证人体营养和健康的基础，食物多样化是平衡膳食模式的基本原则。《中国居民膳食指南（2022）》推荐平衡膳食应做到食物多样，平均每天摄入 12 种食物，每周摄入 25 种以上食物。我们在丰富食物种类的同时可适量多吃（常吃）以下有利眼健康的食物。

健康护眼四大素

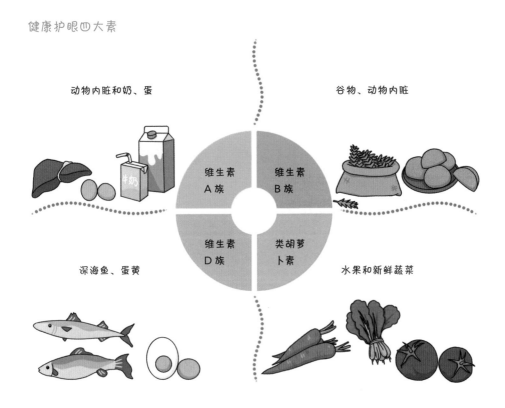

维生素 A　动物内脏和奶、蛋是维生素 A 的良好来源。古埃及人和古希腊人就知道用煮过的肝治疗夜盲症，中国古代医学家也记载了羊肝可以"明目"。我国成年人每日维生素 A 推荐摄入量，男性为 800μg、女性为 700μg。平均一天吃 16g 猪肝，就能达到每日所需量。但内脏的胆固醇含量较高，不适合大量食用。建议每月食用 2～3 次动物内脏，每次 25g 左右。

小贴士：每餐要荤素搭配，在补充维生素 A 的同时，也要保证营养全面。维生素 A 的安全摄入范围较小，大量摄入有毒性作用，除膳食来源外，如要使用维生素 A 补充剂，请遵医嘱服用。

类胡萝卜素　在植物中主要存在于水果和新鲜蔬菜中，人体自身无法合成。

β- 胡萝卜素主要来自黄橙色水果和黄绿色蔬菜，如红薯叶（5.97μg 胡萝卜素 /100g）、红胡萝卜（4.13μg 胡萝卜素 /100g）等；叶黄素主要来自深绿色蔬菜，如羽衣甘蓝（40μg 叶黄素 /100g）和菠菜（12μg 叶黄素 /100g）；β- 隐黄素来自橙色水果；番茄红素来自番茄。

日常生活中，我们可以通过增加蔬菜的摄入来补充类胡萝卜素。《中国居民膳食指南（2022）》推荐餐餐有蔬菜，保证每天摄入不少于 300g 蔬菜，其中深色蔬菜（深绿色、红色、橘红色）占 1/2。

小贴士：维生素 A、β- 胡萝卜素和叶黄素都是脂溶性维生素，在烹制时加热、放油有利于它们的吸收。

B 族维生素　主要来源有全谷物、动物内脏、豆类、瘦肉和禽蛋等。维生素 $B_1$ 缺乏容易导致眼睛疲劳，维生素 $B_2$ 不足容易引起角膜炎。

维生素 $B_1$：主要来自谷类的表皮和胚芽，但在精制过程中大量丢失，再加上烹调不当（煮稀饭时加碱、做饭时去米汤等），活性遭到破坏，造成摄入不足。因此可以尝试增加粗粮摄入来补充维生素 $B_1$。

小贴士：用粗粮饭（粥）代替白米饭（粥）。做米饭时，在白米中掺入 1/3 或 1/2 粗粮（糙米、燕麦、黑米等），粗粮可以先提前浸泡，再与大米混合下锅煮熟。

用全麦馒头代替白馒头。"全麦（面）粉"在加工时保留了麦粒外层部分，用它代替精白面粉更营养。面食在发酵过程中还合成了一些 B 族维生素，营养价值更胜一筹。

维生素 $B_2$：广泛存在于动植物食品中，在动物内脏（肝脏、心、肾）、奶蛋、绿色蔬菜、豆类中含量丰富。通过摄入多样化食物，完全可以从膳食中获得所需要的维生素 $B_2$。

小贴士：B 族维生素是水溶性维生素，请勿过分淘米或在烹调时加碱，只有这样才能避免其大量损失。食物要以"易咀嚼、易消化"为主，定时定量，少食多餐。

维生素 D　富含维生素 D 的食物有深海鱼类、动物肝脏和蛋黄（每天不超过 1 个）。增加户外运动，经常晒太阳，也是我们获得充足有效的维生素 D 的方式。成年人只要经常接触阳光，一般不会缺乏维生素 D。建议每天户外锻炼 1 ~ 2 小时，可根据自身状况分次运动，量力而行。

适当的阳光照射

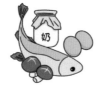

从食物中吸收维生素 D

参与户外活动

如何有效吸收维生素 D

◎ 延伸阅读

[1] 中国营养学会 . 中国居民膳食指南（2022）[M]. 北京 : 人民卫生出版社 , 2022.

[2] 杨月欣，王光亚，潘兴昌 . 中国食物成分表 : 第 1 册 [M]. 2 版 . 北京 : 北京大学医学出版社 , 2009.

[3] 张旭光，杨泽，邱蕾，等 . 老年人维生素 D 营养素强化补充规范共识 [J]. 中国老年保健医学 , 2019, 17(4): 42-45.

[4] 郭琇婷，徐芝兰 . 维生素 A 及其生理功能的研究现状 [J]. 微量元素与健康研究 , 2018, 35(6): 62-64.

[5] 孙长颢 . 营养与食品卫生学 [M]. 7 版 . 北京 : 人民卫生出版社 , 2012.

[6] 汪蓓蓓，陶懂谊 . 类胡萝卜素对人类健康的影响研究与展望 [J]. 微量元素与健康研究 , 2011, 28(4): 55-59.

## 点识成睛

问： 喝绿茶对眼睛有益吗？

答： 多喝绿茶对眼睛有益。研究表明，绿茶提取物含有维生素 C、维生素 E、胡萝卜素以及儿茶酚等生物活性成分，有抗炎、抗氧化作用，可以抑制眼部炎症反应，抵抗氧自由基，延缓眼部组织衰老。

（杨乔乔　王晓玲）

# 想要提升调节力，
# 试试反转拍

近视者拿到崭新的眼镜后，可能出现这种困扰——戴上眼镜看远时很清楚，可视近物时偶尔会看不清，需要再仔细看一会儿才能看清。出现这种情况，有可能是眼睛调节力的问题，而不是眼镜度数不合适。

## 眼睛的调节力

当需要近距离用眼时，人类大脑内的视觉中枢会"指挥"眼睛里的睫状肌收缩，从而发生相应的调节反应，才能有清晰的视觉成像。这个过程需要眼球具备足够多的调节储备和灵敏性，方可灵活改变晶状体的屈光状态并快速精准地对焦在眼前不同距离的物体上。

判断人眼的调节力，通常包括调节幅度的检查、调节灵敏度的检查等。调节幅度指的是注视远点和注视近点的屈光力之差。随着年龄增长，人眼的调节幅度会逐渐下降。调节灵敏度就是指眼球对刺激所作出调节的反应速度，反映了眼调节变化的灵活程度。视近偶尔看不清的情况，很大可能就是由于调节灵敏度下降了。

研究表明，使用反转拍可以增加调节灵敏度、改善调节速度、增加调节幅度，有效改善调节滞后和调节功能不足，进而提高视觉清晰度。儿童、青少年、老视人群都可以使用。

## 反转拍是什么

反转拍也叫作翻转拍、蝴蝶镜，英文名称为 flipper。其结构包括一个支架、两个正镜片（黑色边框片）和两个负镜片（红色边框片），两个正镜片在一侧，两个负镜片在另一侧。镜片的边缘会标明它的屈光度，正镜片就是远视镜片，如 +0.50D，就表示这个镜片可以矫正 50 度的远视；负镜片是近视镜片，边缘若标注 −1.00D，则表示这个镜片可以矫正 100 度的近视。

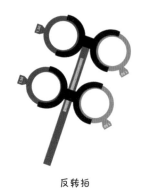

反转拍

## 如何选购反转拍

购买时建议选择可以调节瞳距（瞳距是指两眼瞳孔之间的距离）的反转拍，也可以根据自身瞳距数值选择固定瞳距的反转拍。

市面上有固定度数的反转拍，也有镜片可以拆换的反转拍，还有基于反转拍原理改良的头戴式、自动化、智能化翻转镜。一般使用 ±2.00D 双面镜开始练习，如果不能看清视标，可以使用 ±1.50D 双面镜。如果还看不清，可以继续降低度数，直到看清为止。特别注意，如有近视、远视或者散光，训练时需要戴眼镜，眼睛距离视力卡 40cm 左右，训练的光线应充足。

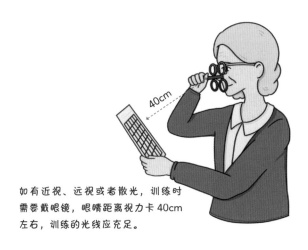

40cm

如有近视、远视或者散光，训练时需要戴眼镜，眼睛距离视力卡 40cm 左右，训练的光线应充足。

## 反转拍的使用说明

反转拍训练需要搭配近用视力卡，如今我国普遍应用的是 E 字视标卡，包括 20/50 视标视力卡、20/30 视标视力卡、20/20 视标视力卡。

如果在 40cm 处可以看清 20/20 视标，就表示有 20/20 的近视力。20/20 的视力等于我国标准对数视力表中 1.0 的视力，20/30 对应的是 0.67 的视力，20/50 则对应的是 0.4 的视力。一般情况下，在戴镜矫正屈光不正后，可以选择在 40cm 处用 20/20 视标视力卡。

# 视力卡 20/50
### E字视标卡

| 1 ∃ | 2 m | 3 ш | 4 E | 5 ∃ |
|---|---|---|---|---|
| 6 ш | 7 E | 8 m | 9 ∃ | 10 ∃ |
| 11 ш | 12 E | 13 ш | 14 E | 15 ∃ |
| 16 m | 17 ∃ | 18 m | 19 E | 20 ш |
| 21 ш | 22 ∃ | 23 ш | 24 m | 25 E |
| 26 ∃ | 27 m | 28 E | 29 ∃ | 30 ш |
| 31 m | 32 ш | 33 ∃ | 34 E | 35 m |
| 36 E | 37 m | 38 ш | 39 ∃ | 40 E |

视标卡参考图

注：本图非视标卡真实比例。

## 反转拍的使用方法

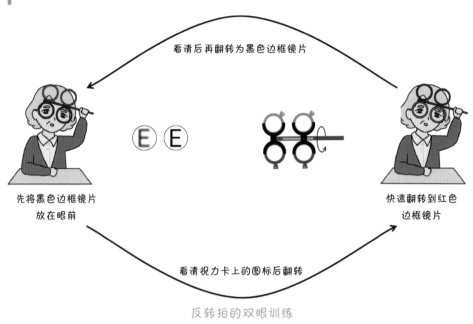

看清后再翻转为黑色边框镜片

先将黑色边框镜片
放在眼前

快速翻转到红色
边框镜片

看清视力卡上的图标后翻转

反转拍的双眼训练

　　将反转拍置于眼前，一手握住手柄翻转着来看视力卡。首先将 +2.00D 正镜放在眼前，看清视力卡上的图标后，快速翻转到 −2.00D 的负镜，看清后再翻转为 +2.00D 的正镜。如此反复训练 1 分钟，休息 30 秒后继续。可以先进行单眼训练，再进行双眼训练，每天训练 1 ~ 2 次，每次 10 ~ 15 分钟。

### ◎ 延伸阅读

[1] GOSS DA. Clinical accommodation testing [J]. Curr Opin Ophthalmol, 1992, 3(1): 78-82.

[2] DEL ÁGUILA-CARRASCO AJ, KRUGER PB, LARA F, et al.Aberrations and accommodation [J]. Clin Exp Optom, 2020, 103(1): 95-103.

[3] 王宏伟. 浅谈调节灵敏度的测定 [J]. 职业, 2014(12): 151.

（谢怡　晏丕松）

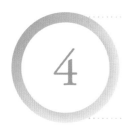

# 4 眼前飘来飘去的"小蚊子"是什么

飞蚊症和蚊子有关系吗？

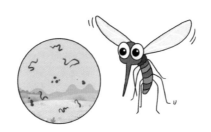

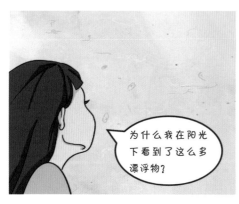

为什么我在阳光下看到了这么多漂浮物？

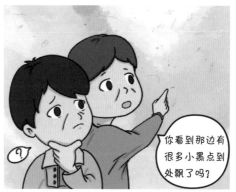

你看到那边有很多小黑点到处飘了吗？

仰望天空时，是否会发现眼前有一些小小的亮点在晃动？是否曾感觉眼前总有一些像蚊子一样小黑影到处浮动，赶也赶不走？关键是这些东西只有自己能看到，别人都看不到。莫非这是超自然现象？还是眼睛出问题了？

其实，许多人会有"在阳光下看见空中有浮动的小黑影"这样的经历，称为"内视现象"，即我们能看到了一些存在于自己眼睛里面的物体影像。这并非超自然现象，看到的小黑影亦非幻觉。内视现象常见的原因有两种，第一种是飞蚊症；第二种是谢瑞尔氏现象。

## 飞蚊症

人的眼球内有一个透明的组织，称为玻璃体，正常情况下玻璃体内含有透明的凝胶体。如果玻璃体发生液化、混浊，便可看到眼内有小黑影像蚊子一般在眼前"飞"，即飞蚊症。

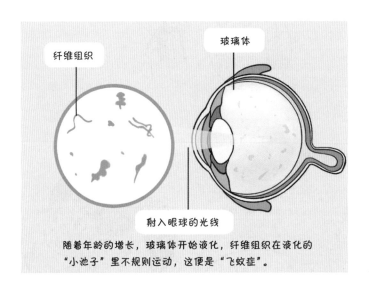

随着年龄的增长，玻璃体开始液化，纤维组织在液化的"小池子"里不规则运动，这便是"飞蚊症"。

飞蚊症患者所见的黑影漂浮物有各种形状和大小。有些人看到的是小斑点或片状物，有些人看到的近乎是一条线或者呈网状，还有一些人认为它们是虫状，大部分情况下，漂浮物是各种形状和大小的组合。眼部漂浮物在看向空白墙布或者蓝天时会更明显地被人所感知或者发现。

飞蚊症一般多见于40岁以上的中老年人或者年轻的近视人群，尤其是白内障术后的老年患者和高度近视人群。有少部分没有近视的年轻人也会看到眼前有小黑点飘动，而各种检查却往往查不出明显病变，这种情况下无须过分担心。

## 谢瑞尔氏现象

除了飞蚊症，谢瑞尔氏现象也是一种比较常见的内视现象。谢瑞尔氏现象绝大多数在人们仰望蔚蓝色天空时出现，因此又被称为蓝天内视现象。谢瑞尔氏现象的出现与眼睛里视网膜的血管有关。

视网膜上有极其丰富的血管，这些血管中含有大量血细胞，如运输氧气的红细胞，参与免疫的白细胞等。视网膜血管比较纤细。通常来说，红细胞的直径为 7μm，白细胞的直径为 10 ~ 20μm，白细胞的体积比红细胞大得多，这就导致在血流过程中流速较慢。白细胞的后端会堆积着一些红细胞；白细胞的前端则会形成一个红细胞相对较少的区域。

人眼能看到波长 390 ~ 780nm 的可见光。白细胞后端大量聚集的红细胞会对波长较短的蓝光产生阻挡作用，而白细胞前端的红细胞较少，光线的透过量较多，这就导致视网膜在接收光线时会沿血管走向形成一段强光区和一段弱光区，并且随着血管内血细胞的运动而运动。因此我们会看到一些呈树枝状运动且拖着尾巴的亮白色小点，而且这种现象多在我们仰望蓝天或蓝色光线较多时发生。

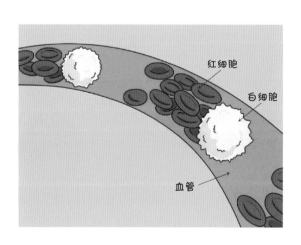

## 谢瑞尔氏现象和飞蚊症的鉴别

那么要怎样判断自己眼前的漂浮物到底是谢瑞尔氏现象还是飞蚊症呢？二者主要有以下三点区别。

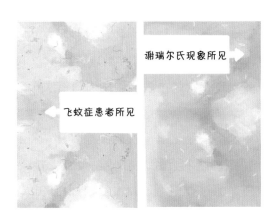

1. 谢瑞尔氏现象是一过性的，而飞蚊症是长期性的。

2. 飞蚊症的漂浮物多为半透明或小黑点状，而谢瑞尔氏现象则呈现为带有尾巴的亮白色小点。

3. 谢瑞尔氏现象在双眼注视时仍可以看到呈树枝状运动的亮白色小点，而飞蚊症多随着眼球运动而运动，眼球静止时也随之静止。

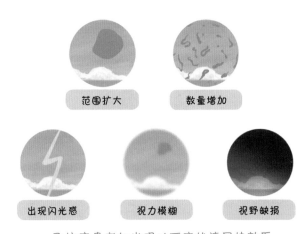

飞蚊症患者如出现以下症状请尽快就医

## 出现内视现象，应该怎么办

近年来，视疲劳和近视的人数不断增加，一些学生和白领因为长期使用电脑，使飞蚊症在年轻人中变得十分常见。当初次发现眼前有黑点飘动的时候，不必害怕；其实绝大多数飞蚊症和谢瑞尔氏现象是生理性的。随着年龄的增长，人眼也会出现一些衰老的表现，飞蚊症就是其中之一。生理性飞蚊症通常不会出现器质性病变，也无须治疗。此时只要每 3 ~ 6 个月定期在医院做一次常规眼底筛查即可。

但值得注意的是，仍然有少部分飞蚊症是严重眼底病变的前兆。当发现眼前的漂浮物短期内突然变多，从无到有，有成片状不断扩大的黑影，或视力下降明显、看东西变形，或同时合并眼前闪光感的时候，就需要引起注意了。此时建议您迅速就医，在眼科医生的指导下就诊。

### ◎ 延伸阅读

[1] 石蕊 . 飞蚊症要不要治 [N]. 健康报 , 2017-07-31(004).

[2] 陈有信 . 挥之不去的"飞蚊" [J]. 江苏卫生保健 , 2015(17): 28.

[3] 陆建中 . 飞蚊症是怎么回事 [J]. 中国眼镜科技杂志 , 2003(01): 30.

## 点识成睛

问： 飞蚊症的各种形状是怎样形成的？

答： 可以试想一下，有一些特别轻薄的绒絮在胶水和水的混合液体里飘着，身体运动或眼球转动时，这些绒絮也会随之移动。这是因为人体运动会使液体产生微小的流动，而眼球转动则会导致液体中的绒絮在眼球内部产生相对运动。光线透过混浊的液体时，绒

絮的形状和投影也会随之变化。这就是在不同光照环境下，人们

对飞蚊症形状的感知有所不同的原因。

（冯伟渤　陈文贲）

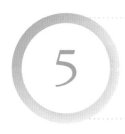

# 一生气就眼睛痛

# ——也许是青光眼"惹的祸"

生活中你是否听说过"一生气就眼睛痛"的情况？又或者有没有在文学作品中看到过"把眼睛哭瞎了"？这两种"戏剧性"情节都可能和一种眼病有关——青光眼。

青光眼是以视神经萎缩和视野缺损为特征的疾病，其中眼压增高是主要的危险因素。

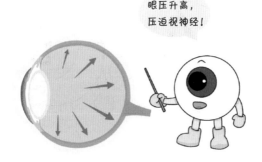

## 眼压是什么

眼压就是眼球内的压力。眼压的正常值范围为 10 ~ 21mmHg。这个数值范围是经过对正常人群进行眼压测量并计算出来的。那么是不是超过这个范围的眼压就一定是异常呢？不一定，不同人的眼压存在个体差异，每个人一天之内的眼压也存在波动，评价眼压是否属于病理性范围，还需要更多医学检查资料来综合评价。不过，当眼压测量值超过 21mmHg 时，建议找医生做进一步的眼科检查。当眼压过高时，眼睛会因为压力增高出现胀痛、畏光、流泪、视力减退。如果是急性眼压升高，也就是青光眼急性发作时，还可能伴有剧烈的头痛、恶心、呕吐等症状。

## 情绪激动和眼睛痛到底有没有关系

有的人做事有紧迫感、行为急促、争强好胜、容易暴躁等，这称为 A 型性格。A 型性格可能与青光眼有关，并可能影响疾病进展，但这种说法还需要更大样本的研究去验证。一项针对中国青光眼患者的调查表明，约 1/5 的青光眼患者有焦虑症状，约 16% 的青光眼患者存在抑郁症状。

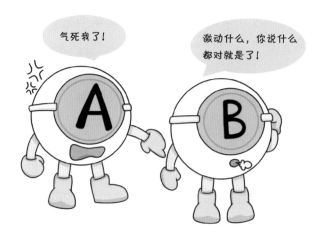

有时会听说患者在一次争吵或者情绪剧烈变化后出现青光眼急性发作，这是什么原因导致的？有一种说法认为当人们受到刺激、情绪发生剧烈变化时，可能导致体内的交感神经系统兴奋，此时虹膜上的肌肉会收缩，瞳孔会变大，眼睛内部房水流出的通道变窄、受阻，眼睛里液体积蓄得越来越多，眼压急剧升高，从而出现青光眼急性发作。

青光眼的发生除了与剧烈的情绪变化有关外，家族史、环境、种族、年龄以及任何能引起视神经供血不足的情况，如心血管疾病、糖尿病、血液流变学异常等，都是青光眼的危险因素，或多或少与青光眼的发病可能性增加有关。

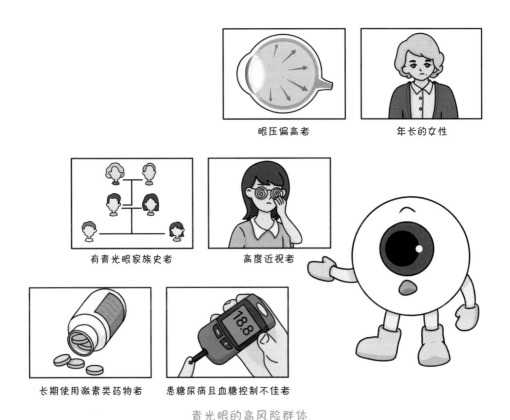

眼压偏高者　　　　　年长的女性

有青光眼家族史者　　　　高度近视者

长期使用激素类药物者　　患糖尿病且血糖控制不佳者

青光眼的高风险群体

## 如何避免青光眼致盲

首先，有些药物，如含有糖皮质激素的滴眼液，长期使用有可能导致眼压升高，甚至引起青光眼性视神经损伤。所以，不宜在没有医嘱的情况下自行购买药物，即便是既往出现眼睛不适时医生开具的药物，也不能想当然地在往后的日子里长期自行购买使用。

其次，出现头痛、眼痛、视物模糊、虹视、雾视等，应该尽快就医。突然发生眼部剧烈疼痛，或者急性视力下降时，应该立刻前往急诊就诊。尽管青光眼是不可逆性致盲性眼病，但早期发现、早期治疗、终身管理，依然能获得良好的治疗效果。

## 点识成睛

问： 患上青光眼，眼睛都会痛吗？

答： 不一定。"不痛"的青光眼和"一生气就眼睛痛"的青光眼所占的比例几乎是一样大的。原发性开角型青光眼就是一种"不痛"的青光眼，因为不红不痛，在晚期之前中心视力依然很好，导致这类青光眼容易被忽视，通常一发现就已经是晚期，只剩下管状视野，因而危害也更大，被称为"视力的小偷"，"偷偷摸摸"就把视力给祸害没了。

（杨扬帆　朱晓凤　邢宥慈）

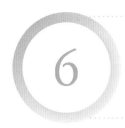

# 6 眼睛上的"翅膀"是什么

一双明亮健康的眼睛，通常是黑白分明的。不过有的人白眼珠上却长出一块肉赘，形状类似于倒三角形，肉赘通常还会长到黑眼珠上。

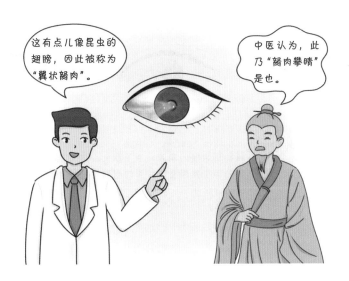

## 翼状胬肉的病因

翼状胬肉是发生在结膜上的一种慢性炎症性病变。环境中的紫外线、气候干燥、粉尘以及风沙等因素都会导致翼状胬肉的发生和发展。有研究发现，翼状胬肉发病最高的地区纬度为 30°～35°，生活在地球赤道附近和长期从事户外工作的人群（渔民、农民）发病率较高。此外，部分翼状胬肉患者有家族遗传史，有研究报道认为翼状胬肉属于一种遗传性疾病。目前普遍认为遗传与环境因素的共同作用是引发翼状胬肉的重要因素。据不完全统计，我国总体患病率约为 9.9%（15~84 岁），60 岁以上人群患病率可高达 20.1%。

## 翼状胬肉的表现

如果眼睛长了翼状胬肉，刚开始的时候可能没有明显症状，或者只有轻度异物感。当翼状胬肉占有越来越多黑眼珠"领地"的时候，可能出现散光，严重的时候，翼状胬肉还会遮挡瞳孔区，引起视力下降、眼球运动障碍等。

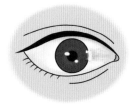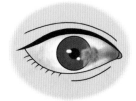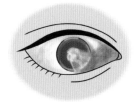

**轻度**
翼状胬肉未侵入角膜，不影响视力。

**中度**
翼状胬肉侵入角膜，由于牵扯角膜而引发散光，并引起眼表不适，如干涩、异物感、视物模糊等。

**重度**
翼状胬肉侵入角膜，遮蔽瞳孔造成视力障碍，甚至影响眼球运动。

不同程度翼状胬肉的表现

## 翼状胬肉的治疗

翼状胬肉的发病机制目前尚不明确，手术是唯一有效的治疗方法。临床常用的术式均以切除翼状胬肉为基础，并联合自体结膜移植、角膜缘干细胞移植、羊膜移植等。

目前，临床上较常使用的翼状胬肉切除加自体结膜移植术，能够明显降低胬肉的术后复发率。很多患者对"移植"一词望而生畏，翼状胬肉手术的结膜移植没有想象中那么可怕。手术过程一般只需要 25~30 分钟，就可以切除翼状胬肉，并将正常结膜移植到患处，顺利完成手术。

民间流传着一些治疗翼状胬肉的方法，切勿轻易尝试。眼睛是我们身体中最为"娇贵"的器官，因此治疗翼状胬肉请务必前往正规的医疗机构。只要积极配合治疗，翼状胬肉就一定可以治愈，没有想象中的那么可怕。

◎ 延伸阅读

[1] LIU L, WU J, GENG J, et al. Geographical prevalence and risk factors for pterygium: a systematic review and meta-analysis [J]. BMJ Open, 2013, 3(11): e003787.

[2] 刘祖国，陈家祺，眼表疾病学 [M]. 北京：人民卫生出版社，2003.

[3] 张明昌，王勇，重视翼状胬肉的基础和临床研究 [J]. 中华眼科杂志，2007, 43(10): 868-871.

 点识成睛

问：翼状胬肉治疗后会复发吗？如何减少复发？

答：胬肉切除后仍有复发的可能，其复发除了与手术是否彻底、个人体质有关外，还与术后处理密切相关。因此，在翼状胬肉术后一定要做到以下几点。

　　1. 做好紫外线防护，户外尽量戴太阳镜。

　　2. 遵循医嘱局部点用激素类眼药水，使用不含防腐剂的人工泪液（防腐剂，如苯扎氯铵等可引起眼表炎症，导致复发），术后 1 年内都应定期复查。

　　3. 若有早期复发趋势，应尽早干预。

（王婷）

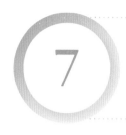

# 每个人老了都会得白内障吗

从出生到老去，身体的各个器官组织必然经历生长、成熟、衰老的过程，只是各个器官组织在衰老过程中会有不同表现。当眼睛里晶状体发生了老化——从透明的、富有弹性的，变成混浊的、略微僵硬的，便会发生老年性白内障。

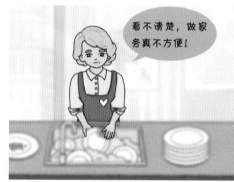

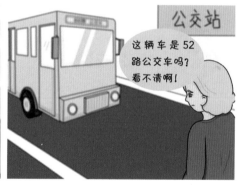

因为患有白内障，这个世界对于老年人而言，都是模糊的。如果你的世界变得这样模糊，你能忍受吗？但是，许多老年人正默默地生活在这样模糊的世界里。目前，白内障已成为全球头号致盲性眼病，是造成失明的主要原因。随着年龄的增大，白内障的发生率逐渐增加。相关数据显示，在2020年，全球大约有1520万50岁及以上的人群因白内障而导致失明。随着我国老龄化进程的加速，老年人口基数不断增加，老年性白内障患病人数也在逐年上升。

## 什么是白内障

晶状体是一个透明的凸透镜样结构，富有弹性，通过透明的晶状体，我们可以看清外面美丽的世界。当晶状体变得混浊时，外界的光线不能通过晶状体进入视网膜形成清晰的像，从而导致视力下降，即白内障。

根据病因的不同，可以将白内障分为老年性白内障、先天性白内障、外伤性白内障、并发性白内障、代谢性白内障和药物中毒性白内障等。老年性白内障（也称"年龄相关性白内障"）是目前最普遍的类型，它的原因主要是晶状体老化后发生混浊。如果白内障比较严重，甚至可以从黑眼珠中间看到白色的混浊晶状体。

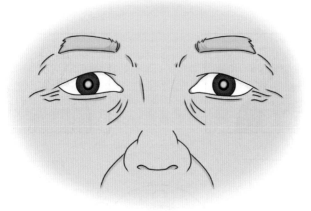

如果患有白内障，可能看到"黑眼球"中间泛白。

## 白内障的常见症状

视力下降　无痛性视力下降是白内障最明显、最主要的症状。该症状的发展根据晶状体混浊的程度和位置而定，如果发生在晶状体中央部或者晶状体混浊明显，视力则会受到严重的影响。

单眼复视或多视　当晶状体部分变得混浊后，晶状体各部分屈光力（折射光的能力）不均一，视物出现单眼复视或多视（把一个物体看成两个或多个物体）。

色觉异常　出现白内障后，对颜色的识别能力减弱，看东西的时候感到颜色变暗。

屈光改变　有的老年人在看书读报时，突然发现自己不用戴老花镜也能看清楚文字，原有的老视减轻，以为自己的眼睛变好了。其实，这是白内障初期进展的表现，需要引起重视。若晶状体内部混浊程度不一样，还可以导致散光。

夜盲　该症状也较为常见，主要表现为在光线昏暗的环境下视物不清或看不见物体、行动困难。

眩光　晶状体混浊使进入眼内的光线散射形成眩光，能引起视觉不舒适和物体可见度降低。

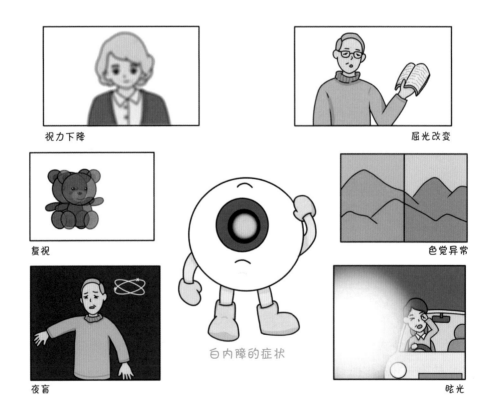

视力下降

屈光改变

复视

色觉异常

夜盲

白内障的症状

眩光

## 白内障的预防

医学界一直在不断探索白内障的病因以及预防方法，根据目前已有的研究成果，以下为几种白内障的预防方法。

避免强烈的紫外线照射眼睛　在日常生活中，可以选择减少在光线非常强烈的情况下进行户外活动，如果必须外出活动，最好戴上避光的有色眼镜、帽子或雨伞。

避免长时间用眼　老年人每日看书、看电视的时间不宜过长，每次用眼不要超过 30 分钟，同时也不要在昏暗的环境下看书、看报，避免视疲劳。

适当放松眼睛　如多望远、多看绿色植物等，放松眼部肌肉，缓解用眼疲劳。

多饮水，避免缺水　和年轻人相比，老年人机体水分含量较少，这也是导致晶状体混浊的重要原因之一。因此，老年人要多饮水，促进体液循环和机体代谢。

适当饮茶　适当补充维生素 C，预防白内障。茶叶中含有茶多酚、维生素 C、维生素 E 及多种矿物质，可以有效阻止人体晶状体内的蛋白质凝聚导致的晶状体混浊，从而避免白内障的发生。

其他　如有高血糖、高血压等全身情况，需要控制好血糖、血压水平。定期检查眼睛，及时发现问题。

## 白内障的治疗

早在公元前 600 年，印度外科医生 Sushruta 应用针拨术为患者治疗白内障。公元 2 世纪，古希腊的一位名医 Antyllus 致力于白内障摘除手术，并且是第一位白内障摘除手术的支持者，该手术是现代白内障手术的雏形。公元 725 年，晚唐文献大师王焘在《外台秘要》中提到"金针拨障术"——"此宜用金篦决，一针之后，豁然开去而见白日"。

从白内障的治疗历史来看，白内障主要是靠"外治"。外科手术是目前治疗白内障的唯一有效方式。目前最常用的手术方式是白内障超声乳化联合人工晶体植入术即通过超声的能量将混浊、变硬的晶状体分成小块，采用负压吸引的方式将这些小块吸出；再植入人工晶体。其实白内障手术是一项常规手术，手术切口甚至都看不到，也不需要缝线。

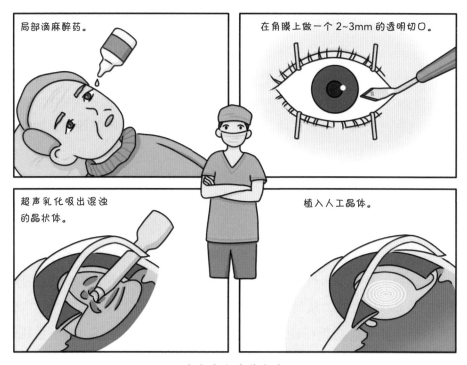

局部滴麻醉药。

在角膜上做一个 2~3mm 的透明切口。

超声乳化吸出混浊的晶状体。

植入人工晶体。

治疗白内障的方式

既往白内障患者都是等疾病发展到中晚期，视力严重下降才进行手术，严重影响了生活质量，还可能继发青光眼等疾病，同时增加了手术难度，术后恢复也会受到影响。

临床研究显示，视力不良患者发生阿尔茨海默病（也就是老年痴呆）或其他认知障碍的风险将会比视力正常人群增加 5 ~ 9.5 倍。通俗地说，视力不好可能更容易出现老年痴呆。

还有研究发现，老年性白内障患者与健康人群相比，表现出脑功能下降以及大脑相关结构上的改变。这些老年性白内障患者经过手术治疗，视力得到提升。术后 6 个月，他们视觉和认知相关脑区的功能和结构均显著改善，并与健康人群相当。因此，有白内障困扰的老年人，如果觉得视功能无法满足个人需求，即可进行手术治疗。

总体来说，发现视远、视近都模糊需要及时看医生，觉得白内障影响自己的正常生活时可以选择手术治疗。

### ◎ 延伸阅读

[1] 王春苗, 冉瑞金. 硒及硒蛋白在眼部疾病的生物学功能研究进展 [J]. 国际眼科杂志, 2021, 21(04): 660-663.

[2] 唐唯, 李元彬. 屈光性白内障手术新进展 [J]. 山东大学耳鼻喉眼学报, 2019, 33(2): 149-158.

[3] LIN H, ZHANG L, LIN D, et al. Visual Restoration after Cataract Surgery Promotes Functional and Structural Brain Recovery [J]. Ebiomedicine, 2018, 30: 52-61.

 **点识成睛**

问：人工晶体是不是越贵越好？

答：不一定。人工晶体是替代我们晶状体功能的合成材料。很多患有白内障的老年人在手术之前都想选一个"最好"的人工晶体，甚至认为最贵的就是最好的，唯恐选错了晶体影响术后视力。这个担心是完全不必要的，术后的视力主要取决于视网膜功能，并不是最贵的就是最好的，患者需要根据一系列的术前检查选择一种最适合自己的人工晶体。

随着科技的发展，人工晶状体可选择的种类越来越多，如果植入单焦点人工晶体，术后通常需要配戴近视镜或老花镜才能看清。如果植入多焦点人工晶体，在解决白内障问题的同时还可以解决屈光问题，包括散光、老视、近视等，提供远、中、近全程良好视力。不过，多焦点人工晶体虽然有优势，但也可能存在术后视觉干扰、适应时间长等局限性，并需要医生结合术前检查结果进行详细评估，如眼底条件、角膜条件，散光情况等。并不是每一位患有白内障的老年人都适合多焦点人工晶体。选择人工晶体时，贵的不一定是最好的，适合自己的才是最好的。

（李睿扬　冯媛媛　巩亚军　吴晓航　陈晴晶）

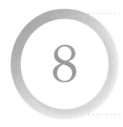

# "糖友"注意——糖尿病可能带来的眼部问题

提起"糖尿病"大家并不陌生，它是人们非常熟悉的慢性病。2020 年糖尿病流行病学调查结果显示，我国成年人糖尿病患病率为 12.8%，大约 10 个成年人中，就有 1 名糖尿病患者。糖尿病本身并不会直接威胁生命，但是如果血糖长期较高，血管就会受到伤害，接着眼睛、肾脏、腿脚等部位可能都会出现一些问题，进而全身健康亦会受到影响。

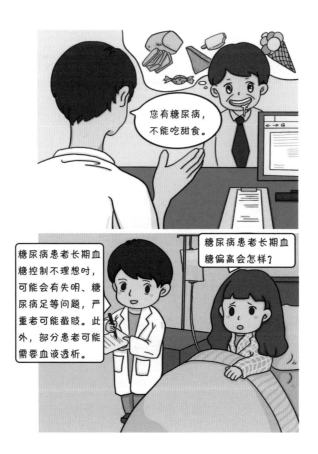

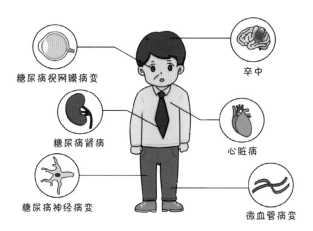

糖尿病对身体主要器官的影响

## 糖尿病对眼睛的影响

糖尿病可能给眼睛带来什么问题？糖尿病对眼睛健康的影响可能超出很多人的想象，眼睛每一个部位都可能受到高血糖的影响，出现健康问题。

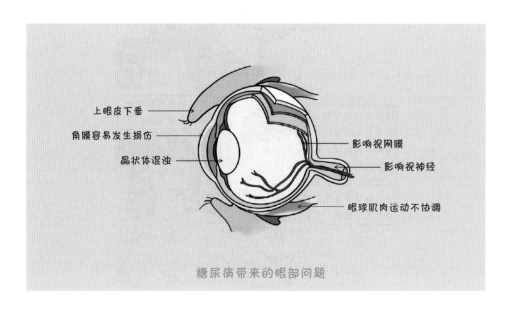

糖尿病带来的眼部问题

糖尿病可以使眼皮和眼球的运动神经出现麻痹，这在血糖控制不佳的 2 型糖尿病老年患者中尤其常见，导致上睑下垂，不仅外观受影响，还可能遮挡视线、影响工作和生活。人眼球的周围附着 6 条肌肉，双眼 12 条眼部肌肉协同运动，使双眼转动自如，如果眼部运动神经（如动眼神经、滑车神经、展神经）因糖尿病受累，双眼眼肌之间失去默契的配合，就会发生看东西重影（复视），甚至表现为双眼歪斜（斜视）。这些问题如果短时间内不能得到改善，则需要尽快去眼科就诊，并考虑做头颅影像学（如头部 CT 或者 MRI）检查。

糖尿病患者还容易出现干眼、角膜容易发生损伤，所以要慎重选择配戴角膜接触镜，否则容易发生角膜炎，损害视力。糖尿病严重影响眼健康时，虹膜会发生异常血管增生，出现新生血管性青光眼，严重危害视力，甚至完全失明。

虹膜后面有一个晶状体，它主要是帮助眼睛聚焦、使我们能够看清楚不同距离的物体，晶状体正常情况下是透明的，高血糖容易导致透明的晶状体变混浊，这样就发生了白内障，出现视力下降。

糖尿病会损害脑部血管，容易发生卒中，也可能影响视神经或者脑部视觉中枢的血液供应，导致视觉中枢缺血、萎缩，甚至失明。

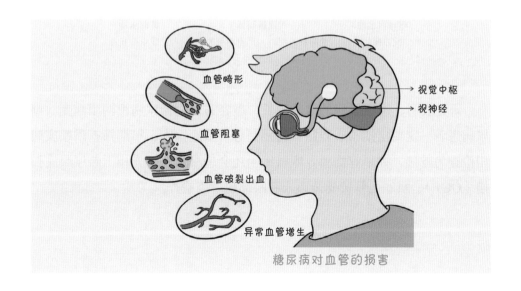

糖尿病对血管的损害

在糖尿病带来的眼部问题中，最常见的是糖尿病视网膜病变。视网膜位于眼底，即眼球最后方的位置，它是由无数感光神经细胞构成的组织，通过视觉神经通路与脑部的视觉中枢相连，视网膜如果有病变就会导致不可逆的视力损害。

## 如有糖尿病，要定期为眼睛做体检

糖尿病视网膜病变，在早期阶段通常没有任何症状，只有在眼科医生检查下才可能发现早期的糖尿病视网膜病变。如果您身边有糖尿病的亲人、朋友，不妨提醒他们要定期检查眼睛。因为等他们感觉眼睛有问题，如出现视力下降时，糖尿病视网膜病变可能已发展至中、晚期，视力难以回到从前了。

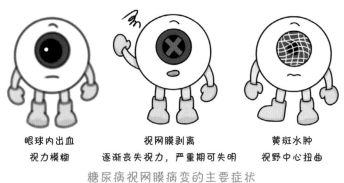

眼球内出血
视力模糊

视网膜剥离
逐渐丧失视力，严重期可失明

黄斑水肿
视野中心扭曲

糖尿病视网膜病变的主要症状

研究表明，患糖尿病的时间越长，越容易发生糖尿病视网膜病变。糖尿病患者一定要定期检查眼睛，特别是进行眼底检查，早期筛查以眼底照相检查为首选，如果有需要，眼科医生还会进一步安排光相干断层眼底扫描（OCT）、眼底血管荧光造影或者眼部超声等检查。

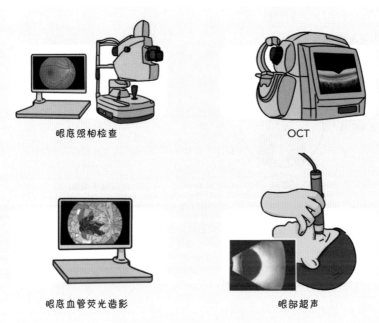

眼底照相检查　　　　　　　　　OCT

眼底血管荧光造影　　　　　　眼部超声

糖尿病视网膜病变检查项目

## 如有糖尿病，应该如何护眼

首先，控制血糖。必须按照内分泌科医生的建议控制好血糖，血糖控制程度与糖尿病是否引起眼部并发症密切相关。通常建议每年做 2～4 次糖化血红蛋白检测，将糖化血红蛋白控制在 7% 以下，对于某些高危患者，糖化血红蛋白应控制在 6.5% 以下。

其次，控制血压。提倡通过低盐饮食、保持健康的体重和适当的体育锻炼维持正常血压，如果血压控制不良，则需要用药物将血压降至健康水平。建议糖尿病患者将血压控制在 130/80mmHg 以下。

此外，不能吸烟、避免酗酒，因为香烟和酒精会加剧糖尿病的血管损害，导致糖尿病眼病恶化。

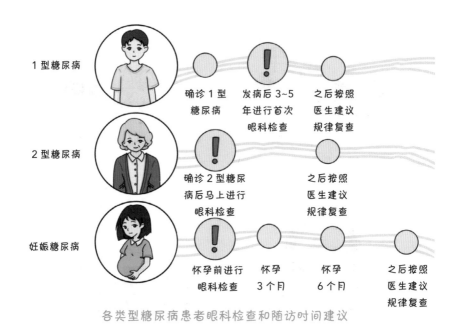

各类型糖尿病患者眼科检查和随访时间建议

总之，糖尿病可能带来很多眼部问题，甚至可能导致失明。重要的是按照上述建议，按时找眼科医生检查。糖尿上眼不可怕，早期发现、及时治疗是关键。

 **点识成睛**

问：糖尿病视网膜病变的智能诊断可信吗？

答：有的朋友听说过人工智能（AI）可以帮助我们诊断疾病，包括糖尿病视网膜病变。随着智能技术的进步，目前的确是有这样的 AI 软件来辅助诊断糖尿病视网膜病变，但也需要辨别其是否符合软件类医疗器械资质。2022 年 6 月 2 日，国家药监局发布《糖尿病视网膜病变眼底图像辅助诊断软件注册审查指导原则》，以规范糖尿病视网膜病变眼底图像辅助诊断软件的管理。如果 AI 诊断软件筛查出了有糖尿病视网膜病变，也应由眼科医生进一步开展诊疗工作。

（赖一凡）

# 9 高血压不只影响心脏，眼睛也可能"受伤"

高血压是最为常见的慢性病。很多人知道高血压会导致许多全身性疾病，如脑卒中、冠心病、心力衰竭，但其实高血压对眼睛的影响也不容忽视。

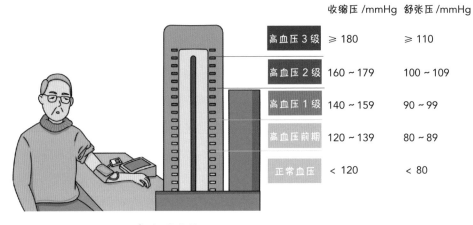

高血压分级

注：数据来自《中国高血压防治指南（2024 年修订版）》。

当血压升高后，会影响心脏、大脑、眼睛等富含血管的器官。如果把血管比作水管，高血压就像是水管里的水压增大了；一方面对水管管壁的压力增大，导致水管变形；另一方面，随着年久老化，管壁上会逐渐沉积很多水垢，使得管道狭窄甚至堵塞，而且管壁还会生锈，生锈之后就会变得比较脆弱，这时水管很容易被撑破。

眼睛也被血管包围，血液不断流动，在给眼睛提供养分的同时，也带走一些代谢废物。在这一过程中，眼睛各部分的正常运作都离不开血液的正常供应。

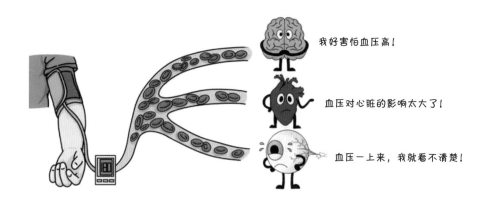

我好害怕血压高！

血压对心脏的影响太大了！

血压一上来，我就看不清楚！

## 高血压会导致哪些眼病

最主要的表现当然是影响视力。高血压患者如果突然发生视力下降，但眼睛感觉不到疼痛，有时眼前某个地方还有固定的遮挡，那么很有可能是出现了高血压视网膜病变、缺血性视神经病变、视网膜大动脉瘤这些与高血压紧密相关的疾病。为什么这些疾病会导致眼睛突然看不到了？

高血压视网膜病变　高血压对眼睛造成损伤最直接的结果就是高血压视网膜病变，主要包括视网膜小动脉狭窄、硬化。当病变加重，继而导致视网膜出血时，可能出现眼前黑影遮挡。随着血压升高，颅内压也会升高，患者可感到头痛。颅内高压压迫视神经，会出现视野缺失，甚至导致不可逆性失明，切不可轻视。高血压视网膜病变常伴随以下两种眼部病变。

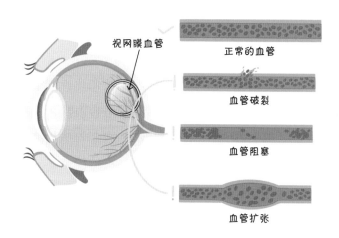

视网膜血管

正常的血管

血管破裂

血管阻塞

血管扩张

视网膜静脉阻塞：顾名思义就是视网膜的静脉血管被堵住了。人体内的血液是不断循环的——心脏就像一台水泵，把血液先从动脉泵出去，流经内脏、四肢，再由静脉流回心脏。眼睛也是这样，视网膜静脉阻塞导致血液流回心脏的通道被堵住了，流不回去，淤积在一起，时间一长就可能把血管壁撑破，导致视网膜广泛出血。

视网膜动脉阻塞：发作起来可比静脉阻塞还要可怕，特别是当视网膜动脉的主干道——中央动脉被堵住，大部分视网膜瞬间就失去了氧气和营养的支持。如果视网膜缺氧，则会发生严重损伤，视力迅速下降，甚至失明。

缺血性视神经病变　视神经最主要的作用就是将看到的图像传送给大脑，视神经的血液供应同样受到高血压的影响，一旦发生缺血，视神经的功能就会受到极大影响。在大于 50 岁的人群中，缺血性视神经病变是最常见的急性视神经病变，其典型表现是突然的视力下降及视野缺损。

视网膜大动脉瘤　是视网膜分支动脉像气球一样扩张，常见于高血压患者。主要病因是血管壁弹性减退，在高压作用下发生扩张、变性。动脉瘤可以发生渗出和出血，如果累及黄斑区，会引起视力突发下降。许多大动脉瘤患者的视力预后良好，大多数动脉瘤会自发闭合或在出血后自发形成血栓，视力恢复接近正常。视网膜大动脉瘤导致的视力丧失通常是由于慢性水肿或黄斑下出血引起的黄斑损伤所致。

## 如何预防高血压眼病

高血压导致的眼睛问题，最主要的原因就是血压控制不佳。如果可以按照下列要求做，就可以最大程度地降低高血压眼病的发病风险。

1. 严格遵医嘱用药，每日定时监测血压，一旦发现血压升高，应及时就诊。

2. 良好的生活和用眼习惯，保证充足睡眠，避免熬夜，避免过度用眼，保持良好的心态。

3. 遵照医嘱定期复查。

血压管理得当的关键在于接受医生的专业指导，加上主动的生活方式干预，日常健康饮食、科学锻炼、充足睡眠都对高血压及其并发症的防范具有积极意义。

## 如何治疗高血压眼病

高血压眼病的治疗主要在于两个方面。首要是积极控制高血压，毕竟升高的血压是导致眼部病变的主要原因。其次就是眼部疾病的对症治疗，根据眼睛的具体情况选择合适的治疗方式。如有玻璃体积血，可以口服碘剂以促进出血吸收；对于难以吸收的积血则可能需要进行手术清除积血。血管阻塞引起视网膜缺血灶，则常需要进行视网膜激光光凝治疗。如有黄斑水肿等问题，则可考虑采用眼内注射治疗，如玻璃体腔注入抗血管内皮生长因子。

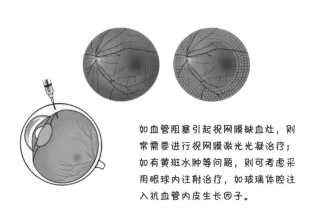

如血管阻塞引起视网膜缺血灶，则常需要进行视网膜激光光凝治疗；如有黄斑水肿等问题，则可考虑采用眼球内注射治疗，如玻璃体腔注入抗血管内皮生长因子。

术后视力能恢复到什么程度，需要根据病情进行评估。如果仅是轻度的、短期的高血压导致的病变，如少量玻璃体积血或者少量视网膜出血，视力损伤不严重，相对容易恢复。如果由于视网膜长期缺血导致视网膜不可逆损伤，由于视网膜本身没有再生功能，因此损伤的视力很难恢复。

因此，高血压患者如果出现视力下降等眼部不适，一定要及时就医，在专业眼科医生的指导下进行治疗，切勿听之任之，最终导致难以逆转的视力下降。

◎ 延伸阅读

[1] TIEN W, PAUL M. The eye in hypertension [J]. The Lancet, 2007, 369(9559): 425-435.

[2] 高颖，韦企平. 高血压相关眼病 [J]. 国际眼科杂志，2008(07): 1454-1457.

[3] 吴仁毅，黄昌泉. 青光眼的全身性危险因素 [J]. 眼科，2014, 23(06): 429-431.

[4] 曾敏珊，刘玉英，龚晓薇，等. 82 例糖尿病合并高血压患者发生视网膜病变的相关危险因素 [J]. 现代诊断与治疗，2016, 27(10): 1765-1766.

点识成睛

问： 为什么有些高血压患者会出现眼病，有些高血压患者则不会？

答： 高血压存在一定的导致眼部病变的概率，但不是所有高血压患者眼睛都会出现问题。每个人体质不同，有些人天生血管就比较脆弱，这样得了高血压后眼睛出问题的概率就比其他高血压患者大得多。

高血压患者以老年人为多，眼睛的血管随着年龄增长而出现老化，在高血压的作用下相对容易发生病变。一些患者在得了高血压后并不能按照医嘱控制血压，导致血压一直处在很高水平，这样不但眼睛，身体其他部位都有可能出现问题。

（左成果 李阳）

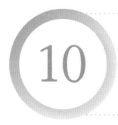

# 黄斑变性——爱找老年人的眼底病

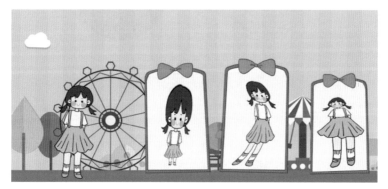

游乐场里"哈哈镜"照出来的效果

在欢乐的童年记忆里，是否有这样几面奇形怪状的镜子——有些可以把人照得矮矮胖胖的，有些可以把人照得高高瘦瘦的，还有些可以把人照得歪七扭八。这就是有趣的"哈哈镜"。

"哈哈镜"确实给人们带来了许多欢乐，不过如果眼睛自带"哈哈镜"的效果，或许就有些糟心了——读书、看报纸的时候，会觉得文字有些扭曲，书页中间文字变得模糊，部分文字变得东倒西歪。如果有这种情况，可能就是眼睛里的黄斑出现了问题。

## 什么是黄斑

很多人第一次听到"黄斑"这个概念，可能误以为是一种疾病，但其实黄斑是视网膜的一部分；因为它富含叶黄素，比周围视网膜颜色稍暗且偏黄，所以叫黄斑。黄斑是人眼的一个光学中心区，能看清楚东西主要都是眼睛里的黄斑区在发挥作用。黄斑深藏于眼底，一般需要借助眼底相机、OCT 或其他专业设备才能看到。

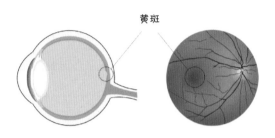

正常人的眼底图像和黄斑位置

## 什么是黄斑病变

如果黄斑这个区域生病了，就称为"黄斑病变"。黄斑病变有很多种，最常见的就是老年性黄斑变性，学名叫作年龄相关性黄斑变性（AMD）。这种黄斑病变多见于 50 岁以上的中老年人，年龄越大，患病的可能性越高，病情也可能越严重。

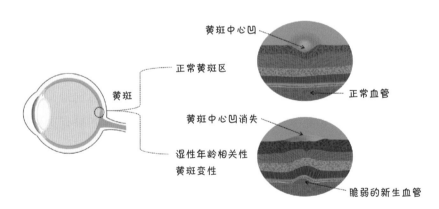

AMD 分为干性和湿性。干性 AMD，简单来说就是黄斑区长出一些类似老年斑一样的隆起，叫作玻璃膜疣。湿性 AMD 是从脉络膜层长出了一些脆弱的新生血管，有的新生血管可能突破视网膜色素上皮层的屏障，进入视网膜下，叫作脉络膜新生血管（CNV）。这些进入视网膜下的脆弱新生血管占据了视锥细胞和视杆细胞的位置，容易发生破裂，导致出血和渗漏。湿性 AMD 病情进展很快，如不及时治疗，视力会在短期内迅速下降，甚至失明。

## 年龄相关性黄斑变性的症状

如果患上了年龄相关性黄斑变性，除了看东西变形、眼前某个区域看东西模糊、视力下降，还会出现辨色困难、看东西中间有暗点、眼前有黑影遮挡等症状。

AMD 和白内障、老视最明显的区别在于——AMD 患者眼前的中间位置出现明显的黑影、变形、模糊。白内障患者较明显的症状是看东西模糊、颜色暗淡，但视物不会变形；老视则是看近处不清晰，不过戴老花镜后基本就能看清。

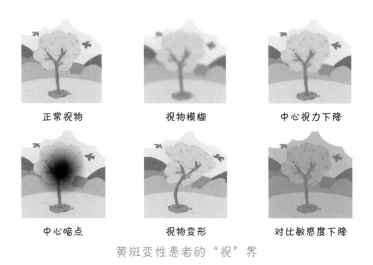

| 正常视物 | 视物模糊 | 中心视力下降 |
| 中心暗点 | 视物变形 | 对比敏感度下降 |

黄斑变性患者的"视"界

用阿姆斯勒（Amsler）表可以快速测试到底有没有黄斑病变，步骤如下。

1. 把方格放在眼前 30cm 的距离，周围光线充足、均匀。

2. 如已经患有老视或近视者，需要戴原有眼镜进行测试。

3. 用手遮盖左眼，用右眼凝视方格正中心的黑点。

4. 重复步骤 1 ~ 3 检查左眼。

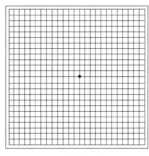

阿姆斯勒表

当凝视中心黑点时，发现方格中心区或其他区域的黑线出现弯曲、断裂或变形，或者方格部分位置出现模糊或空缺，有可能是眼底黄斑区出现病变，应尽快看医生。

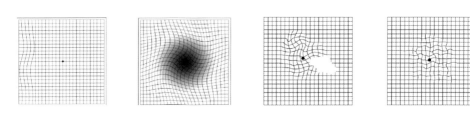

黄斑病变患者看阿姆斯勒表可能看到的图像

## 年龄相关性黄斑变性的治疗

很遗憾，AMD 目前尚无根治方法。一般情况下，干性 AMD 可以口服叶黄素、玉米黄素、维生素 C、维生素 E 以及锌等营养剂以减缓病情进展。

对于湿性 AMD，最主流的治疗方法是眼球内注射抗血管内皮生长因子（抗 VEGF）类药物，它能够使异常新生血管渗漏减轻，促进出血、渗出的吸收，提高视力。光动力学疗法也曾是广泛使用的治疗方法。

# 年龄相关性黄斑变性的预防

1. 如果有年龄相关性黄斑变性家族史，50 岁以上的中老年人群要定期接受专业眼科体检。如果亲人有 AMD，患病的概率会提升，建议每年都做一次眼底检查。

2. 长期暴露在强烈的阳光下，可能是干性 AMD 的诱发因素。因此，如要在强烈阳光下进行户外活动，应该选择一副品质较好的太阳镜以保护眼睛，太阳镜可以有效挡住太阳光中的有害光线以保护黄斑不受损伤。

3. 高强度蓝光可能对眼睛的黄斑区造成影响，建议减少电子产品的使用，尤其是在黑暗环境下减少手机或者电脑屏幕的使用。

4. 饮食上，适当补充叶黄素、维生素 C、维生素 E。叶黄素的作用在于吸收太阳光中的有害光线来减少对黄斑的损害，相当于一副隐形太阳镜，但叶黄素不能靠人体合成，全部靠外源补充，其中以深色蔬菜中所含叶黄素最为丰富。抗氧化剂（如维生素 C、维生素 E）可防止自由基对视细胞的损害，起到视网膜组织营养剂的作用。

5. 吸烟、高血糖、高血压、高血脂都是诱发 AMD 的高危因素，建议保持健康的生活习惯。

## ◎ 延伸阅读

[1] FLAXEL C, ADELMAN R, BAILEY S, et al. Age-related macular degeneration preferred practice pattern [J]. Ophthalmology, 2020, 127: 1-65.

[2] NIKKHAH H, KARIMI S, AHMADIEH H, et al. Intravitreal injection of anti-vascular endothelial growth factor agents for ocular vascular diseases: clinical practice guideline [J]. Journal of ophthalmic & vision research, 2018, 13: 158-169.

[3] WU Z, LUU C, HODGSON L, et al. Using microperimetry and low luminance visual acuity to detect the onset of late age-related macular degeneration: a LEAD study report [J]. Retina (Philadelphia, Pa) 2021, 41(5), 1094-1101.

**点识成睛**

问： 年轻人会不会得黄斑变性？

答： 有可能。黄斑变性常发生于老年人，而年轻人可能因为高度近视或者糖尿病并发症而出现黄斑变性；另有一类黄斑变性被称为遗传相关性黄斑变性，可以发生于青少年甚至婴幼儿。所以年轻人如果出现视力下降、视物变形的症状，也要尽早就医。

（肖宇　许发宝　余洪华）

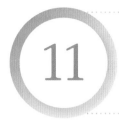

# 11 不自觉流泪，
也许是鼻泪管阻塞

很多老年人在接近退休的年纪偶尔会有眼角流泪的烦恼。随着时间的推移，流眼泪的问题越来越严重，到后来眼泪变得黄黄的、黏黏的，像鼻涕一样，眼睛又红又痒。很多人认为自己是"上火"了。其实，可能是鼻泪管阻塞悄悄找上了门。

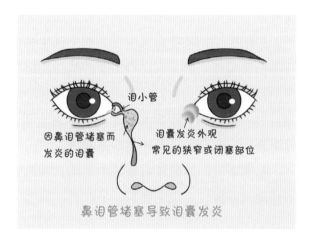

正常情况下，眼泪通过内眼角的泪点流入泪囊、鼻泪管，最后流到鼻腔。如果鼻泪管阻塞，眼泪就无法顺利地流到鼻腔，而是积存在泪囊，或者直接从眼角流出。古语所云"流水不腐"，如果泪囊里的泪液停留时间过长，容易滋生细菌，引发泪囊炎。

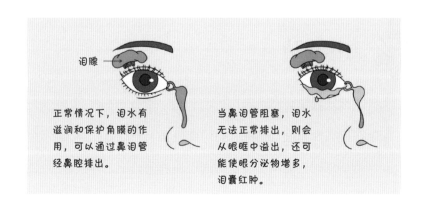

在刚开始出现鼻泪管狭窄时，症状一般不明显。随着狭窄程度加重，慢慢就会出现偶尔控制不住流眼泪的情况。当鼻泪管完全阻塞，流泪发生更加频繁，擦眼泪的次数也更多。当病情发展到后期，内眼角常有黄色眼屎，按压内眼角还会流出黄色黏液。当炎症急性发作时，内眼角会出现红肿、疼痛，甚至鼓起脓包。

鼻泪管阻塞常发生于中老年人群，女性多于男性，现有的科学研究还没有找到确切的发病原因。阻塞发生后，无法自行好转，因此如果经常流泪，影响生活，就要看医生了。通常医生会做一次泪道冲洗，检查是否存在鼻泪管阻塞。部分人进行泪道冲洗后眼屎少了很多，眼睛舒服了，流眼泪的情况也少了。但其实，泪道冲洗仅是一项检查，并不能根治鼻泪管阻塞。过一段时间，眼泪和眼屎又会"卷土重来"。所以，如果确诊了鼻泪管阻塞，多数要做手术才能解决问题。

总体来说，鼻泪管阻塞是中老年人常遇到的问题，如果反复出现控制不住地流眼泪，一定要留心，早就诊、早治疗。

◎ 延伸阅读

[1] 于欣悦, 陈荣新, 梁轩伟. 原发性获得性鼻泪管阻塞发病机制的研究进展 [J]. 眼科学报, 2021, 36(11): 921-927.

[2] AVDAGIC E, PHELPS PO. Nasolacrimal duct obstruction as an important cause of epiphora [J]. Disease-a-Month, 2020, 66(10): 101043.

**点识成睛**

问: 为什么风吹眼睛会流眼泪？

答: 原因可能有两方面。首先，有可能是鼻泪管阻塞，当风吹刺激引起流泪增加时，泪水不能及时通过鼻泪管排出，导致眼泪溢出。

其次，如果泪道是通畅的，则可能是出现了泪液质量问题，导致泪膜不稳定，受到外界刺激时容易反射性流泪。人们在使用手机、电脑时瞬目次数减少，再加上部分人群有熬夜的习惯，或者存在睡眠障碍，都可能导致泪液分泌减少或成分异常，使眼睛对外界轻微刺激格外敏感。存在这些问题的朋友，如眼部不适持续存在，请及时就医。

（梁轩伟　赵静）

# 自身免疫系统"背叛"眼睛有什么后果

自身免疫性疾病是指在某些遗传和环境因素的诱发下，自身组织细胞发生损伤或功能异常的一类疾病。通俗来说，就是体内的"健康卫士"没有攻击外来致病侵略者，而是在攻击体内正常的组织器官，从而导致了一系列疾病。

引起眼部病变的常见自身免疫性疾病主要有类风湿关节炎、系统性红斑狼疮、强直性脊柱炎、干燥综合征、硬皮病、白塞综合征以及福格特 - 小柳 - 原田综合征。这些常见的自身免疫性疾病会引起一系列眼部病变。

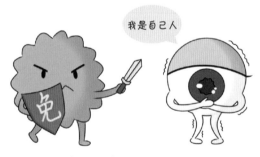

免疫细胞攻击眼部组织

## 急性前葡萄膜炎

人的眼球壁有一层眼球血管膜，被称为葡萄膜。发生于葡萄膜前部的炎症（累及虹膜和睫状体的炎症）是葡萄膜炎中最常见的类型。强直性脊柱炎伴发的葡萄膜炎多为急性前葡萄膜炎，常表现为突发的眼红、眼痛、畏光、视力下降，可单眼或双眼发病，男性多见。眼部发病的同时可伴发强直性脊柱炎的急性发作，表现为腰背痛。急性前葡萄膜炎如果得到及时治疗，视力预后良好。

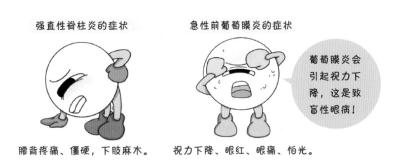

强直性脊柱炎的症状　　　　急性前葡萄膜炎的症状

葡萄膜炎会引起视力下降，这是致盲性眼病！

腰背疼痛、僵硬，下肢麻木。　　　视力下降、眼红、眼痛、怕光。

强直性脊柱炎伴发急性前葡萄膜炎的症状

## 干眼

干眼是干燥综合征、类风湿关节炎、系统性红斑狼疮、硬皮病等自身免疫性疾病常伴发的眼部病变，常表现为眼部干涩，严重者可导致角膜炎、角膜溃疡，影响视力。患者可伴随干燥综合征的其他表现，如口干、皮肤干燥。干眼如果得到及时治疗，可避免进展为角膜炎、角膜溃疡，不影响视力。

## 巩膜炎

系统性红斑狼疮及类风湿关节炎常伴发巩膜炎。严重的巩膜炎会出现剧烈眼痛并放射至半侧头部，夜间更重，巩膜即将穿孔或发生穿孔时需要及时采取手术治疗。眼球赤道部以后巩膜发生的炎症称为后巩膜炎，可出现多种眼底病变。全巩膜炎是前、后巩膜同时受累或同等程度受累，临床上较少见，视力预后通常较差。

## 白塞综合征

亦称贝赫切特综合征，是一种以反复发作性葡萄膜炎、复发性口腔溃疡、生殖器溃疡以及皮肤损害为主要表现的，涉及多个器官的自身免疫性疾病。好发于 20 ~ 40 岁人群，多发于中国、日本、中东和地中海沿岸国家。白塞综合征是葡萄膜炎中最为难治的类型，激素治疗虽然暂时有效，但通常不能阻止疾病进展，往往需要联合免疫抑制剂或生物制剂治疗。如果未能获得及时、正确的治疗，发病后数月即可引起失明，因此早诊断、早治疗非常重要。

## 福格特 - 小柳 - 原田综合征

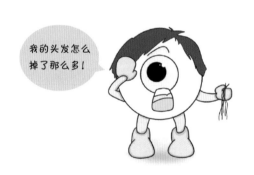

福格特 - 小柳 - 原田综合征是一种以双眼肉芽肿性葡萄膜炎为特征，常伴有头痛、耳鸣、听力下降、脱发或白癜风（皮肤变白）的自身免疫性疾病，也被称为葡萄膜大脑炎、葡萄膜 - 脑膜炎综合征。眼部发病时常表现为双眼视力下降。该病可有多种并发症，包括并发性白内障、继发性青光眼、视网膜下新生血管。早期正确治疗可使大多数患者恢复良好视力。

关于自身免疫性疾病伴发的眼部疾病，通常需要眼局部治疗联合全身治疗。药物主要有以下三种，即糖皮质激素、免疫抑制剂以及生物制剂。在全身用药前应充分评估全身情况，用药中应定期复查全身情况，以确保安全用药。此类疾病为慢性疾病，治疗时间长、容易复发，患者应定期复查，平时少熬夜、加强体育锻炼可减少复发。

◎ 延伸阅读

[1] 曹雪涛 . 医学免疫学 [M]. 7 版 . 北京 : 人民卫生出版社 , 2018.

[2] GARY SF, RALPH CB, SHERINE FG, et al. 凯利风湿病学 [M]. 栗占国 , 左晓霞 , 朱平 ,
    等译 . 10 版 . 北京 : 北京大学医学出版社 , 2020.

[3] 杨培增 . 与葡萄膜炎的对话 : 来自专业医生的实践 [M]. 北京 : 世界图书出版公司 , 2021.

## 点识成睛

问： 听说好心情可以降低自身免疫性疾病的发作，是真的吗？

答： 人的神经 - 内分泌 - 免疫系统是一个整体，神经系统分泌的很多
    神经递质可直接作用于免疫系统和内分泌系统。因此，情绪在很
    大程度上会影响人的内分泌系统和免疫系统，发挥对机体免疫功
    能的调节作用。有研究表明，积极的情绪状态有助于维持免疫系
    统的正常功能，进而降低一些免疫性疾病的发作风险。然而其具
    体的作用机制仍需要更多深入的研究来证实。

（戴烨 迟玮）

# 甲状腺疾病引起的 突眼能恢复吗

　　甲状腺相关性眼病是成年人眼球突出最常见的原因，也是成年人最常见的眼眶疾病。它可以在任何年龄段发病，尤其好发于 40～60 岁女性。刚开始患病时，患者最明显的变化是眼睛变"大"了，给人一种"凶神恶煞"的感觉。

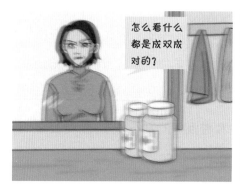

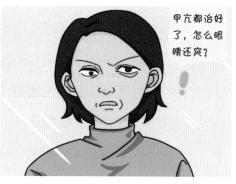

　　从"甲状腺相关性眼病"这个名字中就能知道，这种眼病的发生与甲状腺疾病有关，但两者之间并不是简单的因果关系。研究发现，在所有甲状腺相关性眼病患者当中，约 60% 同时患有甲状腺功能亢进症（甲亢），20% 同时患有亚临床甲亢，5%～10% 同时患有甲状腺功能减退症（甲减），另外还有 10%～15% 患者的甲状腺功能是正常的。

　　事实上，即使甲状腺功能正常，也可能患有甲状腺相关性眼病；甲状腺功能异常，却不一定会患上甲状腺相关性眼病。因此，要想解决突眼的问题，单独改善甲状腺功能是不行的，必须针对性地治疗眼部问题。

## 甲状腺相关性眼病的预防

目前，甲状腺相关性眼病的具体发病机制暂无定论，但学者基本能确定它是一种与人体自身免疫有关的疾病。可以在戒烟、碘 131 治疗甲亢的同时预防性使用少量激素治疗，甲亢患者可在治疗的同时加用少量优甲乐等措施进行预防。

## 甲状腺相关性眼病的表现

甲状腺相关性眼病有多种多样的临床表现，且轻重程度不一。疾病早期主要表现为眼神"凶"，患者会出现眼睑肿胀（早晨明显）、眼睑退缩（上、下眼皮远离黑眼珠，露出本应被盖住的部分眼白）、上睑迟落（往下看时，上眼皮不能及时向下闭合）、瞬目减少（眨眼次数减少）、结膜充血（眼白变红）、结膜水肿（给人一种眼泪汪汪的感觉）、眼球突出等体征。既可单眼发病，也可双眼同时发病，还可双眼先后发病。

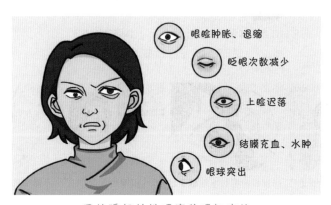

甲状腺相关性眼病的眼部症状

随着疾病的进展，患者还会逐步出现斜视（看东西有重影）、暴露性角膜炎（黑眼珠变白）等病变，直至失明。因此，它是一种既影响面部外观，又危害视力的致盲性眼病。

## 甲状腺相关性眼病的治疗

目前甲状腺相关性眼病的治疗措施多样，具体如何选择，需要综合考虑疾病的活动性和严重程度。疾病的活动性是指疾病当前的进展速度；疾病的严重程度则反映了眼睛已存在的受损情况。这两个因素需要由有经验的医生进行专业检查后才能作出准确判断，进而指导下一步的治疗方法选择。故患者务必要在正规医院治疗，切勿轻信各种美容整形小广告。

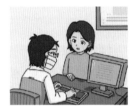
门诊随诊观察（最重要的措施）

戒烟

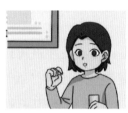
维持甲状腺功能正常

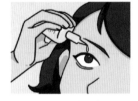
局部应用眼药水缓解症状

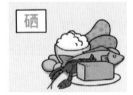
补硒改善症状

活动性低且症状较轻的患者

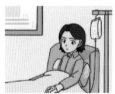
大剂量激素静脉冲击治疗

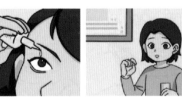
局部应用眼药水缓解症状　　口服激素治疗

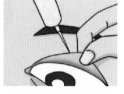
眼周局部激素注射治疗

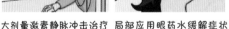

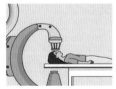
放射治疗

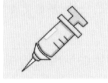
免疫抑制剂治疗

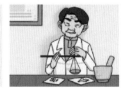
中医治疗

活动性较高，但还未出现视神经压迫症状的患者

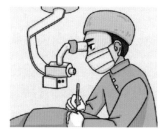

根据病情严重程度选择不同类型的
眼眶减压手术

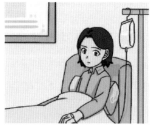

联合大剂量激素静脉冲击治疗

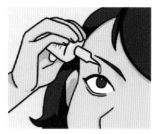

局部应用眼药水缓解症状

活动性较高且已经出现视神经压迫症状的患者

**甲状腺相关性眼病出现斜视的治疗**　眼球的四周一共有 6 条肌肉附着，肌肉之间的默契配合是眼睛能够转动自如的必要条件。

患上甲状腺相关性眼病后，疾病会导致这 6 条肌肉出现不同程度的肥大、增粗等，它们在使劲儿时力气的大小和原来不一样了，也就是 6 条肌肉之间互相"打架"，眼睛就随之"跑歪"了，两只眼睛同时看向不同的方向，看东西有重影。

对于斜视的治疗，度数较低时可以通过验配三棱镜矫正；度数较高的活动期患者，除了激素、放疗等治疗外，还可以通过局部注射肉毒毒素以减轻斜视症状；手术治疗仅针对斜视度数稳定的静止期患者。

关于手术时机的选择，有如下建议。

1. 眼眶减压术应在斜视矫正术前进行。若患者斜视的同时有眼球突出，影响外观，眼睛经常胀痛、不舒服；严重视神经受压、视力下降等，常需要先做眼眶减压术，后做斜视矫正术。这是因为眼眶减压术本身也会影响眼球的转动，影响斜视矫正术的效果。

2. 斜视度数要稳定。患者做斜视矫正术之前，应该定期前往眼科专科门诊就诊，并持续追踪斜视的变化情况，为保证术后效果持久，斜视度数应该稳定半年至 1 年以上。

**甲状腺相关性眼病的眼眶减压治疗**　眼眶减压术是甲状腺相关性眼病的重要治疗手段，可以用于解决眼球突出、压迫性视神经病变、暴露性角膜炎等。它可以通过扩大眼眶空间或者去除过度增生的脂肪来为眼球和视神经"腾空间"。

按照手术方式，眼眶减压术可以分为外路骨性减压术、经鼻内镜眼眶减压术、眼眶脂肪切除减压术。

外路骨性减压术是对眼眶外、下、内三壁进行操作，主要通过"打磨"眼眶外壁，"拆掉"眼眶下壁和内壁，获得足够的空间。这种手术可以制造很大的空间，有效解决眼球突出和视神经受压的症状，病情严重者适用。

经鼻内镜眼眶减压术，通常是对眼眶下壁和内壁进行操作，可以很好地解决视神经受压的症状，相较于外路手术具有创伤小、术后外表无瘢痕的优势。

眼眶脂肪切除减压术与前两者不同，它不对骨壁进行操作，仅切除眶内过度增生的脂肪，主要适用于脂肪增生为主型的甲状腺相关性眼病，通常可以解决 3～4mm 眼球突出度。

## 随访建议

甲状腺相关性眼病患者需要终身监测眼部状态。如果疾病没有明显进展，每隔半年复查一次即可；如果发现有加重趋势，应及时就诊。这种疾病的治疗目标是帮助患者的眼睛长期维持在一个稳定的、症状较轻的状态，不影响正常生活。

### ◎ 延伸阅读

[1] LI Q, YE H, DING Y, et al. Clinical characteristics of moderate-to-severe thyroid associated ophthalmopathy in 354 Chinese cases [J]. PLoS One, 2017, 12(5): e0176064.

[2] LIANG QW, YANG H, LUO W, et al. Effect of orbital decompression on dysthyroid optic neuropathy: A retrospective case series [J]. Medicine (Baltimore), 2019, 98(3): e14162.

[3] DU Y, YE H, LI K, et al. Vision-related quality of life tends to be more severely impaired in patients with dysthyroid optic neuropathy [J]. Curr Eye Res, 2014, 39(5): 532-536.

[4] PATEL A, YANG H, DOUGLAS RS. A new era in the treatment of thyroid eye disease [J].

Am J Ophthalmol, 2019, 208: 281-288.

[5] SMITH TJ, HEGEDÜS L. Graves' disease [J]. N Engl J Med, 2016, 375(16): 1552-1565.

## 点识成睛

**问：** 为什么眼球会突出？为什么视神经会受到压迫？

**答：** 眼球在眼眶里，眼眶就像一间"房子"，这间房子四周的墙壁是由坚硬的骨头组成的，眼球位于房子的前面，而房子的后面则塞满了视神经、肌肉和脂肪等组织。

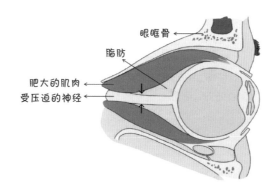

甲状腺相关性眼病会通过一系列免疫反应，使得房子后面的肌肉变粗、脂肪变多，需要占据更大的空间，但四周的墙壁却不能移动，这些组织就把眼球往前顶，从而出现眼球突出的表现。与此同时，四周的肌肉、脂肪也会挤压中间的视神经，出现视神经压迫的症状。

（毕少炜　杨华胜）

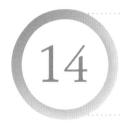

# 视神经也会长肿瘤吗

视神经也会长肿瘤吗？答案是肯定的。但是，没有必要"闻瘤色变"。因为肿瘤也有良性、恶性之分，一般来说良性肿瘤的预后大多比较好。视神经源性肿瘤以良性肿瘤居多，只是它表现为"恶性行为"。

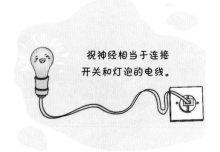

视神经相当于连接开关和灯泡的电线。

视神经就像是连接开关和灯泡的电线，将眼睛接收到的信号传到大脑，产生眼睛看到的画面。视神经一旦受损，将会严重影响我们看东西。但是，视神经不仅存在于眼睛里，也穿行于颅底直至大脑，这就意味着视神经源性肿瘤可以沿着视神经从眼睛"钻入"大脑，故视神经源性肿瘤不仅会引起视觉障碍，还可能危及生命，这就是所谓的"恶性行为"。

## 视神经源性肿瘤的分类

视神经源性肿瘤主要包括视神经胶质瘤和视神经脑膜瘤。

视神经胶质瘤　是指视神经胶质细胞异常增生而形成的肿瘤，呈浸润性生长，生长缓慢，部分与神经纤维瘤病伴发。70%以上的视神经胶质瘤好发于 10 岁以下儿童，成年人少见，大多为良性。可以将视神经胶质瘤生长的过程简单地看成从玉米芯上长出玉米粒，到结满玉米粒的过程。

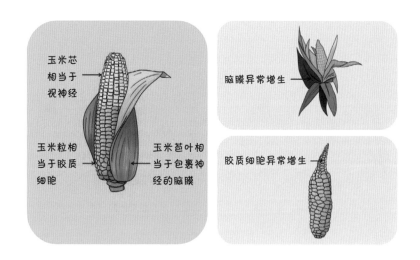

视神经脑膜瘤　主要指视神经鞘脑膜瘤，它起源于视神经外包裹的硬脑膜，主要沿视神经浸润蔓延，导致视神经弥散性增粗，可累及眶内邻近的脂肪和肌肉组织，呈缓慢生长。80% 的视神经鞘脑膜瘤多见于 30～60 岁女性，良性居多；若在儿童期发病，则多为恶性。可以将视神经鞘脑膜瘤生长的过程简单地看成玉米生长到成熟，玉米叶层层生长到后期散开的过程。当玉米叶向周围散开，可以看作视神经脑膜瘤蔓延到眼周组织。

## 视神经源性肿瘤的表现

视神经源性肿瘤病因尚未明确，可能与遗传相关，也可能是基因突变的结果。那么，要如何发现视神经源性肿瘤？视神经源性肿瘤又有哪些表现呢？

视神经胶质瘤好发于儿童。由于这个阶段的儿童不会表达或表达不明确，常导致疾病被忽略。大多是因为抓眼前物体不准确、对眼前灯光不追随，或眼睛歪斜、眼球向前突出等被家长偶然发现。

视神经脑膜瘤多见于成年女性，通常因发现视力下降、眼睛突出就诊。因此，当位于该年龄区间的人群出现视物模糊、眼球突出等表现时要尽早就诊。

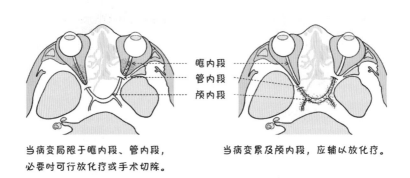

当病变局限于眶内段、管内段，
必要时可行放化疗或手术切除。

当病变累及颅内段，应辅以放化疗。

视神经源性肿瘤生长部位及治疗的比较

## 视神经源性肿瘤的治疗

从治疗角度来说，视神经源性肿瘤的治疗是创伤性治疗，且疗效无法确定。视神经源性肿瘤的治疗方案与肿瘤所在部位、大小、范围、是否进展、是否影响周围组织及程度、所处年龄以及是否向颅内蔓延有关。

观察　对于肿瘤未引起严重视力障碍、视力急剧下降、显著肿瘤生长或向颅内蔓延的情况，通常可以保守观察，每6个月复查视力、色觉、视野并进行相关影像学检查，持续2～3年。对于视力保持稳定的，继续每年复查；若随访过程中发现短暂视力下降，应及时就诊。

干预　当出现病情进展，如视力进行性下降、视野缺损或磁共振（MRI）显示肿瘤生长等，应及时进行适当干预，干预方案如下。

化疗：是视神经胶质瘤的首选治疗方案，尤其是低龄儿童新近发现的进行性、低级别视神经胶质瘤。主要化疗方案是卡铂联合长春新碱，疗程为10周，之后使用相同的药物进行维持治疗。目前，尚未有研究报道现有化疗药物对视神经鞘脑膜瘤有效。

放疗：截至目前，放疗不作为视神经源性肿瘤的常规治疗方案，往往作为最后迫不得已的治疗手段。

手术：①当视神经胶质瘤体积巨大、视力损害严重，出现眼痛或眼球突出造成暴露性角膜炎时，可考虑将病变的视神经一并切除。②手术治疗视神经鞘脑膜瘤仍存在争议。一般位于眼眶前部，局部侵犯硬脑膜而大部分外生性生长的视神经鞘脑膜瘤，手术切除可能是一种较好的治疗方法；若肿瘤已位于眶尖部的视神经管内段，建议及早手术，一旦肿瘤侵犯海绵窦则难以全部切除，且眶尖及海绵窦手术极易损伤局部其他神经、血管而致患眼外观问题，如眼珠固定、眼皮下垂。

通常情况下，大部分视神经胶质瘤患者可通过保守治疗得到较好的疗效，保守治疗无效时需要行手术治疗，因此早发现、早诊断、早治疗对于视神经源性肿瘤患者非常重要。

## ◎ 延伸阅读

[1] 孙丰源 . 眼眶疾病 [M]. 天津 : 天津科技翻译出版公司 , 2006.

[2] 王嵩泽 , 姜利斌 . 视神经胶质瘤的诊治研究现状及进展 [J]. 中华眼底病杂志 , 2021, 37(03): 248-251.

[3] 苏瑞丹 , 肖利华 . 视神经鞘脑膜瘤的治疗进展 [J]. 国际眼科纵览 , 2012, 36(003): 204-207.

[4] CHEN Y, TU Y, CHEN B, et al. Endoscopic Transnasal Removal of Cavernous Hemangiomas of the Optic Canal [J]. Am J Ophthalmol, 2017, 173: 1-6.

 点识成睛

问： 视神经源性肿瘤手术会有风险吗？

答： 任何手术都存在风险，构成风险的因素很多，如年龄大、全身情况差的人，风险相对较高；肿瘤入颅就比肿瘤局限在眼内手术风险大；开颅手术相比经鼻内镜下视神经源性肿瘤摘除术风险大；全身麻醉比局部麻醉风险大等。鉴于目前临床麻醉技术与手术技术的提升，各方面风险都得到了很好的控制，只要是在具有手术资质的正规医疗机构，患者都可以放心接受手术。

问：视神经源性肿瘤患者治疗后还能看得见吗？

答：视神经类似电路系统，如果电路出了问题，灯泡的亮度会受到影响；同样，视神经受损，视神经功能也会严重受损，一般会出现视力明显下降，甚至失明。

问：手术后视神经源性肿瘤会复发吗？

答：对于局限于眼眶内、视神经管内的视神经源性肿瘤，当肿瘤被完全切除后，复发的可能性较低；当肿瘤与颅内相通时，便无法通过手术完全切除，术后需要结合放化疗，由于存在病灶，复发的概率比较高，可能需要二次手术。术后需要按照医生的要求定期复查。

总体来说，视神经源性肿瘤大多是良性的，目前尚无有效的治疗方案，且所有治疗方案都无法保证视力不受影响。

（吴文灿　胡小周）

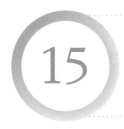

# 15 如何正确使用眼药水 / 眼膏

如果生病了，通常需要吃药，若是眼睛生病了，也需要"吃药"。眼睛常用的药物类型是眼药水和眼膏，有时候同一种药物也会被做成两种不同眼药类型，以满足不同的使用情况，那么眼药水与眼膏有什么不同呢？使用时有什么注意事项呢？

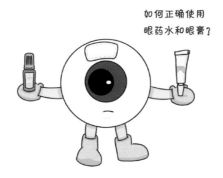

如何正确使用
眼药水和眼膏？

## 眼药水与眼膏的区别

眼药水 大部分眼药可与水混合，配成水溶液，也就是眼药水。当眼药水被滴入眼睛后，它会迅速与眼睛表面的泪液混合、稀释，并很快从泪道排出并流向鼻腔和喉咙，这正是有时候滴过眼药水后会在喉咙处尝到其味道的原因。由于眼药水很快就被眼睛排出，因此眼药水的药物浓度通常比较高，这就增加了一定的眼睛刺激性，所以需要根据具体情况确定每天的滴眼次数。

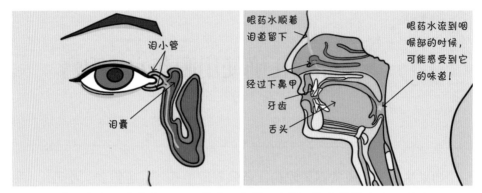

眼药水滴入眼睛后，可以通过泪小管 - 泪囊 - 鼻泪管排出进入喉咙

　　**眼膏**　通常是由眼药与凡士林、矿物油等组成的膏状药物。当眼膏被涂到眼睛表面时，与泪液接触，刚开始时只有眼膏表面的药物可以溶解于泪液以发挥作用，而剩余的药物则继续存留在眼膏中。随着眼膏缓慢溶解，药物缓慢溶于泪液中发挥药效。由此可见，眼膏涂在眼睛表面能够存在较长时间，这就增加了药物的作用时间。但是眼膏比较油腻，眼睛涂上眼膏后看东西常会觉得模糊，因此常建议在晚上睡觉前使用眼膏。

## 眼药水与眼膏的使用

　　1. 在使用眼药水或眼膏前要洗手。

　　2. 注意不要将眼药水或眼膏的瓶嘴碰到任何地方，滴眼时也不要接触到睫毛和眼睛表面，这样才能防止细菌造成的药品污染，以及后续使用引起的眼睛感染。

　　3. 滴眼药水和涂眼膏的位置是下穹隆结膜。可以将眼睛稍向上转动，用手指轻拉下眼皮，眼睑内侧暴露出的淡红色组织就是下穹隆结膜。

　　4. 每次使用眼药水时，只需要在下穹隆部位滴入 1 滴，然后轻轻松开下眼睑，闭上眼睛休息 3 ~ 5 分钟。晚上睡觉前使用眼膏时，轻轻拨开下眼睑，将眼膏从内眼角往外眼角方向挤出并涂入下穹隆后，即可闭上眼睛直接睡觉。

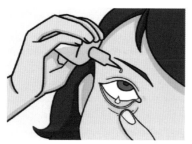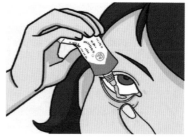

下拉下眼睑，将眼药水、眼膏滴入或涂抹于下穹隆结膜

5. 将眼药水滴入眼睛后，要同时按压泪囊（靠近鼻根处）3 分钟，不然刚滴完眼药水，就会通过鼻泪管排出至喉咙。按压泪囊也可以增加眼药水在眼睛里的作用时间，减少药物的全身不良反应。

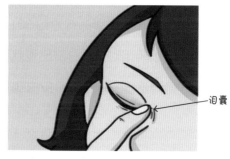

滴入眼药水后立刻按压泪囊

6. 如果需要使用两种不同的眼药水，使用时应该至少间隔 5 分钟，这样可以防止后一种眼药水将眼内前一种眼药水冲出，同时避免产生某些不良反应。

7. 眼药水开封后通常要在 1 个月内使用，时间长了可能滋生细菌。

8. 眼药水和眼膏应该单人单用，不可以多人共用，避免"一个传染俩"。

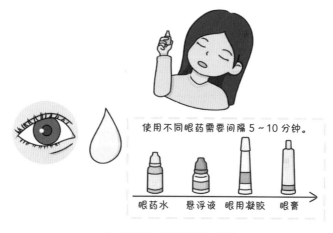

使用不同眼药需要间隔 5 ~ 10 分钟。

眼药水　悬浮液　眼用凝胶　眼膏

如何联合使用多种眼药

◎ 延伸阅读

李凤鸣, 谢立信. 中华眼科学. [M]. 3 版. 北京：人民卫生出版社, 2014.

## 点识成睛

问： 为什么滴眼药水时总会流出一部分？

答： 正常人结膜囊的容量约 30 μL，而一滴眼药水大约 40 μL，那么滴眼药水时有部分流出也就不足为奇了。这也说明滴眼药水时准确地滴入一滴至下眼皮内侧就可以了，一次滴多了只会浪费。

（吴彦燕　崔婷欣）

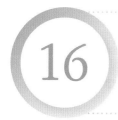

# 16 眼睛上的一颗"痣"，可能是什么

有些人眼睛里有一个小黑点，起初可能并没有在意，随着年龄的增长，黑点越来越大，就开始有些担忧了，那么眼睛上的这个小黑点是什么呢？

眼睛上的小黑点有以下几种可能。

## 结膜色素痣

结膜色素痣和皮肤上的痣类似，引起结膜色素痣的细胞被称为痣细胞，痣细胞通常聚集在上皮下或表皮真皮交界处的巢穴中，随着时间的推移逐渐变大。随着年龄的增长，痣细胞位置改变，形成不同阶段、不同表现的结膜色素痣，通常在刚出生时不明显，之后逐渐增大，成年后停止生长。

结膜色素痣大多长在眼角以及黑眼珠旁，外观通常是大小不等的不规则圆形，颜色多为深浅不一的黑色，一般与眼白之间有明显的分界线，表面平滑，稍微凸起。结膜色素痣是最常见的结膜良性肿瘤，极少恶变，一般无须治疗，持续观察即可，如果影响外观，可以手术切除。

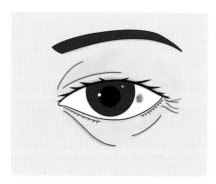

结膜色素痣

## 结膜恶性黑色素瘤

结膜恶性黑色素瘤是眼部非常严重的肿瘤，危及生命，它有两种起病过程：一是对于从小就有的结膜色素痣，在近期突然长大、表面从平滑变得粗糙、隆起程度增加，则提示有恶变成结膜恶性黑色素瘤的可能；二是 30 岁以后在眼睛上出现不规则、范围较大、颜色较深的色素沉着，这时称为原发性获

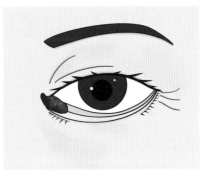

结膜恶性黑色素瘤

得性黑变病，如果继续长大，则为结膜恶性黑色素瘤。

所有可能为恶性的结膜色素性病变，都应及时进行手术切除并活检，可以同时辅助以无水酒精、冷冻、羊膜移植等治疗；对于晚期进行性病变，在不能进行局部切除时，则应行眼球摘除术或眶内容物剜除术。

一旦怀疑结膜恶性黑色素瘤，均应尽早就诊。对于色素痣，需要持续关注它是否发生变化，由医生判断是否需要手术切除。

## 脂溢性角化病

又被称为老年疣、老年斑，大多发生于老年人，男性更多见。

在刚开始时老年疣呈外观扁平、边界清楚的斑块，表面光滑或稍粗糙，颜色为淡黄色或褐色。之后斑块可逐渐增大，表面越来越干燥、粗糙，失去光泽，可结一层厚痂。

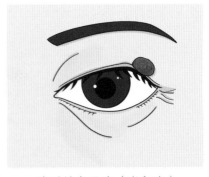

脂溢性角化病（老年疣）

老年疣一般不需要治疗，若出于外观需要，可以采用手术、激光、冷冻等治疗方法。

## 眼睑色素痣

这是一种在出生时就存在的病变。眼睑色素痣的颜色既可以在幼年时就呈现为黑色，也可以随着年龄的增长逐渐加深、变黑。如果没有迅速增大、变黑、出血等情况，一般无须治疗，持续观察即可；如果影响外观，可以手术切除。

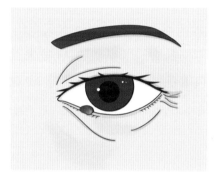

眼睑色素痣

## 眼睑基底细胞癌

这是我国最常见的眼睑恶性肿瘤，多见于中老年人，过度晒太阳是重要的致病原因。

眼睑基底细胞癌病程长、发展缓慢、没有疼痛不适。在刚开始时只是一个很小的硬结，因为富含色素，经常被误认为是色素痣。随着病情的发

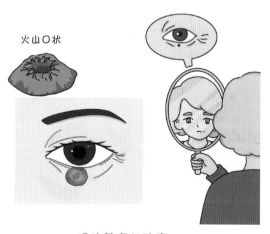

眼睑基底细胞癌

展，它会形成像火山口一样的溃疡，并且逐渐向周围生长。

眼睑基底细胞癌会发生转移，为了减少对眼睑的损伤，应该趁病变范围还小的时候尽早切除，然后再做放射治疗。

上述五种肿物良恶性各不相同，不同的肿瘤需要不同的处理方案，但它们的外观却具有一定相似性，普通人无法准确区分。对临床怀疑恶性肿瘤的患者，医生可借助影像学检查（如裂隙灯显微镜）进行初筛，有经验的医生可以作出良恶性判断。眼表肿物最准确的诊断是依靠组织病理学检查，即将病变组织切下，并由病理科医生进行病理诊断。

早期诊断对预后有很大帮助。可以每年给自己的痣拍两张照片，对比前后变化，如果发现痣颜色加深、个头变大，就是要警惕。但也不需要过分焦虑，绝大部分色素痣不会恶变。也许有人觉得肉眼识别色素痣很困难，但目前国内已有专门针对眼部黑痣的 AI 技术，可以辅助判断，通过手机应用程度拍一张色素痣的照片就可以获得 AI 对病变良恶性的判断建议，对疾病的早筛、早诊起到重要作用。

◎ 延伸阅读

[1] NORBERTO M, KEIRAN S. M. SMALLEY, et al. Melanoma of the eyelid and periocular skin: Histopathologic classification and molecular pathology [J]. Survey of Ophthalmology. 2019, 64(3): 272-288.

[2] THIAGARAJAN S, BAHANI A, CHAUKAR D, et al. Eyelid carcinoma: an experience from a tertiary cancer center [J]. J Cancer Res Ther, 2020, 16(Supplement): S48-S52.

 点识成晴

问：结膜色素痣可以去除吗？会复发吗？

答：结膜色素痣属于良性病变，通常只需要观察，不需要特殊治疗，不必过分担心。如果严重影响外观，可以考虑手术切除局部病变结膜并缝合修补。对于较大的结膜色素痣，不建议手术切除，或者在切除后利用新鲜羊膜进行覆盖修复。

手术切除并不是完美的解决之道，术后可能出现结膜红斑、瘢痕、新生血管、组织缺损、切迹成角畸形等不良后果，尤其对于移植等复杂治疗者，不一定能达到满意的治疗效果。目前还有结膜磨削术、电灼术、冷冻治疗、激光治疗术，甚至是飞秒激光等治疗方法，但是这些治疗方法无法避免结膜色素痣的复发问题。

（汪瑞昕　毕少炜）

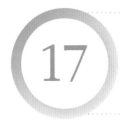

# 睁不开眼睛是上睑下垂吗

在日常生活中，我们时常会被其他人明亮有神的大眼睛所吸引。然而，并不是每个人都能轻松地同时睁大自己的两只眼睛。眼睛的外观问题，如大小眼、肿泡眼、或者眼皮一单一双，可能被误解为"没精神"或"没睡醒"。殊不知这有可能是一种名为"上睑下垂"的疾病在作祟。

上睑下垂是一种眼睑疾病，需要针对具体病因进行治疗，不能单纯通过"割双眼皮"来改善。上睑提肌主要负责睁眼动作，当这块肌肉变弱，眼皮就抬不起来。当两只眼睛的上睑提肌力量不一致时，可能导致眼睛一大一小，如果通过额肌力量代偿性提升上睑，就会产生很深的抬头纹。

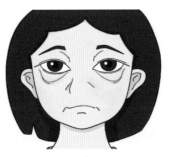
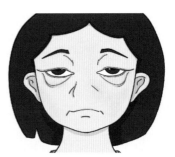

正常　　　　　　　　　　上睑下垂

如果眼睑如图所示，就可以判断为上睑下垂

## 为什么会出现上睑下垂

上睑下垂不分年龄段，老年人、小孩都可能出现，一般与发育异常、神经肌肉疾病、外伤、衰老等因素有关。按病因上睑下垂可分为肌源性、腱膜性、神经源性、假性和机械性。按发病年龄上睑下垂可分为先天性和后天性。

先天性上睑下垂　是由于上睑提肌发育不全，或因神经发育障碍所致，上睑遮盖会影响视觉发育，可造成屈光不正及剥夺性弱视，需要尽早干预。

后天性上睑下垂　多由于肌肉疾病或神经损害所致。如上睑提肌腱膜自发性或退行性改变导致的老年性上睑下垂；由于重症肌无力引起的上睑下垂；双眼皮手术中两只眼睛切除的组织和缝合程度出现偏差，或术前即存在上睑下垂而且漏诊，也有可能造成上睑下垂。

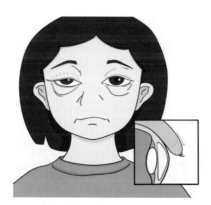

肌肉疾病或神经损害所致上睑提肌改变，
从而导致上睑下垂。

## 上睑下垂的手术治疗方式

上睑下垂手术方式众多，由于其发病原因不同，须结合患者的具体情况及术者的经验来选择最佳的手术方式。上睑下垂的手术方式从原理可归纳为如下两大类。

其中一种手术方式可以更好地发挥上睑提肌的力量，适用于上睑提肌肌力良好的患者。另一种手术方式则是利用额肌的力量提拉上睑，从而矫正上睑下垂，适用于上睑提肌肌力薄弱者。

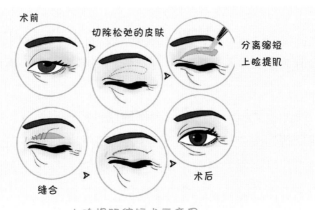

上睑提肌缩短术示意图

对于最终手术方式的选择，医生会根据上睑下垂的病因、严重程度、上睑提肌肌力、眼球运动和眼表情况等综合评估后再作出决定。

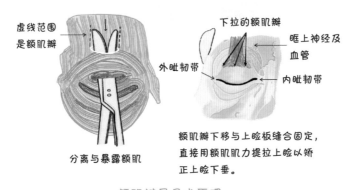

额肌瓣悬吊术原理

## 为什么上睑下垂不能只做双眼皮手术

有些人会疑惑，单纯双眼皮手术就能让眼睛变大，术后自然不存在无神的问题了，但是对于上睑下垂的患者，医生却建议要慎重做双眼皮手术。

很多误以为是单眼皮、小眼睛的上睑下垂的求美者，认为单纯做双眼皮手术就能解决问题，结果发现做完之后眼睛更小了、下垂得更厉害了，这是因为术者不了解上睑下垂的手术机制，因此手术前一定要向专业医生咨询。

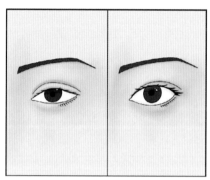

单纯重睑术 　　重睑术联合上睑下
后效果 　　垂矫正术后效果

模拟上睑提肌无力患者双眼皮术后效果

只有真正矫正肌肉功能，才能改善睁眼困难的问题，让眼睛变大，况且双眼皮和上睑下垂矫正一起做，一次手术可以解决两个问题，术后会发现整个人看起来更精神了。

## 点识成睛

问：老年人眼皮下垂一定是上睑下垂吗？

答：不少老年人会觉得上了年纪皮肤松弛，眼皮下垂很正常。实际上，眼皮突然耷拉、下垂可能是某些疾病的早期表现，要引起重视。

重症肌无力　这是一种由于神经肌肉接头障碍而导致肌肉收缩无

力的自身免疫性疾病。除累及眼部肌肉外，还可累及全身其他肌肉，表现为吞咽困难、声音嘶哑、四肢无力等。

动眼/颈交感神经受损　炎症、创伤、手术、肿瘤、血管病变等若引起以上神经受损，可引起眼肌收缩障碍，出现上睑下垂，同时还可能伴有头痛、瞳孔缩小、眼球内陷、同侧面部少汗或无汗等症状。

如果老年人突然出现眼皮耷拉，应尽快去医院就诊，明确病因。

（辛月　李冬梅）

附 角膜移植，让"视"界重见光明

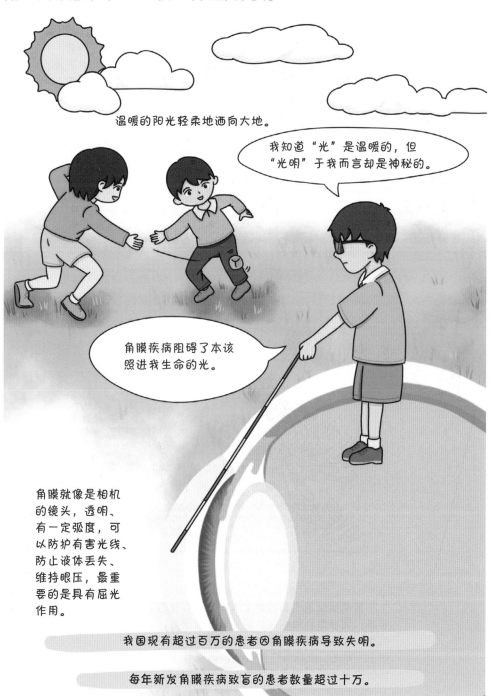

温暖的阳光轻柔地洒向大地。

我知道"光"是温暖的，但"光明"于我而言却是神秘的。

角膜疾病阻碍了本该照进我生命的光。

角膜就像是相机的镜头，透明、有一定弧度，可以防护有害光线、防止液体丢失、维持眼压，最重要的是具有屈光作用。

我国现有超过百万的患者因角膜疾病导致失明。

每年新发角膜疾病致盲的患者数量超过十万。

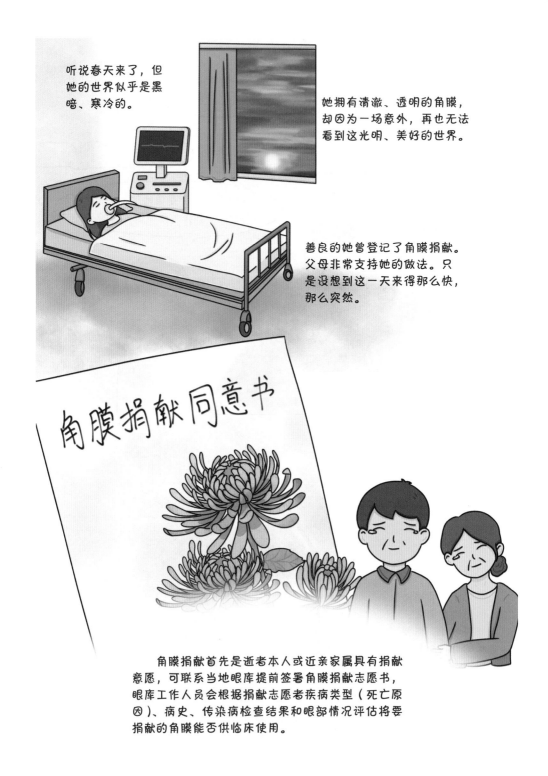

听说春天来了，但她的世界似乎是黑暗、寒冷的。

她拥有清澈、透明的角膜，却因为一场意外，再也无法看到这光明、美好的世界。

善良的她曾登记了角膜捐献。父母非常支持她的做法。只是没想到这一天来得那么快，那么突然。

角膜捐献同意书

角膜捐献首先是逝者本人或近亲家属具有捐献意愿，可联系当地眼库提前签署角膜捐献志愿书，眼库工作人员会根据捐献志愿者疾病类型（死亡原因）、病史、传染病检查结果和眼部情况评估将要捐献的角膜能否供临床使用。

角膜捐献时，医生会将角膜
捐献者的眼球或是角膜取出，
为捐献者安装义眼，然后
将角膜存入眼库。

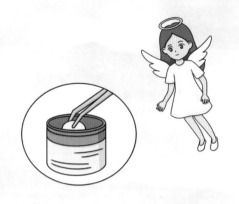

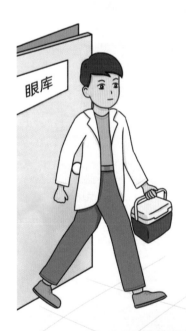

捐献志愿者离世后家属可立即通知眼
库医生到场，签署角膜捐献知情同意书并
进行角膜获取，为确保捐献角膜的质量，
角膜捐献一般在捐献者去世后 6 小时之内
完成。

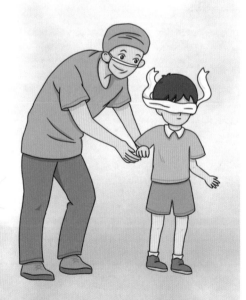

捐献的角膜离开主人后，由
眼库医生在低温下送回眼库，经
灭菌处理存放在专用的角膜保存
液中，眼库医生会对每一只角膜
进行检查和评估，包括外观照相、
透明度评价、角膜内皮检测等，
并核对捐献者个人信息和医学资
料，符合临床使用标准的就分配
给角膜疾病患者手术使用。

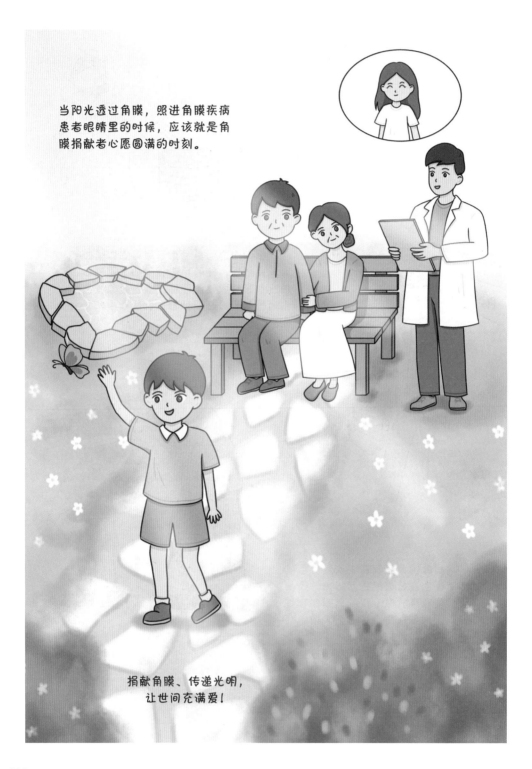

当阳光透过角膜，照进角膜疾病患者眼睛里的时候，应该就是角膜捐献者心愿圆满的时刻。

捐献角膜、传递光明，
让世间充满爱！

请扫码收听朗读版

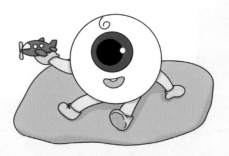

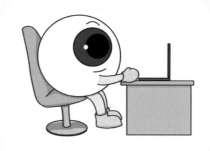

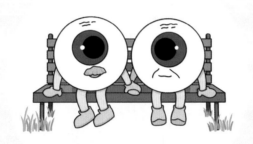

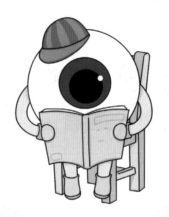